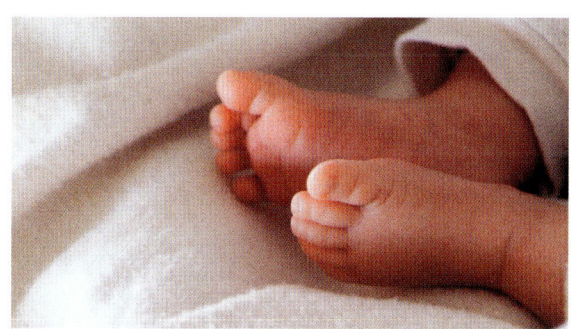

Wir wünschen uns ein Baby!

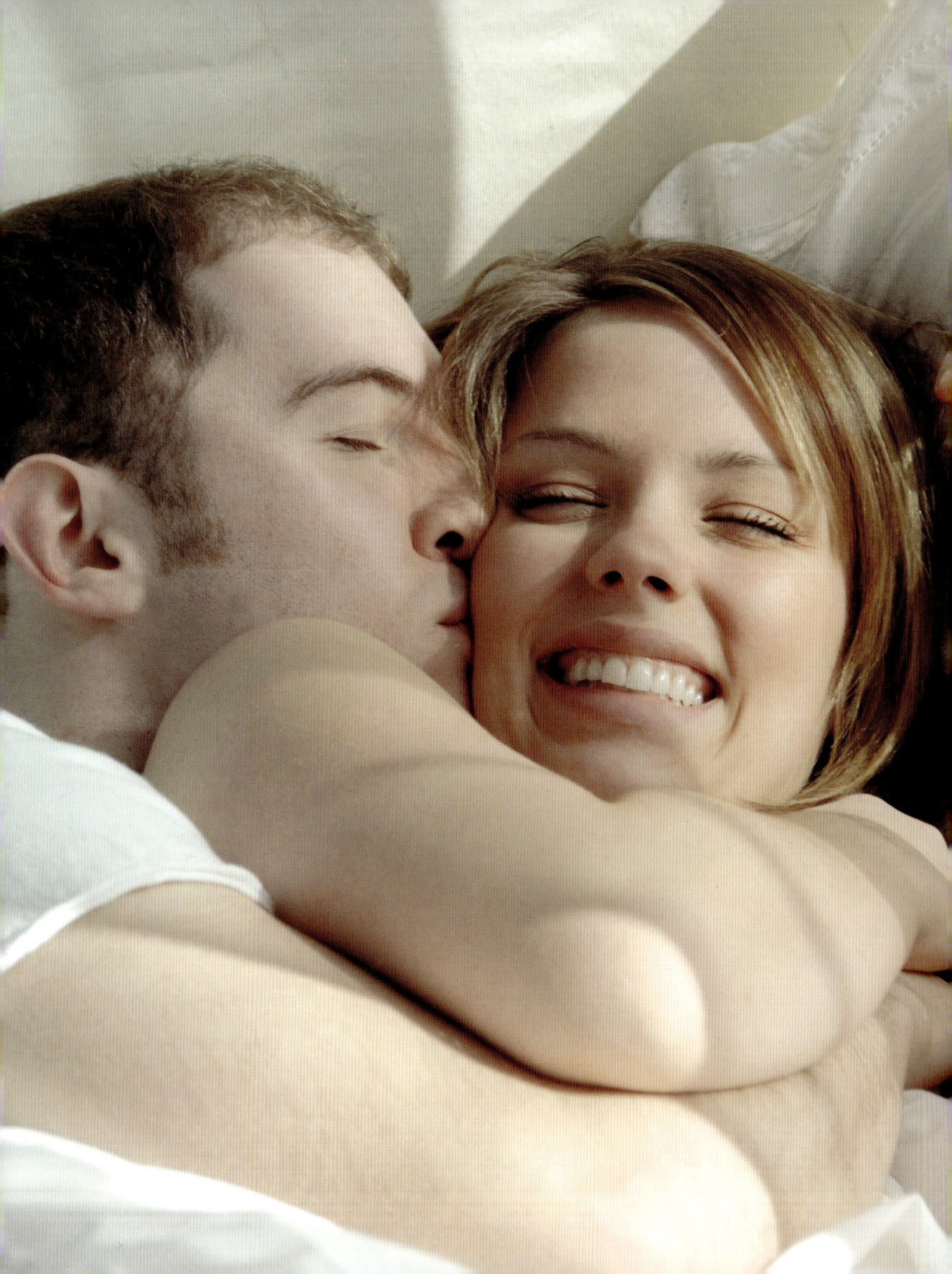

Wir wünschen uns ein Baby!

Die wichtigsten Fragen und Antworten

Zita West

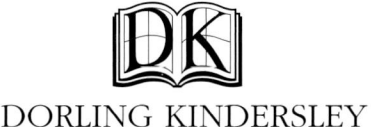

DORLING KINDERSLEY

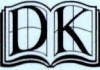

DORLING KINDERSLEY
LONDON, NEW YORK, MÜNCHEN, MELBOURNE, DELHI

Lektorat Esther Ripley
Bildbetreuung Sara Kimmins
Redaktion Angela Baynham
Gestaltung Ruth Hope
Herstellung Sonia Charbonnier,
Hema Gohil, Jenny Woodcock
Cheflektorat Penny Warren
Chefbildlektorat Marianne Markham
Bildrecherche Jenny Baskaya
Illustrationen Debbie Maizels
Programmleitung Peggy Vance,
Corinne Roberts

Für die deutsche Ausgabe:
Programmleitung Monika Schlitzer
Projektbetreuung Kerstin Uhl
Herstellungsleitung Dorothee Whittaker
Herstellung und Covergestaltung Petra Kühner

Bibliografische Information Der Deutschen Bibliothek
Die Deutsche Bibliothek verzeichnet diese Publikation
in der Deutschen Nationalbibliografie;
detaillierte bibliografische Daten sind im Internet
über http://dnb.ddb.de abrufbar.

Titel der englischen Originalausgabe:
Plan to get pregnant

© Dorling Kindersley Limited, London, 2008
Ein Unternehmen der Penguin-Gruppe
Text © Zita West, 2008

© der deutschsprachigen Ausgabe by
Dorling Kindersley Verlag GmbH, München, 2008
Alle deutschsprachigen Rechte vorbehalten

Übersetzung Dr. Judith Borgwart
Redaktion Annette Rose

ISBN 978-3-8310-1243-5

Colour reproduction by MDP, UK
Printed and bound in China by Sheck Wah Tong

Besuchen Sie uns im Internet
www.dk.com

Inhalt

Schritt **eins**

Ein allgemeiner Fruchtbarkeits-Check für Paare, die sich ein Baby wünschen. Wichtige Faktoren, die eine Rolle für die Empfängnisbereitschaft spielen: Gewicht, Alter, frühere Erkrankungen oder Schwangerschaftskomplikationen.

Schritt **zwei**

Ein Kapitel speziell für Frauen: Alles über die weibliche Fruchtbarkeit. Von der Analyse des Menstruationszyklus über Probleme mit der Periode bis hin zur Bestimmung Ihres persönlichen »Fruchtbarkeitshochs« und was bei der Empfängnis tatsächlich passiert.

Schritt **drei**

In diesem Kapitel findet Ihr Partner die Informationen, die für ihn wirklich wichtig sind: Spermaproduktion und Samenanalyse und welche Probleme einer Vaterschaft im Wege stehen könnten.

Schritt **vier**

Zu verstehen, was tatsächlich bei sexueller Erregung passiert und welche Faktoren Begehren und Lust beeinflussen, gehört zu den besten Voraussetzungen für ein spontanes und leidenschaftliches Liebesleben.

Vorwort

Je nachdem, welche Quellen man heranzieht, haben etwa zehn bis 20 Prozent aller Paare Probleme, ein Kind zu bekommen. Viele Mediziner glauben, dass diese Zahl in der nächsten Zukunft nicht sinken wird. Zahlreiche Paare, ihre Eltern, Geschwister und engen Freunde suchen nach Rat und Hilfe, damit es doch mit einem Baby »klappt«.

Die Wissenschaft von der Unfruchtbarkeit ist seit der Geburt von Louise Brown 1978, dem ersten Kind, das seine Zeugung einer In-vitro-Fertilisation (IVF) verdankt, große Schritte vorangekommen. Damals gab es unter Medizinern und in den Medien noch große Vorbehalte gegen die IVF. Die einen meinten, daraus würde nie etwas werden, die anderen hielten sie für unmoralisch, ethisch nicht vertretbar und »gegen die Natur«. Heute – 30 Jahre später – wurden bereits drei Millionen Menschen im Reagenzglas gezeugt. Und wenn wieder einmal eine Prominente auf diese Weise zu einem Kind kommt, ist das kaum noch eine Schlagzeile wert.

Obwohl die Öffentlichkeit akzeptiert zu haben scheint, dass die IVF längst Realität geworden ist, scheinen wir vergessen zu haben, dass Kinderhaben und Kinderzeugen viel mehr ist als nur das Ergebnis eines Geschlechtsakts (oder der IVF). Der Wert dieses fundierten Ratgebers zu Fruchtbarkeit, Unfruchtbarkeit und Schwangerschaft sowie den damit zusammenhängenden Fragen liegt in seinem ganzheitlichen Ansatz. Zita West hat Daten und Informationen aus Labors, Kliniken und von vielen Praktikern mit einer großen Bandbreite komplementärer Behandlungsstrategien zusammengetragen und ausgewertet, sie mit einer ordentlichen Portion gesundem Menschenverstand angereichert und daraus einen Leitfaden durch das Labyrinth der Fruchtbarkeitsmedizin gemacht. Besonders liegt ihr am Herzen, Paare, die gegen ihre Unfruchtbarkeit ankämpfen, immer wieder daran zu erinnern, Liebe und Zärtlichkeit füreinander nicht zu vergessen und über den Stress, den die vielen Untersuchungen und Behandlungen für eine Partnerschaft bedeuten, zu reden.

Insbesondere gefällt mir an diesem Buch, wie sehr Zita West sich auch für andere Methoden als die IVF einsetzt – viele Patienten glauben nämlich, dass sie das volle »High-Tech-Programm« brauchen, über das die Medien so gern berichten, wenn ihnen tatsächlich schon mit einfachen Tipps zur Wahl des »richtigen« Zeitpunkts oder Änderungen ihrer Lebensweise geholfen wäre. Das macht das Buch von Zita West so wertvoll und anders als die vielen Bücher, die sonst auf dem Markt sind. Obwohl sie durchaus umfassend über IVF informiert, stellt die Autorin die Reproduktionstechnologie in den Kontext von Selbsthilfe für Paare und geht ausführlich auf die sanfteren und verträglicheren Empfängnismethoden ein. Während die Wissenschaft der IVF etwas ganz Wunderbares ist, erleben Paare, die diesen Prozess durchlaufen, ihn durchaus nicht als wunderbar. Die Lektüre dieses Buches wird vielen dabei helfen, besser mit der Fruchtbarkeitsbehandlung umzugehen und sie genauso gesund zu beenden, wie sie sie begonnen haben.

William L. Ledger, Professor für Geburtshilfe und Gynäkologie der Universität Sheffield; Direktor des Zentrums für Reproduktivmedizin und Fertilisation, Royal Hallamshire Hospital, Sheffield

Einführung

> *Sie können planen, schwanger zu werden, wenn Sie einen Schritt nach dem anderen machen. Denn Ihre natürliche Fruchtbarkeit liegt in Ihrer Hand – von der gesunden Ernährung bis hin zu Ihrem Liebesleben und Ihrem Umgang mit dem »ganz normalen Stress« des Lebens.*

In meiner täglichen Arbeit in der Klinik verfolge ich das Ziel, Paaren dabei zu helfen, zu verstehen, was Fruchtbarkeit und Empfängnis bedeuten, wie sie »funktionieren« – nicht nur rein körperlich, sondern auch emotional und ganz praktisch. Viele Paare, die zu mir kommen, haben gerade erst aufgehört, mit der Antibabypille zu verhüten, und wollen sichergehen, dass alles so ist, wie es sein soll. Andere Paare möchten die eine oder andere Form medizinischer Unterstützung in Anspruch nehmen, weil auf natürlichem Wege noch keine Schwangerschaft eingetreten ist.

Egal, wo die Paare gerade stehen: Ich beginne immer damit, mir ein möglichst vollständiges Bild von ihrem Zusammenleben zu machen, um herauszufinden, wo angesetzt werden kann, damit sie ein Baby bekommen können. Ich versuche zu zeigen, wie einfach viele Lösungen sind! Denn das Großartige an unserem Körper ist: Er versucht immer, sein natürliches Gleichgewicht aufrechtzuerhalten. Manchmal helfen Kleinigkeiten, um ihn wirksam darin zu unterstützen und Großes zu bewirken.

Dabei stelle ich zunehmend fest, dass die meisten berufstätigen Paare unter Stress leiden. Sie stehen ständig unter Strom, ernähren sich ungesund, arbeiten zu viel und schlafen zu wenig. Wenn sie zu mir kommen, fühlen sie sich oft leer und ausgebrannt – kein Wunder, dass dabei kein Baby entsteht! Ihre Körper laufen auf Hochtouren, aber über ihre natürliche Fruchtbarkeit haben sie keinen Moment nachgedacht.

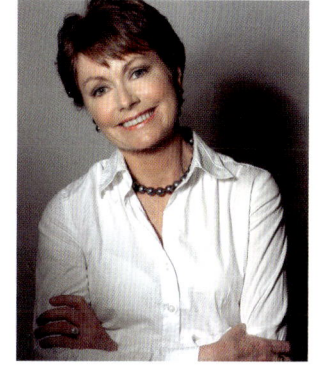

Jeder Mensch fühlt sich besser, wenn er einen Plan hat, den er verfolgen kann. In meiner Klinik arbeite ich deswegen mit einem umfangreichen und vielseitigen Programm, das von Gesundheits-Checks und Fragebögen zur Lebensweise ergänzt wird. Auf diese Weise kann ich herausfinden, wo das Problem liegt, wenn ein Baby ausbleibt. In diesem Buch gehe ich im Wesentlichen genauso vor – mit Schritt-für-Schritt-Plänen zu Lebensstil, Ernährung und komplementären Therapien. Fragebögen helfen Ihnen dabei, sich besser einzuschätzen und ein Gefühl dafür zu bekommen, was Sie selbst tun können. Psychologische und emotionale Faktoren werden in vielen Büchern zum Thema Empfängnis vernachlässigt, obwohl sie eine der Hauptursachen dafür sein können, dass es nicht zu einer Schwangerschaft kommt. Im Kapitel über Sexualität und Partnerschaft zeige ich auf, welche Rolle die Kommunikation spielt – wenn ein Paar aufhört, miteinander zu reden, fangen die Probleme häufig an.

Natürlich ist der Moment der Empfängnis nicht das Ende der Reise – sie beginnt dann eigentlich erst. Eine gesunde Schwangerschaft zu erleben, in der für Mutter und Kind gut gesorgt ist, bedarf einiger Vorbereitungen. Im letzten Kapitel möchte ich Ihnen deswegen Möglichkeiten für den bestmöglichen Start zeigen.

Zita West

Zuallererst mache ich eine **Bestandsaufnahme:** Wie sieht es mit der Fruchtbarkeit aus, und welche Faktoren könnten der **Empfängnis** im Wege stehen?

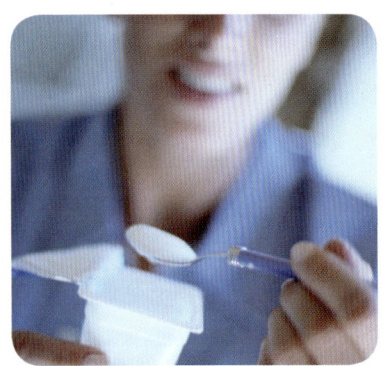 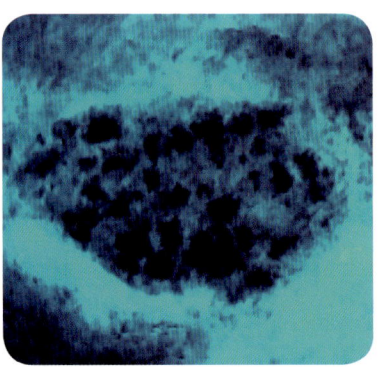 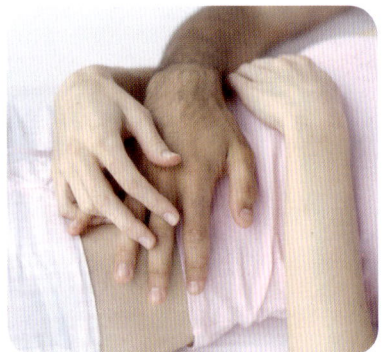

Schritt **eins**
Schwanger werden

Schritt 1: **Schwanger werden**

" In meinem **ersten Gespräch** mit Paaren, die eine Schwangerschaft planen, beginne ich mit einer **Bestandsaufnahme** von Faktoren wie Alter, Gesundheit und Familiengeschichte. Das erste Kapitel dieses Buches geht einen ähnlichen Weg, damit Sie herausfinden können, wie es um Ihre allgemeine **Fruchtbarkeit** bestellt ist, bevor Sie versuchen, Ihre **Chancen** auf eine Empfängnis zu **erhöhen.** "

F Welche Rolle spielt das Alter?

Bei Frauen ist das Alter der wichtigste Faktor zur Bestimmung der Fruchtbarkeit. Ein Mädchen kommt mit rund einer Million Eizellen auf die Welt. Schon bis zur Pubertät hat sich der Eizellenvorrat auf weniger als die Hälfte reduziert. Im Laufe der fruchtbaren Jahre einer Frau reifen nur etwa 400 Eizellen heran. Etwa 15 Jahre (beginnend ca. mit dem 35. Lebensjahr), bevor die Wechseljahre einsetzen, sinkt der Vorrat; die Qualität der Eizellen lässt nach. Über Monate hinweg reift manchmal kein Ei heran. Trotz aller medizinischen Fortschritte in den letzten Jahren kann man den Zeitpunkt, an dem eine Frau in die Wechseljahre kommt, nicht hinausschieben – und damit auch nicht den Zeitpunkt, an dem ihre Fruchtbarkeit versiegt.

Auf den Seiten 16 und 17 komme ich auf die sogenannte biologische Uhr zurück – und auf die Möglichkeiten der Frau, während ihrer gesamten fruchtbaren Jahre empfangen zu können. Ich befasse mich mit der Bedeutung, die das Alter des Partners für die Fruchtbarkeit des Paares hat. Heute wissen wir, dass in ca. 40 Prozent der Fälle, in denen ein Paar unfruchtbar ist, die Ursache beim Mann liegt und auch hier wiederum oft das Alter der wichtigste Faktor ist.

Wenn das Alter ein Thema für Sie ist: Denken Sie positiv – ich behandle regelmäßig und erfolgreich Frauen, die über 35 Jahre alt sind. Es bedarf durchschnittlich zwischen sechs

Mein **Tipp**

Wenn Sie glauben, dass Sie oder Ihr Partner **Fruchtbarkeitsprobleme** haben, gehen Sie zum Arzt.

und zwölf Monaten für eine Empfängnis – bei allen Paaren und egal in welchem Alter. Außerdem bin ich davon überzeugt, dass man eine ganze Menge tun kann, um schwanger zu werden. So haben z. B. Lebensweise und Ernährung Einfluss auf die Fruchtbarkeit – in den Schritten 5 und 6 gehe ich ausführlich darauf ein.

Wenn Sie über 35 Jahre alt sind und in den letzten Monaten Sex hatten, ohne schwanger zu werden, wäre zu überlegen, ob nicht Fruchtbarkeitstests sinnvoll sein könnten, um die zugrundeliegenden Probleme zu identifizieren.

F Kann man den Eizellenvorrat bestimmen?

Die fruchtbare Zeit einer Frau endet schon einige Jahre vor der letzten Periode. Früher konnten Frauen deswegen kaum abschätzen, wie viele empfängnisfähige Jahre sie noch vor sich hatten. Heute kann man mit einer einfachen Blutuntersuchung genau bestimmen, wie viel Zeit einer Frau noch bleibt. Dieser Test misst die Werte von drei Hormonen im Blut: Inhibin B, AMH (Anti-Müller-Hormon) und FSH (Follikelstimulierendes Hormon). Das dafür benötigte Blut kann Ihr Frauenarzt am zweiten oder dritten Zyklustag abnehmen. Die anschließende Analyse des Blutes im Labor gibt Aufschluss über den Eizellenvorrat

Obwohl dieser Test ohne Zweifel nützlich ist – etwa um einschätzen zu können, ob man lieber früher als später eine IVF vornimmt, ist es wichtig, zu verstehen, dass der Eizellenvorrat nur einer von vielen Faktoren ist, die Einfluss auf Fruchtbarkeit und Empfängnisfähigkeit haben. Der Test sagt z. B. nichts darüber aus, ob Ihre Eileiter durchlässig sind oder ob Ihr Partner genügend Spermien produziert. Wie immer also das Resultat ausfällt, rate ich Ihnen, professionelle Hilfe in Anspruch zu nehmen, um Ihre ganz persönlichen Voraussetzungen abzuklären.

F Ich habe Übergewicht. Spielt das eine Rolle für die Empfängnis?

Für Frauen mit starkem Übergewicht kann es schwieriger sein, schwanger zu werden. Fettzellen produzieren Östrogen, das die Hirnanhangsdrüse anregt, die Produktion von FSH (Follikelstimulierendes Hormon) zu unterdrücken. Ohne FSH findet kein Eisprung statt (s. Seite 36-37). Bei einem BMI (Body-Mass-Index, s. u.) von über 30 gilt man als übergewichtig und muss mit medizinischen Schwierigkeiten rechnen. Eines der häufigsten Probleme ist das polyzystische Ovarialsyndrom (PCOS, s. Seite 22), aber auch das Risiko von Diabetes, Herzerkrankungen und hohem Blutdruck ist bei Übergewicht höher – das alles kann sowohl Ihnen als auch Ihrem Baby schaden.

Auch für die Fruchtbarkeit von Männern spielt Übergewicht eine Rolle. Bei Männern lassen sich die Pfunde oft am Bauch und im Genitalbereich nieder, was dort zu einer Temperaturerhöhung führt, die sich negativ auf die Spermienproduktion auswirken kann.

Wenn Sie übergewichtig sind, sprechen Sie mit Ihrem Hausarzt (s. a. Schritt 6). Eventuell genügt es, ein paar Pfunde abzunehmen, um die Hormone wieder ins Gleichgewicht zu bringen und Ihre Fruchtbarkeit zu erhöhen.

F Was, wenn ich untergewichtig bin?

Bei zu mageren Frauen kann der Östrogenspiegel sinken. Dann kann es dazu kommen, dass die Periode unregelmäßig wird oder ganz ausbleibt. Wenn Ihr BMI unter 20 liegt, sollten Sie ein paar Kilo zulegen, damit Ihre Hormone wieder ins Gleichgewicht kommen. Sprechen Sie mit Ihrem Hausarzt, wenn Sie Unterstützung brauchen.

Gesunde Ernährungsgewohnheiten zu entwickeln ist deswegen so wichtig, damit die ersten drei Monate nicht kritisch für die Entwicklung Ihres Babys werden, wenn Sie schwanger sind. In dieser Zeit werden die Grundlagen für die Organe Ihres Kindes angelegt – einschließlich der Knochen, des Herzens und des Gehirns. Ihr Körper muss kräftig genug sein, um den wachsenden Fötus ernähren zu können.

BMI und Körperform

Das Körpergewicht einer Frau kann in Zusammenhang mit Fruchtbarkeitsproblemen stehen. Mit dem BMI, dem Body-Mass-Index, lässt sich am besten bestimmen, ob eine Frau unter- oder übergewichtig ist. Den BMI berechnet man mit einer ganz einfachen Formel (s. unten). Ideal ist er, wenn sein Wert zwischen 20 und 25 liegt. Werte dar-

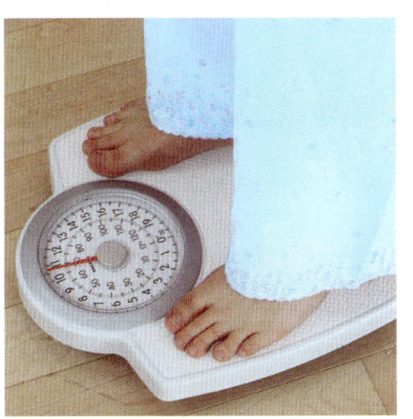

unter oder darüber können sich bereits negativ auf Ihre Fruchtbarkeit auswirken. Es gibt keine exakten Regeln, ab welchem Wert tatsächlich eine Beeinflussung der Empfängnis zu erwarten ist. Die Werte helfen Ihnen aber, eine Vorstellung davon zu bekommen, ob Ihr Gewicht ein Problem darstellen könnte oder nicht.

Um Ihren BMI zu bestimmen, teilen Sie Ihr Gewicht in Kilogramm durch Ihre Körpergröße im Quadrat. Wenn Sie zum Beispiel 70 Kilo wiegen und 1,70 m groß sind, liegt der BMI bei 24,2.

$$70\,kg : 2,89\,(1,70\,m \times 1,70\,m) = 24,2$$

Dieser BMI ist noch im »grünen Bereich«.

Der BMI, errechnet aus Gewicht und Körpergröße, hilft zu bestimmen, ob eine Einschränkung der Fruchtbarkeit vorliegen könnte.

Apfel- oder Birnentyp?

Frauen, die viel Bauchfett mit sich herumtragen – Apfeltypen – scheinen weniger fruchtbar zu sein als Frauen, bei denen das Fett sich auf Hüften und Po niederlässt (Birnentypen). Warum das so ist, weiß man noch nicht genau. Eine niederländische Studie zeigt jedoch, dass es einen deutlichen Zusammenhang zwischen der Körperform einer Frau und der Empfängnisrate gibt.

F Wann war Ihr letzter Abstrich?

Lassen Sie von Ihrem Gynäkologen regelmäßig einen Abstrich vornehmen. Wenn sich dabei herausstellt, dass bösartige Zellveränderungen vorliegen und Sie schwanger sind, kann eine Behandlung erst nach der Geburt des Kindes erfolgen. Bei jungen Frauen, die noch keinen Geschlechtsverkehr hatten, ist mittlerweile eine Impfung gegen HPV möglich. Auch hier berät Sie Ihr Frauenarzt.

F Sind Sie gegen Röteln immun?

Ewa 90 Prozent aller Frauen sind gegen Röteln immun, weil sie als Kind dagegen geimpft wurden. Wenn Sie keinen Impfschutz haben, überlegen Sie sich, ob Sie das nicht nachholen wollen. In diesem Fall sollten Sie drei Monate nach der Impfung nicht schwanger werden, erst dann ist der Impfschutz sicher. Wenn Sie zu Beginn der Schwangerschaft an Röteln erkranken, kann das ernste Folgen für Ihr Baby haben. Eine Rötelninfektion während der ersten acht Schwangerschaftswochen erhöht das Risiko für eine Fehlgeburt; bei einer Infektion während der ersten zwölf Wochen kommt es in über 70 Prozent der Fälle zu schweren Missbildungen des ungeborenen Kindes, darunter Taubheit, Fehlbildungen der Augen und geistige Schäden. Selbst bei einer Infektion zwischen der 13. und der 17. Woche kann das Kind noch taub zur Welt kommen.

Leider ist das Vertrauen in die Notwendigkeit von kombinierten Masern-Mumps-Röteln-Impfungen zurückgegangen. Das hat zur Folge, dass viele Kinder nicht mehr geimpft werden und Röteln wieder häufiger auftreten. Damit steigt die Gefahr, dass sich Frauen, die keine Immunität haben, während der Schwangerschaft mit dem Virus infizieren. Lassen Sie überprüfen, ob Sie immun gegen Röteln sind!

F Ist Ihre Mutter vorzeitig in die Wechseljahre gekommen?

Von vorzeitigen Wechseljahren spricht man, wenn bei einer unter 40-Jährigen die Periode für immer ausbleibt. Diese sogenannte POF (vorzeitige Ovarialinsuffizienz) kann erblich sein. Wenn bei Ihrer Mutter die Wechseljahre sehr früh eingesetzt haben, behalten Sie das im Hinterkopf, wenn Sie schwanger werden möchten. Denn das bedeutet auch, dass, wie bei ganz normalen Wechseljahren, schon einige (bis zu zchn!) Jahre vor Eintritt der POF keine befruchtungsfähigen Eizellen mehr produziert werden.

Mein Tipp

Versichern Sie sich, dass Sie gegen **Röteln** immun sind und lassen Sie einen **Abstrich** machen.

F Sind Sie oder Ihr Partner jemals wegen einer Krebserkrankung behandelt worden?

Viele Menschen werden heutzutage nach einer Krebserkrankung wieder vollständig gesund. Wenn Sie oder Ihr Partner irgendwann einmal an einem Krebs erkrankt waren, der die Bestrahlung des Beckens oder des Bauchraums und/oder Chemotherapie erforderlich gemacht hat, hat eventuell Ihre Fruchtbarkeit darunter gelitten. Sowohl bei Männern als auch bei Frauen ist die Dosis und Art der verabreichten Therapie entscheidend. Erkundigen Sie sich deswegen bei Ihrem Arzt.

Frauen, die wegen einer Krebserkrankung behandelt wurden, bevor sie 30 Jahre alt waren, haben die besten Chancen, schwanger zu werden. Ich habe aber auch viele Frauen getroffen, die älter waren und noch Kinder bekommen haben. Bei Männern ist eine Untersuchung des Spermas erforderlich, um festzustellen, ob die Spermienproduktion nach der Behandlung wieder in Gang gekommen ist. Manchmal dauert das Jahre.

Wurde ein Krebs diagnostiziert, kann man vor Therapiebeginn Spermien und Eizellen einfrieren lassen.

F Ich habe eine Bauchoperation hinter mir. Hat das Einfluss auf meine Fruchtbarkeit?

Wenn Sie unsicher sind, ob eine Bauchoperation bei Ihnen oder Ihrem Partner Auswirkungen auf die Fruchtbarkeit hatte, gehen Sie zum Arzt. Er kann Ihnen anhand spezieller Tests Auskunft geben. Auf Seite 52 in Schritt 3 finden Sie weitere Informationen zur Bedeutung von Bauchoperationen für die Spermienproduktion.

Bei Blinddarmentzündung, Endometriose (also die Versprengung von Gebärmuttergewebe auf benachbarte Organe, s. Seite 22) oder Morbus Crohn (eine entzündliche Darmerkrankung) muss unter Umständen operiert werden – das kann Folgen für die Fruchtbarkeit der Frau haben, weil es zu Verwachsungen in der Bauchhöhle kommen kann.

F Wie haben Sie bisher **verhütet?**

Eventuell hat die Art und Weise, wie Sie in der Vergangenheit verhütet haben, Ihre Fruchtbarkeit beeinträchtigt. Fragen Sie Ihren Frauenarzt, wenn Sie unsicher sind.

Antibabypille Ich erlebe immer wieder, dass Frauen, die mit 16 Jahren angefangen haben, die Pille zu nehmen, 15 Jahre später gern ein Kind hätten und dann feststellen, dass sie nicht wissen, wie lange ihr Körper braucht, um wieder in einen natürlichen Zyklus zu kommen. Oft wurde Frauen geraten, nach Absetzen der Pille drei Monate mit einer Schwangerschaft zu warten. Aktuelle Untersuchungen zeigen jedoch, dass das gar nicht nötig ist und dass eine Frau unmittelbar nach Absetzen der Pille wegen des Hormonschubs besonders fruchtbar ist. Später kann es bis zu 18 Monate dauern, bis das hormonelle Gleichgewicht wiederhergestellt ist und eine Empfängnis stattfinden kann. Das ist vor allem dann der Fall, wenn ein Kombinationspräparat (Östrogen/Gestagen) eingenommen wurde (Gestagen ist synthetisches Progesteron).

Der Progesteronanteil der Pille verändert den Zervixschleim. Wenn die Pille abgesetzt wird, muss sich die Sekretion von Zervixschleim erst wieder normalisieren, um ein spermienfreundliches Scheidenklima zu schaffen. Es gibt also keinen Grund, eine Schwangerschaft hinauszuzögern, wenn Sie die Pille abgesetzt haben.

Dreimonatsspritze Diese Form der hormonellen Verhütung besteht aus einer Injektion, die alle drei Monate verabreicht wird. Wenn Sie sich ein Baby wünschen, ist es nicht selten, dass Sie zwölf Monate oder länger nach der letzten Spritze auf eine Empfängnis warten müssen. Denn die Wirkung dieser Spritzen, zu der auch eine Veränderung des Schleims gehört, hält über die drei Monate hinaus an. Wenn nötig, entscheiden Sie sich für eine andere Methode zur Verhütung, etwa Kondome, um eine Empfängnis nach der letzten Injektion besser »timen« zu können.

Intrauterinpessar (IUP) oder Spirale Frauen, die ein IUP (auch als Spirale bezeichnet) tragen, haben ein höheres Risiko, an Unterleibsentzündungen (s. Seite 18) zu erkranken und dadurch Probleme mit der Frucht-

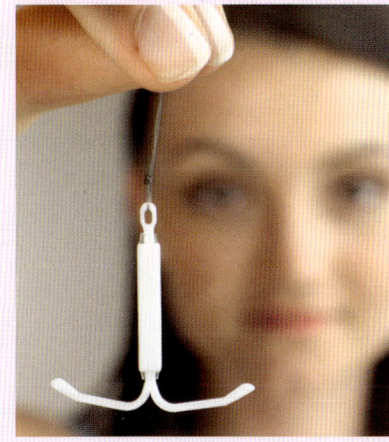

Eine Hormonspirale setzt Levonorgestrel frei. Wenn Sie schwanger werden möchten, bitte Sie Ihren Arzt, die Spirale zu entfernen. Binnen weniger Monate normalisiert sich dann Ihr Zyklus.

barkeit zu bekommen. Der Lebensstil spielt dabei jedoch eine wesentliche Rolle – eine IUP-Trägerin, die schon seit langer Zeit in einer festen Beziehung lebt, hat ein deutlich geringeres Risiko. Auch sind die neueren Spiralen verträglicher, weil sie den Zervixschleim eindicken.

Implantate Implantate werden unter die Haut eingesetzt. Sie verhindern den Eisprung, indem sie in kleinen Mengen Progesteron abgeben. Wie bei anderen Formen der hormonellen Verhütung wird auch bei Implantaten der Zervixschleim verändert, sodass es eine Weile dauern kann, bis er sich wieder normalisiert hat und das hormonelle Gleichgewicht vollständig wiederhergestellt ist.

Es gibt jedoch auch andere Möglichkeiten, hormonell zu verhüten – das IUP z. B. (s. o.) oder Hormonpflaster, die Östrogen und Gestagen enthalten. Bevor Sie sich für eine dieser Methoden entscheiden, sollten Sie sich erkundigen, wie lange es danach dauert, bis es zu einer Empfängnis kommen kann.

Kondome Diese Verhütungsform hat keinerlei Einfluss auf die Fruchtbarkeit. Kondome verhindern neben einer Empfängnis auch die Übertragung von Krankheiten. Wenn Sie keine Kondome mehr verwenden möchten, schützen Sie sich ggf. auf anderem Weg gegen sexuell übertragbare Infektionen, etwa Chlamydien, die der Fruchtbarkeit schaden könnten (s. Seite 18–19).

Die biologische Uhr tickt

Deutsche Frauen, die ihr erstes Kind bekommen, sind heute **durchschnittlich 29 Jahre** alt. 1985 waren Erstgebärende in der BRD 26 Jahre alt, in der DDR gerade mal 22.

Biologisch betrachtet, liegt der beste Zeitpunkt für eine Schwangerschaft zwischen dem 20. und dem 25. Lebensjahr. Dann sind Frauen auf dem Höhepunkt ihrer Fruchtbarkeit, ihr Körper ist ausgereift und in optimaler Verfassung. Davor sind Schwangerschaftsprobleme eher seelischer als körperlicher Natur. Nach dem 30. Lebensjahr beginnt die Fruchtbarkeit abzunehmen – erst langsam, ab dem 35. Lebensjahr schneller. Mit 40 ist die Fähigkeit, ein Kind zu empfangen, deutlich reduziert.

Zwei Dinge möchte ich Ihnen ans Herz legen, wenn Sie eine Familie planen. Erstens: Es gibt keinen richtigen Zeitpunkt für ein Baby. Und zweitens: Wie viele Kinder würden Sie gerne haben? Wenn Sie mehr als eines haben wollen, ist zu bedenken, wie groß die Lücke zwischen den Schwangerschaften sein soll. Wenn Sie älter als 35 Jahre sind, möchten Sie zwischen den Schwangerschaften wohl nicht allzu lange warten.

Empfängnisfähigkeit in Zahlen

- Laut einer Studie werden 75 Prozent aller Frauen unter 30, die ein Baby möchten, innerhalb eines Jahres schwanger.
- Bei 35-jährigen Frauen sind es nur noch 66 Prozent.
- Innerhalb eines Jahres schwanger werden nur noch 44 Prozent aller Frauen, die 40 sind.
- Mit 45 ist eine Empfängnis ziemlich schwierig.

Alter und Missbildungsrisiko

Je älter eine Frau ist, umso älter sind ihre Eizellen und umso größer ist die Gefahr, dass sie bei einer Befruchtung eine abnorme Zahl an Chromosomen enthalten. Ist das 35. Lebensjahr überschritten, besteht ein größeres Risiko für angeborene Missbildungen. Meist liegt das daran, dass es zu wenige oder zu viele eines bestimmten Chromosoms gibt. Trisomie tritt auf, wenn es statt eines normalen Chromosomenpaars drei Kopien eines Chromosoms gibt. Am häufigsten ist das Down-Syndrom, Trisomie 21, bei dem drei Kopien des Chromosoms 21 vorliegen.

Wenn beide Partner über 35 Jahre alt sind, kann es auch vorkommen, dass das Alter des Vaters das Risiko für bestimmte angeborene Fehlbildungen zusätzlich erhöht. Ein ernster Gendefekt ist die häufigste Ursache für Fehlgeburten. Bei Frauen über 35 Jahren ist diese Rate deutlich höher (s. Seite 26).

Risiko für Chromosomendefekte						
Alter der Mutter zum Zeitpunkt der Empfängnis	30	35	38	42	44	46
Risiko eines Down-Syndroms	1 von 952	1 von 385	1 von 175	1 von 64	1 von 38	1 von 23
Gefahr von Schäden bei der Geburt	1 von 384	1 von 204	1 von 103	1 von 40	1 von 25	1 von 15

Gilt auch für den Mann

Auch die Fruchtbarkeit des Mannes lässt mit dem Alter nach – wenn auch nicht in demselben Ausmaß wie bei der Frau. Einer Studie zufolge sinkt bei Frauen zwischen 35 und 39 Jahren die Chance auf eine Schwangerschaft um zehn Prozent, wenn der Partner fünf Jahre älter ist als sie. Bei Männern verändert sich mit zunehmendem Alter die Menge ihres Spermas, dessen Qualität (ob die Spermien gesund und unbeschädigt sind); auch die Beweglichkeit der einzelnen Spermien (und damit ihre Fähigkeit, ihr Ziel zu erreichen) lässt nach (s. Schritt 3).

Wie alt der männliche Partner ist, kann auch aus nicht physischen Gründen ein Problem sein: Wenn beispielsweise Ihr Partner wesentlich älter ist als Sie, entwickelt er vielleicht unbewusst Widerstände. Oder der Mann ist viel jünger als seine Partnerin und fühlt sich emotional noch nicht bereit für Kinder. In beiden Fällen kann das zu Spannungen in der Partnerschaft führen, die eine Empfängnis erschweren. Wenn ein Altersunterschied zum Problem wird, sollten Sie offen darüber sprechen – gegebenenfalls auch mit professioneller Unterstützung.

Abnormale Spermien **bei Männern über 45:**

16%

Bei Männern Ende 20 sind nur vier Prozent der Spermien missgebildet. Bei Männern, die 45 oder älter sind, dauert es im Vergleich zu unter 30-Jährigen fünfmal länger (32 Monate statt sechs Monate), bis es zu einer Empfängnis kommt.

Das Alter besiegen

Die gängige Annahme, dank der In-vitro-Fertilisation (IVF) könne man jederzeit schwanger werden, wenn es auf natürliche Weise nicht klappt, ist natürlich ein Trugschluss. Obwohl ich wirklich die Möglichkeiten der modernen Medizin begrüße, unfruchtbaren Paaren dabei zu helfen, Eltern zu werden, gelingt das nur bei der Hälfte der Frauen um die 35. Und nur noch bei weniger als 30 Prozent der 40-Jährigen.

Fall**studie**

Susan und Jeff sind beide 39, als sie zu mir in die Praxis kommen. Seit neun Monaten versuchen sie, ein Kind zu bekommen.

Susan Ich komme aus einer kinderreichen Familie – ich habe sechs Geschwister – und dachte deswegen immer, es sei ganz leicht, schwanger zu werden. Dann wurde ich aber doch ein bisschen nervös, als nach neun Monaten immer noch nichts passiert war. Jeff und ich haben beide unsere Ernährung umgestellt – wir haben keine Fertiggerichte mehr gegessen, dafür aber so viel Obst und Gemüse wie möglich. Auch Alkohol trinken wir beide nicht mehr. Obwohl ich schon 39 bin, fühle ich mich fit und gesund und treibe drei- oder viermal die Woche Sport.

Wir haben uns daher entschlossen, uns untersuchen zu lassen, um herauszufinden, ob mit unserer Fruchtbarkeit alles in Ordnung ist. Zita West hat verschiedene Tests veranlasst. Was dabei herauskam, war für uns beide ein Schock: Meine FSH-Werte waren leicht erhöht. Ich musste akzeptieren, dass das

vielleicht schon ein Hinweis darauf ist, dass ich bald in die Wechseljahre komme. Dazu kommt, dass Jeffs Spermienzahl niedrig ist.

Ich habe mir immer gewünscht, ganz »normal« schwanger zu werden. Frau West hat uns jedoch erklärt, dass unser Alter gegen uns arbeitet, auch wenn wir fit und gesund sind. Wir haben uns daher entschlossen, uns helfen zu lassen. Natürlich weiß ich, dass es keine Garantien gibt. Aber ich will auch keine Zeit mehr verlieren und es dann später bereuen.

Es lässt sich nicht genau sagen, wie viel Zeit ein Paar hat, um auf natürlichem Weg schwanger zu werden. In diesem Fall waren wir alle dafür, eine In-vitro-Fertilisation vorzubereiten.

F Welche Rolle spielen **sexuell übertragbare Krankheiten** für ein Paar mit Kinderwunsch?

Ich empfehle meinen Patienten immer, ihre sexuelle Gesundheit checken zu lassen. Denn auch eine sexuell übertragene Infektion kann die Ursache für Sterilität sein. Ein Mann, der an einer Geschlechtskrankheit leidet, setzt nicht nur seine eigene Fruchtbarkeit aufs Spiel, wenn sich z. B. seine Prostata entzündet. Sondern auch die seiner Partnerin, wenn er sie ansteckt. Dasselbe gilt, wenn eine Frau ihren Partner infiziert.

Sexuell übertragene Infektionen verlaufen oft symptomlos. Deswegen ist eine Untersuchung so wichtig, damit die Diagnose gestellt und so früh wie möglich mit der Behandlung begonnen werden kann. Abgesehen davon, ist eine Behandlung während der Schwangerschaft nicht nur komplizierter, die Infektion kann auch dem Baby schaden und vorzeitige Wehen auslösen. Meist werden Geschlechtskrankheiten mit Antibiotika behandelt.

Chlamydien und Gonorrhö Chlamydien gehören zu den häufigsten Verursachern von Geschlechtskrankheiten, und eine Infektion damit verläuft gerade bei Frauen meist symptomlos. Etwa 15 bis 20 Prozent der sexuell aktiven Bevölkerung könnten infiziert sein. Und schätzungsweise zehn bis 40 Prozent aller unbehandelten Frauen entwickeln eine Unterleibsentzündung (s. r.).

Gonorrhö – der sogenannte »Tripper« – ist hoch ansteckend. Ungeschützter Verkehr mit einer infizierten Person führt zu 90 Prozent zu einer Ansteckung! Doppelt so viele Männer wie Frauen sind damit infiziert. Auch diese bakterielle Infektion verläuft oft ganz ohne Symptome. Sie kann zu unangenehmem vaginalem Ausfluss führen sowie Unterleibsschmerzen und Schmerzen beim Wasserlassen verursachen. Unbehandelt, kommt es oft zu einer Unterleibsentzündung. Die Eileiter verkleben (s. u.). Bei Männern können Ausfluss, Schmerzen beim Wasserlassen und hohes Fieber auftreten.

Unterleibsentzündungen Oft sind Geschlechtskrankheiten wie Gonorrhoe Ursache für Unterleibsentzündungen: Die Erreger wandern über den Gebärmutterhals nach oben in die Gebärmutter, die Eileiter

Mögliche **Symptome:**

- Unangenehm riechender Ausfluss aus Scheide oder Penis
- Bauchschmerzen
- Brennen beim Wasserlassen
- Grippeähnliche Symptome, hohes Fieber

und weiter ins Becken. Häufig treten Schmerzen beim Sex auf, die Erkrankung kann aber auch symptomlos verlaufen. Viele Frauen bemerken das Problem erst, wenn sie schwanger werden wollen. Die Entzündung lässt sich mit Antibiotika in den Griff bekommen – über längere Zeit unbehandelt, kann sie jedoch Beschwerden bis hin zur Verklebung der Eileiter nach sich ziehen. In diesem Fall ist die Fruchtbarkeit beeinträchtigt und auch das Risiko einer Bauchhöhlenschwangerschaft erhöht (s. Seite 26). Dann hilft oft nur noch ein chirurgischer Eingriff.

Herpes Obwohl Herpes im Genitalbereich häufig ist, reden die Betroffenen meist nur ungern darüber. Bei der überwiegenden Mehrheit der Bevölkerung »schlummert«

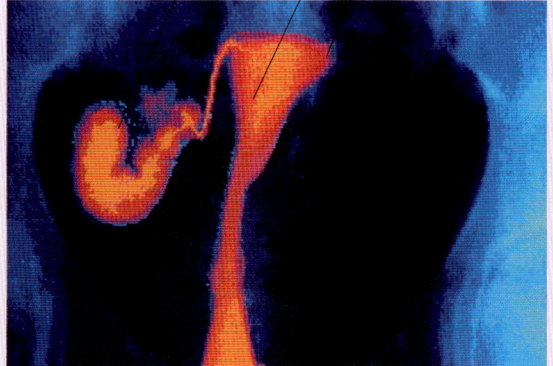

Das Kontrastmittel macht Verengung und Distorsion des Eileiters sichtbar.

Gebärmutter

Der blockierte Eileiter ist für das Kontrastmittel nicht durchgängig und daher auch nicht zu sehen.

Unterleibsentzündungen lassen sich durch Kontrastmittel in der Gebärmutter diagnostizieren.

das Herpes-Simplex-Virus nur, deswegen wissen die meisten nicht, dass sie dieses Virus in sich tragen. Man unterscheidet zwischen Herpes Simplex Typ 1, dem Verursacher der unangenehmen Lippenbläschen, und Herpes Simplex Typ 2, der für Infektionen im Genitalbereich verantwortlich ist. Eine Infektion mit Typ 2 führt zu einem schweren Krankheitsgefühl – grippeähnliche Symptome, Brennen, Schmerzen und juckende Bläschen im Genitalbereich sowie Schmerzen in den Beinen. Die Abheilung der Bläschen kann eine Woche dauern. Noch etwa fünf Tage, nachdem die Bläschen verkrustet sind, besteht Ansteckungsgefahr. Wenn man sich infiziert hat, kann die Infektion wie bei den Lippenbläschen immer wieder aufflackern – vor allem, wenn das Immunsystem geschwächt ist oder Sie sich unwohl fühlen, müde oder gestresst sind. Wegen der Hormonschwankungen kann es bei Frauen um die Periode herum zum Aufflackern der Infektion kommen. Wenn Sie regelmäßige Infektionsschübe haben, sollten Sie keinen ungeschützten Sex haben – was natürlich die Möglichkeiten, schwanger zu werden, deutlich reduziert. Herpesinfektionen haben aber keinen Effekt auf die Fruchtbarkeit.

Trichomonaden Die Erreger (*Trichomonadis vaginalis*) führen nicht zu einer Unterleibsinfektion. Allerdings kommt es nicht nur zu Brennen und Stechen im Bereich der Vagina, sondern auch die Konsistenz des Zervixschleims wird so verändert, dass es Spermien schwerhaben, in die Gebärmutter und zum Ei zu gelangen. Eine Empfängnis ist deswegen nicht sehr wahrscheinlich. Bei Männern führt eine Infektion zu Brennen beim Wasserlassen.

Bakterielle Scheidenentzündungen: Mycoplasmose, Ureaplasmose, Gardnerella Hinter all diesen bakteriellen Infektionen stehen Mikroorganismen (*Mycoplasma hominis, Ureaplasma urealyticum, Gardnerella vaginalis*), die sich im Urogenitaltrakt von Männern und Frauen befinden. Meist sind sie völlig harmlos. Manchmal jedoch beginnen sie sich zu vermehren und können dann von einem Partner auf den anderen übertragen werden. Diese Mikroorganismen, die keine Symptome verursachen, finden sich in größeren Konzentrationen bei Paaren, die Probleme mit der Empfängnis haben. Sie können auch zusammen mit anderen sexuell übertragbaren Erkrankungen auftreten. Obwohl sie bei Frauen keine Unterleibsentzündungen

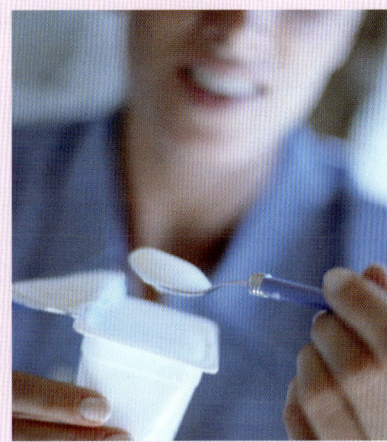

Der Verzehr »lebender« Joghurt-kulturen unterstützt die Behandlung bei Candida-Infektionen, indem das natürliche Milieu des Darms wiederhergestellt wird.

hervorrufen, nimmt man an, dass sie das Risiko für eine Fehlgeburt erhöhen. Männer mit Mycoplasmose wiederum haben mehr missgebildete Spermien. Auch wenn die Krankenkassen einen routinemäßigen Check auf Mikroorganismen nicht bezahlen, sollten Sie eine entsprechende Untersuchung in Erwägung ziehen, wenn Sie schon länger schwanger werden wollen oder eine Fehlgeburt hatten. Eine kurzzeitige Gabe von Antibiotika beseitigt diese Mikroorganismen meist innerhalb weniger Tage. Allerdings können sie auch immer wieder kommen.

Candida Obwohl es sich um keine sexuell übertragbare Erkrankung handelt, beeinträchtigen Infektionen mit Candida die vaginale Sekretion erheblich. Man spricht von einem Scheidenpilz. Die Scheide brennt und juckt unangenehm und/oder der Ausfluss beginnt zu riechen. Gehen Sie zum Arzt – nicht nur wegen des lästigen Juckreizes, sondern weil es auch schwieriger werden kann, schwanger zu werden, wenn man einen Scheidenpilz hat. Scheidenpilze, auch als Hefepilz-Infektionen bezeichnet, können auftreten, wenn der in unserem Körper natürlich vorkommende Hefepilz (*Candida albicans*) überhandnimmt. Zu einem ungesunden Wachstum von *Candida albicans* kann es kommen, wenn Sie sich ungesund und sehr zuckerreich ernähren. Stellen Sie Ihre Ernährung um! Essen Sie gesünder und lassen raffinierten Zucker so weit wie möglich weg. Setzen Sie »lebenden« Joghurt (*Lactobacillus acidophilus*) auf Ihren Speiseplan – er hilft, die natürliche Balance der Darmflora wiederherzustellen.

F Welche Erkrankungen können einen Einfluss auf die Fruchtbarkeit haben?

Heute zieht man verstärkt in Betracht, dass Frauen, die nicht schwanger werden oder das Kind nicht austragen können, an Autoimmunerkrankungen leiden. Dazu gehören rheumatoide Arthritis, Schilddrüsenerkrankungen oder Lupus. Möglicherweise haben diese Erkrankungen großen Anteil an der Unfruchtbarkeit, wenn sich sonst keine offensichtlichen Ursachen für eine Infertilität finden lassen oder es immer wieder zu Fehlgeburten kommt. Die folgenden drei Abschnitte aus Frage und Antwort geben Ihnen genauere Informationen zu diesen Krankheiten.

F Beeinträchtigt meine Schilddrüsenunterfunktion die Empfängnisfähigkeit?

Die Schilddrüse, die unterhalb des Kehlkopfs an der Vorderseite des Halses liegt, produziert Hormone, die wichtig für die Regulierung unseres Stoffwechsels sind – und damit auch für unsere Fortpflanzungsfähigkeit. An Schilddrüsenerkrankungen leiden etwa fünf Prozent aller Frauen – die eine Hälfte an einer Schilddrüsenunterfunktion (Hypothyroidismus), die andere Hälfte an einer Überfunktion (Hyperthyroidismus).

Eine Schilddrüsenunterfunktion ist für die Fruchtbarkeit das weitaus größere Problem: Sie kann zur Anovulation (es findet kein Eisprung statt) führen, zum Luteralphasendefekt (s. Seite 38) oder zu einer Hyperprolactinämie – also zu exzessiv hohen Werten des Hormons Prolactin. Ursache dafür kann eine zu geringe Produktion des Hormons Thyroxin sein, das in der Schilddrüse gebildet wird. Oder das »Feedback« an die Schilddrüse, mehr Thyroxin zur Verfügung zu stellen, funktioniert nicht. Oder es liegt eine zu geringe Ansprechbarkeit des Körpergewebes auf Thyroxin vor. Hinter einer Schilddrüsenunterfunktion kann aber auch eine Autoimmunerkrankung stecken: Dann produziert der Organismus Antikörper gegen eigenes Gewebe, in diesem Fall gegen die Schilddrüse. Die normale Hormonproduktion der Schilddrüse ist gestört und die Fruchtbarkeit eingeschränkt. Zugleich wächst die Gefahr einer Fehlgeburt, wenn die Frau schwanger ist.

Störungen der Schilddrüsenfunktion lassen sich mit einem Bluttest nachweisen, die Behandlung besteht in der Einnahme entsprechender Medikamente. Ihr Arzt wird Sie beraten, wie hoch die Dosis sein muss, wenn Sie schwanger werden möchten und wenn Sie (dann) schwanger sind. Komplementäre Therapien können ein hormonelles Ungleichgewicht, das durch eine Störung der Schilddrüsenfunktion verursacht wird, nicht ausgleichen und ersetzen die schulmedizinische Therapie nicht. Entsprechend gesunde Lebensweise und Ernährung können die Auswirkungen einer Schilddrüsenunterfunktion vermindern.

F Ich habe Lupus. Was nun?

Lupus oder Systemischer Lupus Erythematodes (SLE) ist eine Autoimmunerkrankung, bei der es zu Entzündungen und Schädigung von Körpergewebe kommt. Das führt zu schmerzhaften oder geschwollenen Gelenken, Hautausschlägen und anderen Symptomen. Die Therapie besteht aus der Gabe von Kortikosteroiden. Eine umfassende Schwangerschaftsberatung ist wegen der Medikation unumgänglich. Idealerweise sollte eine Frau mit SLE sechs Monate symptomfrei gewesen sein und keine Medikamente genommen haben, bevor sie schwanger werden darf.

Frauen mit Lupus haben häufiger Fehlgeburten, insbesondere dann, wenn ein Test auf Antiphospholipid- oder Antinuklear-Antikörper positiv war. Obwohl eine Schwangerschaft als risikoreich gilt, können bei medizinischer Überwachung die meisten Frauen mit Lupus ihr Kind austragen. Regelmäßige Kontrollen und eine gesunde Ernährung während der Schwangerschaft sind jedoch ganz wesentlich, weil SLE-Patientinnen häufiger unter Bluthochdruck leiden oder Diabetes und Nierenprobleme haben.

Bei manchen Frauen tritt ein leichter bis mittelschwerer Rückfall während oder nach der Schwangerschaft auf. Auch deswegen ist es so wichtig, in der Schwangerschaft von einem Spezialisten betreut zu werden.

Symptome:

Die Symptome bei Schilddrüsenerkrankungen werden oft als andere Störungen fehlgedeutet.

Schilddrüsenunterfunktion	Schilddrüsenüberfunktion
▪ Extreme Müdigkeit	▪ Gewichtsverlust
▪ Frieren	▪ Hitzegefühl
▪ Gewichtszu- oder abnahme	▪ Starkes Schwitzen
▪ Appetitlosigkeit	▪ Zyklusstörungen
▪ Trockene Haut und trockenes Haar	▪ Gelenkschmerzen
▪ Zyklusstörungen	▪ Zitternde Hände

F Hat Rheumatoide Arthritis Folgen für die Fruchtbarkeit oder eine Schwangerschaft?

Eine weitere Autoimmunerkrankung, die sich nachteilig auf Fruchtbarkeit und Schwangerschaft auswirken kann, ist die Rheumatoide Arthritis (RA). Das Risiko für Fehlgeburten ist erhöht, weil Antikörper, z.B. Antiphospholipid-Antikörper, produziert werden, die manchmal eigenes Körpergewebe angreifen. RA kommt bei einer von etwa 1500 Schwangerschaften vor. Und, wie bei anderen Autoimmunerkrankungen auch, kann sich die Situation während der Schwangerschaft stabilisieren, während es einige Monate nach der Geburt zu einem Rückfall kommen kann. Ein Rheumatologe wird Sie beraten, welche Medikamente gegen RA Sie in der Schwangerschaft nehmen dürfen.

F Reduziert Diabetes die Fruchtbarkeit?

Diabetes Typ 1 entsteht meist bei Menschen unter 40 Jahren, wenn der Körper kein Insulin produzieren kann. Bei Diabetes Typ 2 kann der Körper zwar Insulin produzieren, aber entweder reicht es nicht aus, oder das Gewebe ist nicht ausreichend ansprechbar für dieses Hormon, sodass das Insulin nicht seine volle Wirkung entfalten kann. Meist ist Diabetes Typ 2 mit Übergewicht verbunden und entwickelt sich erst nach dem 40. Lebensjahr. Ein gut eingestellter Diabetes beeinträchtigt Ihre Fruchtbarkeit nicht! Eine schlechte Einstellung wirkt sich jedoch negativ auf den Eisprung aus und macht eine Empfängnis schwieriger.

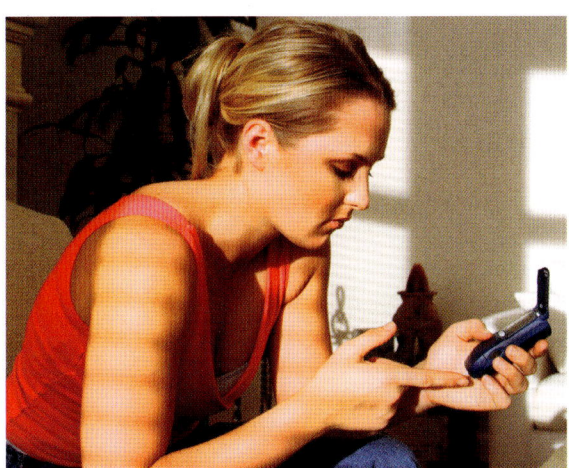

In den meisten Fällen ist Diabetes gut beherrschbar und führt zu keinen Einschränkungen der Empfängnisbereitschaft.

Diabetikerinnen haben ein erhöhtes Risiko für Schwangerschaftskomplikationen und Fehlgeburten. Auch bei den Kindern von Diabetikerinnen sind Probleme nicht auszuschließen, etwa angeborene Defekte am Herzen oder den Nervenleitbahnen. Regelmäßige Blutzuckerkontrollen, richtige Ernährung sowie die Zufuhr von Nahrungsergänzungsmitteln, z.B. Folsäure (s. Schritt 6), tragen wesentlich dazu bei, dass die Schwangerschaft gut verläuft und das Baby gesund zur Welt kommt.

Die Spermienproduktion wird durch den Diabetes nicht beeinträchtigt. Bei 25 Prozent der Männer, bei denen der Diabetes mindestens zehn Jahre besteht, können jedoch erektile Dysfunktionen auftreten (s. Seite 72).

F Verringert eine Anämie meine Chance, ein Kind zu bekommen?

Jede Körperzelle braucht Sauerstoff. Dieser wird von dem Farbstoff Hämoglobin in den roten Blutkörperchen zu den Organen transportiert. Eine Anämie liegt vor, wenn es zu wenig rote Blutkörperchen gibt. Die häufigste Ursache dafür ist Eisenmangel – Eisen dient der Bildung von Hämoglobin. Andere Ursachen sind ein Mangel an Folsäure oder an Vitamin B_{12} (perniziöse Anämie).

Mit einer Anämie schwanger zu werden ist nicht leicht. Der Körper hat genug damit zu tun, ausreichend Sauerstoff für seine lebenswichtigen Organe zu bekommen. Darüber hinaus leiden anämische Frauen unter unregelmäßigen Menstruationszyklen, und selbst der Eisprung kann durch die Anämie beeinflusst werden.

Typische Symptome sind starke Monatsblutungen, Müdigkeit, Atemlosigkeit, blasse Haut, Schwindelgefühle und Infektionen. Wenn Sie unter solchen Beschwerden leiden, sollten Sie Ihr Blut auf Hämoglobin untersuchen lassen. Als gesund gelten Werte zwischen elf und 15.

Meist werden zur Therapie Eisenpräparate verschrieben. Zusätzlich sollten Sie »eisenreich« essen – z.B. Eier, Fisch, Geflügel, grünes Gemüse und Leber. Ebenfalls empfehlenswert sind Nahrungsmittel, die reich an Vitamin B_{12} sind: Lamm, Sardinen und Lachs. Viel Folsäure enthalten dunkelgrüne Gemüse, Lachs, Avocados, ungeschrotete Getreide und Hülsenfrüchte. Vitamin C fördert die Aufnahme von Eisen in den Organismus, während Milchprodukte diese eher behindern.

Frauen mit Zöliakie oder starken Menstruationsblutungen neigen zu Anämie – wie auch Veganerinnen und Vegetarierinnen oder Frauen, die ständig auf Diät sind.

F Was sind die häufigsten **medizinischen Ursachen** für Unfruchtbarkeit bei Frauen?

Körperliche Probleme im Bereich des Fortpflanzungsapparats der Frau können eine Empfängnis erschweren.

Polycystisches Ovarialsyndrom (PCOS) Davon spricht man, wenn die Eierstöcke Zysten auf ihrer Oberfläche bilden. Diese winzigen Zysten enthalten aufgrund eines hormonellen Ungleichgewichts unreife Eifollikel – der Eisprung ist erschwert, und die Fruchtbarkeit ist beeinträchtigt. PCOS ist bei fünf bis zehn Prozent aller Frauen in der westlichen Welt nachweisbar.

Die damit einhergehenden hormonellen Störungen machen sich in fettiger Haut, unregelmäßigen oder keinen Regelblutungen, vermehrtem Haarwuchs im Gesicht, Gewichtszunahme, Problemen mit der Empfängnis und einer Neigung zu Fehlgeburten bemerkbar. Wenn bei Ihrer Mutter und/oder Ihrer Schwester PCOS diagnostiziert wurde, haben Sie eine angeborene Veranlagung dazu. Übergewichtige Frauen haben ein erhöhtes Risiko.

Wenn Sie unter PCOS leiden, hat Ihr Arzt Ihnen wahrscheinlich Hormone verschrieben, um das hormonelle Gleichgewicht wiederherzustellen. Wenn Sie zudem übergewichtig sind, kann eine Gewichtsreduktion dazu beitragen, Ihr Problem zu beseitigen. Schon zehn Prozent weniger Gewicht können Ihren Hormonhaushalt so ausgleichen, dass einer Empfängnis nichts mehr im Wege steht. Ein niedriger glykämischer Index (GI) der Nahrung, kombiniert mit vielen komplexen Kohlenhydraten (s. Schritt 6), wird Ihnen dabei helfen. Beides hält den Blutzucker- und den Glukosespiegel niedrig und damit den Insulinspiegel ausgeglichen. Maßnahmen gegen Stress, z. B. Yoga, Entspannungstechniken oder Akupunktur, helfen zusätzlich, Ihre Fruchtbarkeit zu erhöhen (s. Schritt 8).

Endometriose Die Endometriose ist dadurch gekennzeichnet, dass Gebärmutterschleimhaut, also Endometrium, in andere Bereiche des Beckens – die Eierstöcke, die Eileiter oder die Blase – wandert. Dieses Gewebe unterliegt den hormonellen Zyklusschwankungen und blutet ebenfalls, wenn Sie Ihre Periode haben. Das kann zu Beschwerden und Verwachsungen führen. Endometriose ist eine der Hauptursachen für das Ausbleiben einer Schwangerschaft. Typische Symptome sind schwere Krämpfe während der Periode, lange anhaltende und starke Blutungen sowie Schmerzen beim Sex. Wenn ein Familienmitglied an Endometriose leidet, ist die Wahrscheinlichkeit hoch, dass Sie auch davon betroffen sind.

Eierstock **Zysten** auf der Oberfläche des Eierstocks

Punkte, die auf **Emdometriose** hindeuten

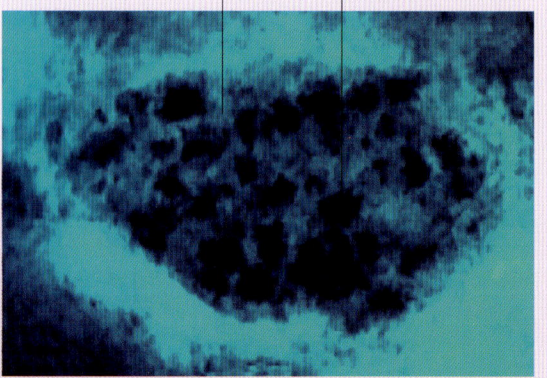

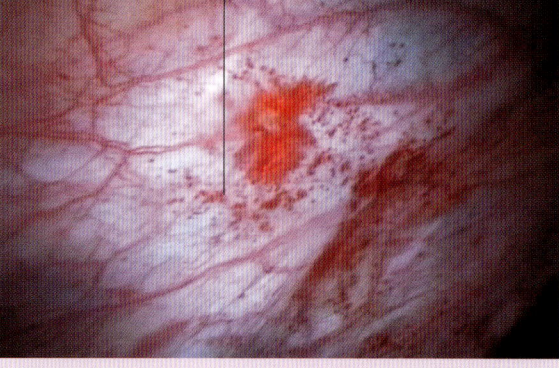

Im Ultraschall kann man PCOS erkennen: Auf der Oberfläche des Eierstocks haben sich viele kleine Zysten (schwarz) gebildet.

Die dunklen Punkte, die man in der Gebärmutterhöhle erkennen kann, sind ein klarer Hinweis auf eine Endometriose.

Wenn die Endometriose nicht ausgeprägt ist, können Sie schwanger werden, bei mittleren und schweren Formen kann aber eine medizinische Behandlung (u. U. eine Operation) notwendig sein. Außerdem können Änderungen Ihrer Ernährungsgewohnheiten das Ausmaß der Endometriose mildern (s. Schritt 6). Auch bestimmte ergänzende Maßnahmen der Naturheilkunde, etwa Akupunktur, können helfen (s. Seite 134–135).

Myome Diese gutartigen Tumore wachsen in oder außerhalb der Gebärmutterhöhle. Sie sind sehr häufig (20 bis 50 Prozent aller Frauen zwischen 35 und 50 sind davon betroffen). In vielen Fällen stören sie weder Empfängnis noch Schwangerschaft. Häufig bleiben Myome unbemerkt, weil sie keine Beschwerden verursachen. Manche Frauen haben allerdings Schmerzen während der Periode, massive Blutungen und Krämpfe. Myome, die außerhalb der Gebärmutter auftreten, können die Fruchtbarkeit beeinträchtigen. Wenn sie in der Uteruswand wachsen, können sie dazu führen, dass der Embryo sich nicht in die Gebärmutter einnistet. Myome mit einem Durchmesser von mehr als 4–5 cm können Grund für Beschwerden in der fortgeschrittenen Schwangerschaft sein.

Die schulmedizinische Therapie kann eine Operation beinhalten. Da diese Wucherungen aber auf Östrogen ansprechen, kann auch eine fettreduzierte und ballaststoffreiche Kost helfen.

Myom

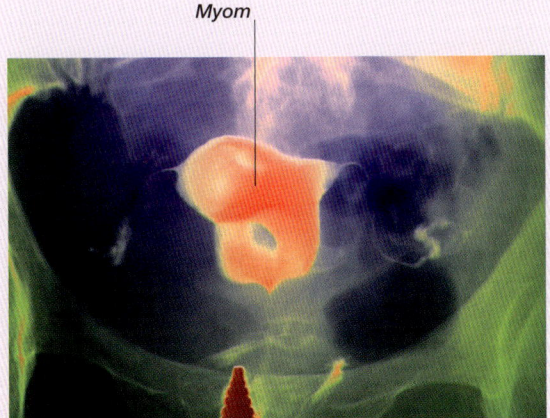

Dieses Röntgenbild vor strahlendichtem Material zeigt eine Gebärmutter, auf deren Wandinnenseite ein Myom wächst.

F Fann ein früherer Schwangerschaftsabbruch meine Fruchtbarkeit beeinflussen?

Die Entscheidung, ein Kind abzutreiben, macht sich keine Frau leicht. Heute ist ein solcher Eingriff praktisch zu 100 Prozent sicher: Nur 0,5 Prozent aller Frauen geben an, nach einer Abtreibung unfruchtbar zu sein – meist steckt dann eine Entzündung durch oder kurz nach der Abtreibung dahinter. In der Mehrzahl aller Fälle hat eine Abtreibung keine körperlichen Auswirkungen auf die Fruchtbarkeit einer Frau und erhöht auch nicht das Fehlgeburtsrisiko.

Meiner Erfahrung nach kann eine Abtreibung aber seelische Wunden hinterlassen, an denen Frauen noch jahrelang leiden und die, ohne dass die Betroffenen sich dessen immer bewusst sind, ihre Fruchtbarkeit beeinträchtigen. In meine Praxis kommen viele Frauen, die glauben, sie hätten die psychischen Auswirkungen eines zurückliegenden Schwangerschaftsabbruchs längst überwunden. Aber nach einiger Selbstprüfung erkennen sie oft, dass dem nicht so ist und sie aus diesem Grund eine erneute Schwangerschaft nicht akzeptieren. Ganz besonders schwierig kann das sein, wenn der Partner noch derselbe ist wie bei der Schwangerschaft, die beendet wurde. Wenn diese Frauen jedoch erst einmal ihre Gefühle erkannt und angenommen haben, gelingt ihnen das Loslassen, und sie können sich innerlich auf eine neue Empfängnis vorbereiten.

F Ich hatte eine Dilatation und Ausschabung. Kann ich ein Baby bekommen?

Dilatation und Ausschabung ist ein Eingriff, bei dem der Gebärmutterhals geweitet (dilatiert) wird, um Schleimhautgewebe aus der Gebärmutter zu entnehmen und zu untersuchen. Wenn sich nicht unglücklicherweise nach der Operation eine Infektion oder ein Asherman-Syndrom (Narbengewebe in der Gebärmutter) entwickelt hat und die Eileiter beschädigt wurden, hat der Eingriff überhaupt keine negativen Folgen für Ihre Fruchtbarkeit.

Mein **Tipp**

Viele medizinische **Ursachen** für eine Unfruchtbarkeit lassen sich diagnostizieren und **wirksam behandeln**.

F Nehmen Sie **regelmäßig Medikamente?**

In der Folge finden Sie einige der häufigsten Medikamente und ihre mögliche Wirkung auf die Empfängnis. Bei Männern können bestimmte gesundheitliche Störungen und Medikamente die Zahl der Spermien beeinflussen oder eine erektile Dysfunktion nach sich ziehen (s. Schritt 3). Diese Liste führt nicht alle Arzneimittel und alle Erkrankungen auf, die nachteilig für die Fruchtbarkeit sein können. Die Aufstellung sagt auch nichts darüber aus, ob die Medikamente während einer Schwangerschaft eingenommen werden dürfen oder nicht.

Es ist dennoch wichtig für Ihre Gesundheit, dass Sie, wenn Sie an einer speziellen oder chronischen Erkrankung leiden, die Medikamente, die Sie dafür verschrieben bekommen haben, einnehmen. Es ist aber auch unabdingbar, sich darüber im Klaren zu sein, dass Medikamente

Ihre Fruchtbarkeit beeinträchtigen können. Wenn Sie oder Ihr Partner an einer (bekannten) Erkrankung leiden, die möglicherweise medikamentös behandelt werden muss, sollten Sie auf jeden Fall mit Ihrem Hausarzt besprechen, ob die Therapie Ihre Chancen, ein Kind zu bekommen, beeinträchtigt. Darüber hinaus kann jede Erkrankung oder medikamentöse Behandlung die Produktion von Zervixschleim (s. Seite 40) negativ beeinflussen.

Die Tabelle besteht aus zwei Teilen: In der ersten sind einige der häufigsten frei verkäuflichen Arzneimittel aufgeführt, die die Fruchtbarkeit beeinträchtigen können. Die zweite Tabelle beinhaltet verschreibungspflichtige Medikamente. In beiden Tabellen lesen Sie, wie diese Medikamente die Nährstoffaufnahme beeinflussen, damit Sie mit Ihrer Ernährung entsprechend darauf reagieren können.

Frei verkäufliche Arzneimittel		
Wirkstoff	**Anwendungsgebiet**	**Wirkung auf Fruchtbarkeit und Nährstoffaufnahme**
Ibuprofen	Allgemeine Schmerzzustände, einschließlich Menstruationsschmerzen, Rücken- und Kopfschmerzen	Ibuprofen ist ein nicht steroidaler, antientzündlich wirkender Wirkstoff (NSAID), der Eisprung und Eieinnistung beeinträchtigen und das Risiko einer Fehlgeburt erhöhen kann.
Acetylsalicylsäure (ASS)	Allgemeine Schmerzzustände, einschließlich Menstruationsschmerzen, Rücken- und Kopfschmerzen	Ebenfalls ein NSAID. Es kann die Einnistung der befruchteten Eizelle verhindern. Bei Frauen mit bestimmten Bluterkrankungen kann ASS unter Anleitung eines Arztes jedoch auch eingesetzt werden, um die Chance einer Eieinnistung zu erhöhen.
Paracetamol	Allgemeine Schmerzzustände, einschließlich Menstruationsschmerzen, Rücken- und Kopfschmerzen	Paracetamol hat keine entzündungshemmenden Eigenschaften – Nebenwirkungen für die Fruchtbarkeit sind nicht bekannt.
Antihistaminika	Allergien, Husten, Erkältungen	Antihistaminika können den zervikalen Schleim dicker oder zähflüssiger machen, die Menge verringern und eine Eieinnistung beeinträchtigen.
Antacida	Verdauungsstörungen	Abhängig von der eingenommenen Menge, können Antacida die Aufnahme von Eisen stören und so zu einer Anämie führen, die die Fruchtbarkeit mindert (s. Seite 21).
Abführmittel	Verstopfung (Obstipation)	Laxantien können die Aufnahme von Kalzium, das existenziell für die Bildung gesunder Eizellen und Spermien ist, behindern.

Verschreibungspflichtige Arzneimittel

Wirkstoff	Anwendungsgebiet	Wirkung auf Fruchtbarkeit oder Nährstoffaufnahme
Isotretinoin	Akne	Lassen Sie sich ärztlich beraten, wenn Sie diesen Wirkstoff einnehmen. Er kann die Zervixschleimproduktion reduzieren und austrocknen lassen und zu einem hohen Risiko von Fehlbildungen führen.
Inhalierbare Broncho-dilatatoren	Asthma	Diese Medikamente mildern Beschwerden und sind im Allgemeinen sicher. Lassen Sie sich trotzdem von Ihrem Arzt beraten.
Steroide in Tablettenform, z. B. Kortison	Rheumatoide Arthritis, Lupus, schwere Atemwegs- oder Hauterkrankungen	Über einen längeren Zeitraum genommen, können Steroide dazu führen, dass sich der Eisprung verzögert und die Menstruationsblutungen unregelmäßig werden. Trotzdem setzen manche Kliniken zur Behandlung von Fruchtbarkeitsstörungen neben der IVF kurzzeitig Steroide ein.
Antibiotika, einschließlich Penicillin, Ampicillin, Tetracyclin, Erythromycin	Bakterielle Infektionen	Lassen Sie sich von Ihrem Hausarzt beraten, welches Antibiotikum in der frühen Schwangerschaft eingenommen werden darf.
Antidepressiva: selektive Serotonin-Wiederaufnahme-Hemmer (SSRI)	Depression und Angstzustände	Antidepressiva können zu einem Nachlassen der Libido führen, Unregelmäßigkeiten bei Eisprung oder Menstruation hervorrufen und den Zervixschleim verringern oder austrocknen lassen. Besprechen Sie eventuelle Risiken und Nebenwirkungen mit dem behandelnden Arzt, damit Sie eine Entscheidung über den Fortgang der Therapie treffen können.
Antispasmodika, z. B. Atropin, Belladonna, Dicyclomin, Propanthelin	Epilepsie	Diese Medikamente können die zervikale Schleimproduktion verringern und/oder den Schleim eindicken oder austrocknen lassen. Zudem können sie zu einem Mangel an Folsäure führen. Da alle Frauen, die sich ein Kind wünschen, ihre Nahrung mit Folsäure ergänzen sollten (s. Seite 105), sprechen Sie mit Ihrem Arzt, wie viel Sie über die empfohlene Dosis hinaus einnehmen sollten.
Antimalariamittel, z. B. Mefloquin, Atovaquin, Proguanol, Tetracyclin	Malaria	Lassen Sie sich von einem Experten beraten – eine erhöhte Folsäurezufuhr kann nötig sein.
Methotrexat	Rheumatoide Arthritis	Kann Geburtsfehler hervorrufen. Darüber hinaus kann Methotrexat zu einem Folsäuremangel führen, sodass dieses Vitamin bereits vor der Schwangerschaft ergänzt werden sollte.

F Hatten Sie eine Fehlgeburt?

Von einer Fehlgeburt spricht man, wenn eine Schwangerschaft vor der 24. Woche abbricht. Etwa 15 Prozent aller »gesicherten« Schwangerschaften enden so; in 98 Prozent der Fälle geschieht das innerhalb der ersten zwölf Wochen. Nach einer Fehlgeburt liegen Ihre Chancen auf eine erfolgreiche Schwangerschaft immer noch bei 80 Prozent – das ist kaum weniger, als wenn Sie nie schwanger gewesen wären.

Die Häufigkeit von Fehlgeburten erhöht sich mit dem Alter. Wenn Sie über 35 Jahre alt sind und eine Fehlgeburt hatten, möchten Sie sicher von Ihrem Arzt wissen, ob das die einzige Fehlgeburt war. Normalerweise machen Ärzte diese Untersuchungen erst, wenn es bereits zu drei Fehlgeburten gekommen ist. Nur so können Sie aber herausfinden, ob eine Ursache vorliegt, die beseitigt werden kann – etwa eine Autoimmunerkrankung oder Verklebungen der Eileiter nach einem operativen Eingriff oder einer Entzündung.

Ein Baby so zu verlieren kann niederschmetternd sein. Vielleicht brauchen Sie psychologische Unterstützung und Beratung, um mit der seelischen Belastung einer Fehlgeburt zurechtzukommen. Auch für eine nachfolgende Schwangerschaft ist das sinnvoll. Gesunde Ernährung und Lebensweise, unterstützt von z. B. Akupunktur, Entspannungstechniken oder Yoga, wird Ihnen dabei helfen, wieder in eine optimale körperliche und seelische Verfassung für eine neue Schwangerschaft zu kommen (s. Schritte 6 und 8).

Nur ein Prozent aller Paare erlebt immer wieder Fehlgeburten – mindestens drei oder vier nacheinander. Wenn Sie zu diesen Paaren gehören, sollten Sie eine Spezialklinik aufsuchen. Studien belegen, dass Paare, die sich voller Vertrauen in die Hand von Experten begeben, eine deutlich höhere Chance auf eine erfolgreiche Schwangerschaft haben – selbst wenn die Experten keine Ursache gefunden haben.

F Hatten Sie eine ektopische Schwangerschaft?

Etwa eine von 200 Schwangerschaften ist eine sogenannte ektopische oder Bauchhöhlenschwangerschaft. Das Kind entwickelt sich außerhalb der Gebärmutter – meist in einem der Eileiter. Anfänglich »fühlen« die Frauen, dass sie schwanger sind, auch ein Schwangerschaftstest fällt positiv aus, aber es kommt auch vor, dass die Schwangerschaft erst bemerkt wird, wenn Probleme auftreten.

Zu den Symptomen gehören Bauchschmerzen, die sehr stark und von vaginalen Blutungen begleitet sein können.

Erhöhtes **Risiko:**

- wenn Sie kürzlich eine Bauchoperation hatten (speziell an den Eierstöcken oder den Eileitern)
- wenn Sie eine IVF hinter sich haben
- wenn Sie zwischen 35 und 44 Jahre alt sind
- wenn Sie kürzlich eine Unterleibsentzündung hatten, verursacht z. B. durch Chlamydien
- wenn Sie kürzlich eine ektopische Schwangerschaft hatten (das Risiko steigt um 50 bis 80 Prozent).

Eine ektopische Schwangerschaft kann den betroffenen Eileiter zerstören, wenn das Wachstum der befruchteten Eizelle ihn zum Platzen bringt. Dieser Schaden ist in den meisten Fällen irreparabel.

Behandelt wird in der Regel chirurgisch, obwohl viele Krankenhäuser so gut ausgerüstet sind, dass sie den Fötus im Rahmen einer Laparoskopie entnehmen können. Dazu wird durch einen kleinen Schnitt eine winzig kleine Kamera in den Bauchraum eingeführt. Weitere Untersuchungen stellen dann fest, ob der betroffene Eileiter noch funktionsfähig ist. Bestimmte frühe Formen einer ektopischen Schwangerschaft können ohne Einsatz von Chirurgie behandelt werden. Dann wird Methotrexat injiziert, und das Schwangerschaftsgewebe wird absorbiert.

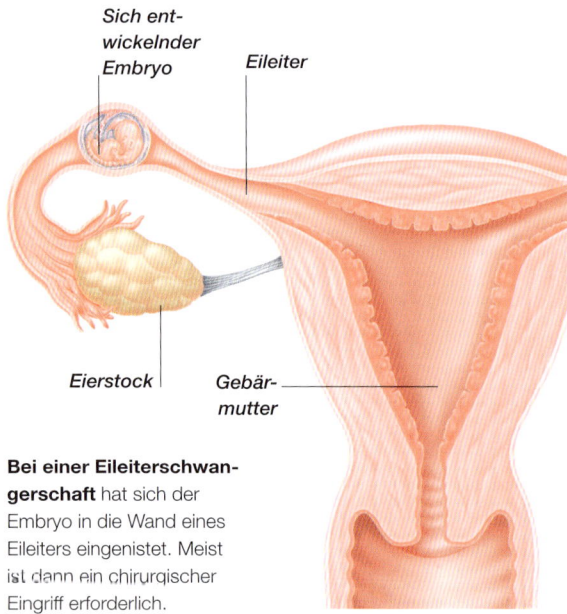

Sich entwickelnder Embryo

Eileiter

Eierstock

Gebärmutter

Bei einer Eileiterschwangerschaft hat sich der Embryo in die Wand eines Eileiters eingenistet. Meist ist dann ein chirurgischer Eingriff erforderlich.

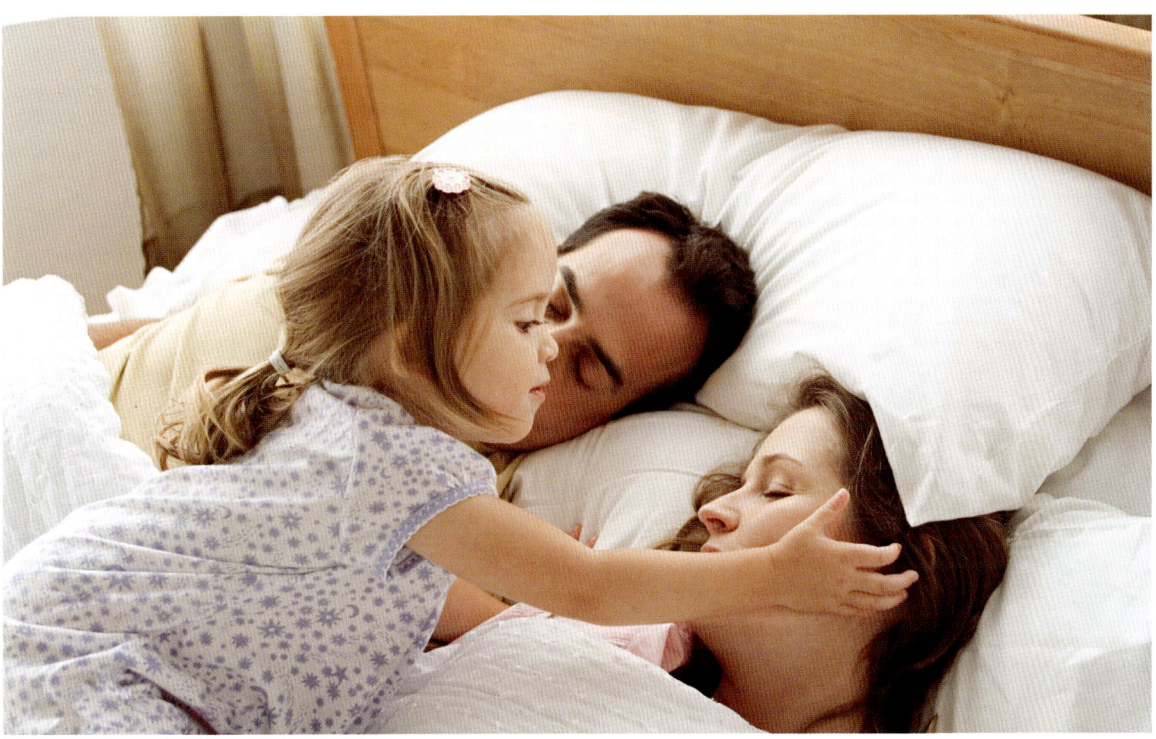

Hinter der »sekundären Unfruchtbarkeit« steht nicht selten ein erstes Kind im elterlichen Bett.

Wenn infolge einer ektopischen Schwangerschaft einer der Eileiter verletzt wurde, sind Ihre Chancen für eine natürliche Empfängnis reduziert. Vorausgesetzt, der andere Eileiter ist gesund und voll beweglich, kann dieser jedoch ein Ei aus dem blockierten Eileiter »auffangen«. In diesem Fall haben Frauen trotz erhöhten Risikos einer weiteren ektopischen Schwangerschaft bei sorgfältiger Überwachung gute Chancen auf den erfolgreichen Verlauf einer Schwangerschaft.

F Haben es Paare mit Kindern schwerer, ein Kind zu zeugen?

Manchmal kommen Paare zu mir, die schon ein oder mehrere Kinder haben und trotzdem unter etwas leiden, das man »sekundäre Unfruchtbarkeit« nennt. Häufig steckt dahinter ein Grund, etwas das neu in der Partnerschaft ist und der Zeugung eines Kindes im Wege steht. Das Alter kann z. B. Probleme verursachen (s. Seite 16–17), oder dass die Beziehung neu ist, aber Kinder aus vorangegangenen Partnerschaften da sind. Auch finanzielle Sorgen können

zu Spannungen führen, die die Fruchtbarkeit des Paares einschränken. Hinter all dem kann aber auch ein Kleinkind stecken, das bei den Eltern schläft, sodass das Paar weniger Gelegenheit hat, für weiteren Nachwuchs zu sorgen.

Auch eine Erkrankung einer der beiden Partner kann zu Problemen mit der Fruchtbarkeit führen. Z. B. eine Schilddrüsenunterfunktion (s. Seite 20) oder ein Trauma nach einer früheren Geburt. Sekundäre Unfruchtbarkeit kann als Ursache auch eine Mixtur aus all diesen und noch vielen anderen Gründen haben (s. a. Schritt 3 zu männlicher Unfruchtbarkeit).

Alle Formen der Unfruchtbarkeit sind außerordentlich belastend und frustrierend, und die sekundäre Unfruchtbarkeit bildet da keine Ausnahme. Betroffene Paare sind oft verunsichert und irritiert, weil ihnen »so etwas« passiert, und fühlen sich außerstande, nach vorne zu blicken. Oft werden auch Familie und Freunde als nicht so mitfühlend erlebt, wie es jetzt nötig wäre.

Selbst wenn einer von Ihnen bereits eines oder mehrere Kinder hat, sollten Sie beide Ihre Fruchtbarkeit untersuchen lassen und beide Ernährung und Lebensweise verändern, um Ihre Chancen auf ein Kind maximal zu erhöhen.

Fragebogen: **Gesundheit**

Beantworten Sie zusammen mit Ihrem Partner folgende Fragen. Finden Sie heraus, wie es um Ihre **Fruchtbarkeit** steht. Jede Ja-Antwort gibt einen Punkt. So haben Sie einen **Ausgangspunkt,** von dem aus Sie eine **Empfängnis** planen können.

1 Sind Sie über 35, oder ist Ihr Partner älter als 45 Jahre?
Ja ○ **Nein** ○

Das Alter ist ein Schlüsselfaktor für die weibliche und die männliche Fruchtbarkeit.

2 Versuchen Sie schon länger als ein Jahr, ein Baby zu bekommen?
Ja ○ **Nein** ○

Warten Sie nicht zu lange damit, Hilfe in Anspruch zu nehmen. Wenn Sie im Altersbereich von Frage 1 liegen und in den letzten sechs Monaten regelmäßig Sex hatten, sehen Sie sich nach Hilfe um.

3 Sind Sie unter- oder übergewichtig?
Ja ○ **Nein** ○

Ein BMI von unter 20 oder über 25 könnte Ihre Fruchtbarkeit beinträchtigen. Auf Seite 13, Schritt 6 können Sie sich vergewissern, ob Ihr Gewicht Ihre Fruchtbarkeit mindert.

4 Haben Sie in letzter Zeit mit der Antibabypille, der Spirale, einer Dreimonatsspitze oder einem Implantat verhütet? **Ja** ○ **Nein** ○

Diese Methoden können die Produktion von Zervixschleim sowie das hormonelle Gleichgewicht beeinflussen (s. Seite 15).

5 Liegt Ihr letzter Abstrich mehr als drei Jahre zurück? **Ja** ○ **Nein** ○

In der Zwischenzeit kann es zu Zellveränderungen gekommen sein, die vor einer Schwangerschaft abgeklärt werden müssen. Lassen Sie bei Ihrem Frauenarzt einen Abstrich machen.

6 Haben Sie oder Ihr Partner jemals unter einer sexuell übertragbaren Krankheit gelitten? **Ja** ○ **Nein** ○

Das könnte ein Grund für Empfängnisprobleme sein (s. Seite 18–19).

7 Haben Sie jemals an Myomen, einer Unterleibsentzündung, polyzystischem Ovarialsyndrom oder Endometriose gelitten oder leiden jetzt daran? **Ja** ○ **Nein** ○

Lassen Sie sich von einem Arzt checken, wenn Sie entsprechende Symptome (s. Seite 22–23) bei sich bemerkt haben.

8 Leiden Sie an einer Schilddrüsenunterfunktion, Lupus, einer Anämie oder Rheumatoider Arthritis?
Ja ○ **Nein** ○

Diese Erkrankungen können die Fruchtbarkeit beeinträchtigen und/oder das Risiko einer Fehlgeburt erhöhen (s. Seite 20–21).

9 Leiden Sie schon seit längerer Zeit an einer anderen Erkrankung, die sich auf Ihre Fruchtbarkeit auswirken könnte? **Ja** ○ **Nein** ○

Sprechen Sie mit Ihrem Arzt, ob eine Störung Ihrer Fruchtbarkeit vorliegt.

10 Nehmen Sie regelmäßig frei verkäufliche Arzneimittel, z. B. Ibuprofen oder Antihistaminika?
Ja ○ **Nein** ○

Manche Arzneimittel mindern die Fruchtbarkeit. Lesen Sie auf Seite 24 nach und sprechen Sie ggf. mit Ihrem Arzt.

11 Nehmen Sie verschreibungspflichtige Medikamente? **Ja** ☐ **Nein** ☐

Unterbrechen Sie die Einnahme nicht, aber sprechen Sie mit Ihrem Arzt über Ihren Kinderwunsch. Vielleicht muss Ihre Medikation entsprechend angepasst werden.

12 Haben Sie oder Ihr Partner jemals eine Chemotherapie oder Bestrahlung im Bauchraum bekommen? **Ja** ☐ **Nein** ☐

Klären Sie ab, ob Ihre Fruchtbarkeit darunter gelitten hat (s. Seite 14).

13 Haben Sie oder Ihr Partner Diabetes und Probleme damit, ihn in den Griff zu bekommen? **Ja** ☐ **Nein** ☐

Ein gut eingestellter Diabetes schadet der Fruchtbarkeit nicht.

14 Ist Ihre Mutter vorzeitig in die Wechseljahre gekommen? **Ja** ☐ **Nein** ☐

Diese Veranlagung ist häufig erblich, deswegen: Denken Sie daran, wenn Sie schwanger werden wollen.

15 Wurde bei Ihnen jemals eine Bauchoperation durchgeführt? **Ja** ☐ **Nein** ☐

Narbengewebe kann zu Verklebungen im Bauchraum führen.

16 Hatten Sie mehr als drei Fehlgeburten? **Ja** ☐ **Nein** ☐

Sollten Sie nur eine und nicht drei oder noch mehr Fehlgeburten hinter sich haben (s. Seite 26), besteht keinerlei Anlass zur Sorge.

17 Hatten Sie schon einmal eine ektopische Schwangerschaft? **Ja** ☐ **Nein** ☐

Lassen Sie Ihre Eileiter untersuchen. Eventuell ist Ihr Risiko für eine weitere ektopische Schwangerschaft erhöht.

Auswertung

0 Wenn Sie kein einziges Mal mit »Ja« geantwortet haben, brauchen Sie sich wegen medizinischer Ursachen für eine mögliche Unfruchtbarkeit keine Sorgen zu machen.

1–4 Wahrscheinlich haben Sie kein Problem mit Ihrer Fruchtbarkeit. Trotzdem kann eine oder mehrere »Ja-«Antworten darauf hinweisen, dass Ihre Fruchtbarkeit beeinträchtigt ist. Sorgen Sie dafür, dass einer Schwangerschaft nichts im Wege steht. Wenn Sie älter als 35 Jahre sind und schon länger als ein Jahr erfolglos versucht haben, schwanger zu werden, ist es an der Zeit, sich an einen Spezialisten zu wenden.

5–9 Ihre Fruchtbarkeit könnte unter mehreren Faktoren leiden. Sprechen Sie mit Ihrem Arzt, und vereinbaren Sie einen Termin mit einem Spezialisten.

10–14 Sie haben wahrscheinlich geahnt, dass Ihre Fruchtbarkeit unter Ihrer gesundheitlichen Verfassung leidet. Sprechen Sie mit einem Spezialisten, und halten Sie sich an die Vorschläge zur Umstellung von Ernährung und Lebensweise in diesem Buch.

15–17 Sie brauchen fachkundige Unterstützung, wenn Sie sich ein Kind wünschen. Verzweifeln Sie nicht. Halten Sie sich an die Vorschläge zur Änderung von Ernährungsgewohnheiten und Lebensweise.

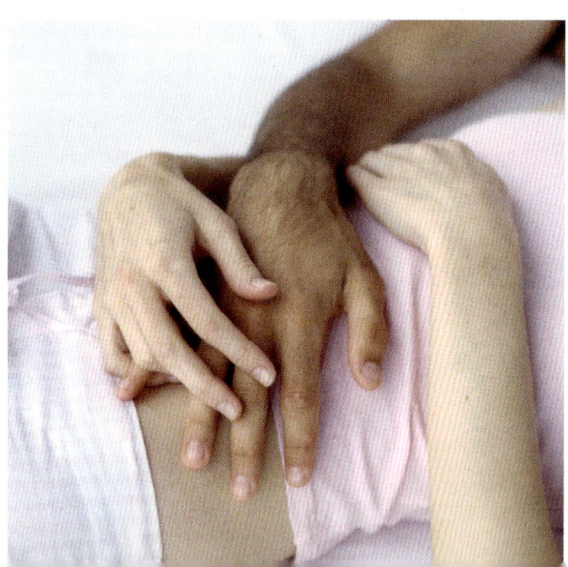

„ Zu verstehen, wie der **weibliche Fruchtbarkeitszyklus** funktioniert, kann schon genügen, um ein **scheinbares Fruchtbarkeitsproblem** zu lösen. "

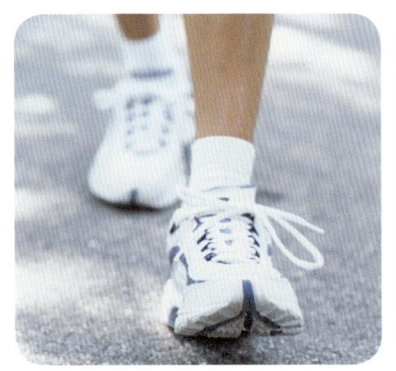
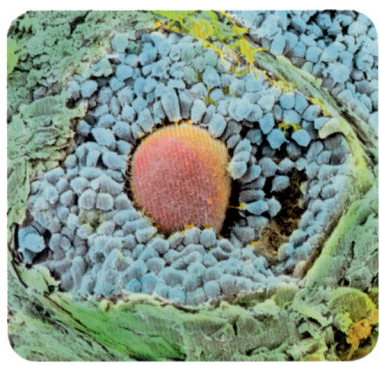
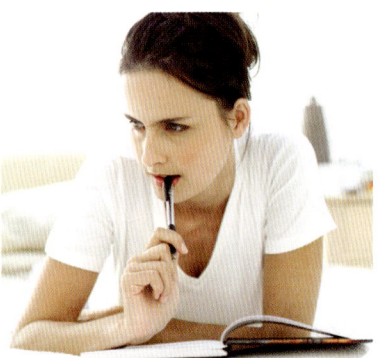

Schritt zwei
Frauen

Antworten auf die Fragen:

Schritt 2: **Frauen**

> Dieses Kapitel wendet sich **hauptsächlich an Frauen**. Hier erläutere ich die Grundlagen der weiblichen Fruchtbarkeit. Damit Sie so viel wie möglich wissen – **was während des Menstruationszyklus passiert**, wann Sie **am fruchtbarsten** sind und wie das **Alter** Ihre Empfängnisbereitschaft beeinflusst.

F Was ist eigentlich ein »normaler« Menstruationszyklus?

Der Menstruationszyklus beginnt am ersten Tag Ihrer Periode und endet einen Tag, bevor die nächste Periode beginnt. In der Mitte des Zyklus, meist um den 14. Tag herum, findet der Eisprung statt (s. Seite 36–37). Ein Zyklus von 28 Tagen gilt als normaler Durchschnitt, aber in Wirklichkeit variiert die Länge des Zyklus von Frau zu Frau ganz beachtlich. Wenn Ihr Zyklus zwischen 23 und 35 Tagen dauert, ist das normal – wenn er regelmäßig ist und nicht um mehr als sieben Tage monatlich variiert. Die meisten Zyklusblutungen dauern zwischen drei und fünf Tage, aber solange sie regelmäßig (beinahe gleich lang) sind, ist die Dauer einer Periode nicht so wichtig.

F Sind unregelmäßige Zyklen ein Ausdruck von Problemen mit der Fruchtbarkeit?

Ein Zyklus gilt dann als unregelmäßig, wenn er von einem Monat zum nächsten um sieben und mehr Tage variiert. Unregelmäßige oder sehr leichte Perioden (zwei oder drei Tage leichte oder Schmierblutungen) können ein Hinweis darauf sein, dass Ihre Hormone nicht im Gleichgewicht sind. Wenn Ihre Perioden 35 und mehr Tage auseinanderliegen und Sie nur zwischen vier und neun Perioden im Jahr haben, leiden Sie an einer Störung, die Oligomenorrhö genannt wird. Das heißt nicht, dass Sie nicht schwanger werden können. Aber es könnte schwierig sein, mit normalen Methoden (s. Seite 39) Ihre fruchtbaren Tage zu bestimmen. Andere Methoden, einschließlich eines Tests zur Vorhersage des Eisprungs, können helfen, eignen sich aber nicht für jede Frau. Eine Möglichkeit, den Eisprung vorherzusagen, besteht darin, mittels Ultraschall die Ovarien regelmäßig zu untersuchen und so genau feststellen zu können, wann der Eisprung stattfindet.

Oligomenorrhö kann eine Folge des Lebensstils sein, wenn Sie z. B.

- Stress haben
- sich einseitig ernähren
- übermäßig viel Sport treiben
- unter- oder übergewichtig sind
- häufig auf Reisen sind.

Stress reduzieren, fit bleiben (ohne exzessiv Sport zu betreiben) und sich ausgewogen und mit allen notwendigen Nährstoffen (s. Schritte 5 und 6) zu ernähren hilft Ihrem Körper dabei, auch hormonell optimal zu funktionieren. Das ist also immer ein Ansatzpunkt, wenn Sie unter unregelmäßigen Blutungen leiden. Fragen Sie aber auch Ihren Frauenarzt, ob irgendwelche organischen Ursachen für Ihre Oligomenorrhö verantwortlich sind – etwa ein polycystisches Ovarialsyndrom (s. Seite 22).

F Meine Zyklen sind kürzer als 21 Tage. Ist das ein Problem?

Sehr kurze Zyklen können durchaus ein Problem sein. Manchmal findet der Eisprung sehr früh statt, z. B. schon um den siebten Tag herum. Dann hat die Eizelle nicht genügend Zeit, vollständig auszureifen, bevor es zum Eisprung kommt. Andere Frauen haben auch eine verkürzte Zeitspanne zwischen Eisprung und Beginn der nächsten Periode (der lutealen Phase). Wenn diese Spanne kürzer als zehn Tage ist, reicht die Zeit für die befruchtete Eizelle nicht aus, um sich in der Gebärmutter einzunisten. Wenn Ihre Perioden sehr nah beieinanderliegen, sollten Sie Rat bei einem Spezialisten suchen.

Die Anatomie der Frau

Die inneren weiblichen Fortpflanzungsorgane sind in das untere Drittel des Bauches eingebettet. Die Eierstöcke bilden und entlassen Eizellen, die durch die Eileiter in die Gebärmutter wandern. Die Vagina verbindet die Gebärmutter mit dem Äußeren des Körpers. Der sichtbare äußere Anteil wird als Vulva bezeichnet und besteht aus der sexuell empfindlichen Klitoris, die von Hautfalten, den sogenannten Labien, umgeben ist. Diese schützen den Eingang der Vagina und der Harnröhre.

Fakten:

- Der Eileiter hat den Durchmesser eines menschlichen Haares.
- Die Gebärmutter ist normalerweise bis zu 9 cm lang und 4 cm breit. Sie dehnt sich während der Schwangerschaft um das Hundertfache aus.

Der Sitz der Gebärmutter

Fimbrien nennt man die fingerartigen Fransen, die die reife Eizelle aus dem Eierstock in die Eileiter befördern.

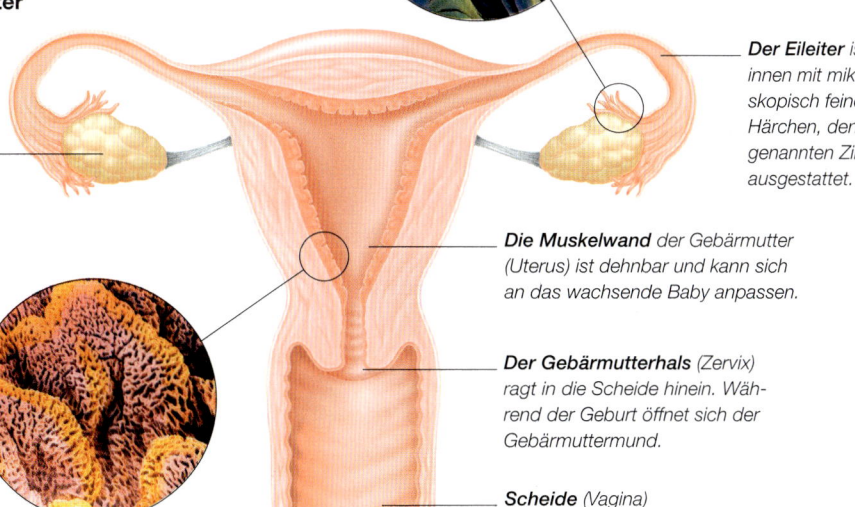

Der Eileiter ist innen mit mikroskopisch feinen Härchen, den sogenannten Zilien, ausgestattet.

Der Eierstock (Ovarium) enthält die Eifollikel in unterschiedlichen Entwicklungsstadien.

Die Muskelwand der Gebärmutter (Uterus) ist dehnbar und kann sich an das wachsende Baby anpassen.

Die Gebärmutterschleimhaut (Endometrium) ist bereit für die Einnistung einer befruchteten Eizelle.

Der Gebärmutterhals (Zervix) ragt in die Scheide hinein. Während der Geburt öffnet sich der Gebärmuttermund.

Scheide (Vagina)

Eizellen entwickeln sich im Eierstock

Einmal im Monat beginnen ca. 20 unreife Eizellen in kleinen Säckchen, den sogenannten Follikeln, heranzureifen. Meist reift nur eine einzige Eizelle vollständig aus, während die anderen sich wieder zurückbilden. Das Follikel, das zurückbleibt, ist das, dessen Eizelle sich am schnellsten entwickelt hat. Voll ausgereift, ist eine Eizelle etwa so groß wie ein halbes Sandkorn – die größte Zelle im menschlichen Organismus.

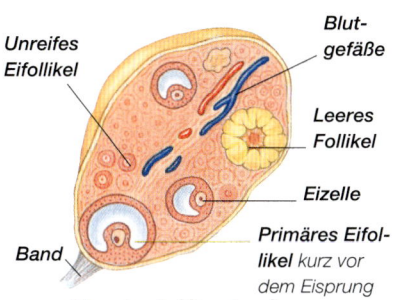

Unreifes Eifollikel

Blutgefäße

Leeres Follikel

Eizelle

Primäres Eifollikel kurz vor dem Eisprung

Band

Eierstock (Ovarium)

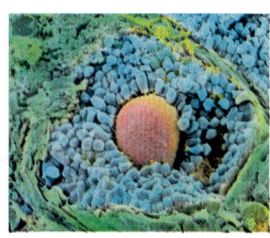

Während die unreife Eizelle wächst und gedeiht, ernährt sie sich von Zellen im Follikel.

F Können starke Perioden ein Symptom für Unfruchtbarkeit sein?

Wenn Ihre Blutungen extrem stark sind, länger als sieben Tage dauern und von Blutklümpchen begleitet sind, könnte das ein Hinweis darauf sein, dass Sie an einer sogenannten Menorrhagie leiden. Ein Frauenarzt sollte die Ursachen für Ihr Problem abklären. Die Folge so heftiger Blutverluste kann eine Anämie (s. Seite 21) sein: Sie fühlen sich ständig müde und kraftlos. Ein Bluttest – insbesondere auf Eisenwerte – kann Klarheit schaffen. Menorrhagie kann verschiedene Ursachen haben, z. B.

■ Endometriose
■ Unterleibsentzündungen
■ Fibrome (gutartige Bindegewebsgeschwulste)
■ Schilddrüsenerkrankungen.

All diese Erkrankungen sind häufige Ursachen für Unfruchtbarkeit (s. Seite 18–19 und 22–23) und müssen behandelt werden. Gesunde Ernährung, regelmäßig Sport und bestimmte ergänzende Heilverfahren, z. B. Akupunktur, können die Symptome lindern (s. Schritte 5, 6 und 8).

F Sind Schmier- oder Zwischenblutungen Anlass zur Sorge?

Ja. Es ist nicht normal, Blutungen zwischen den Perioden zu haben. Es gibt eine Reihe von Ursachen – Myome, Polypen, Infektionen und Gebärmutterhalskrebs. Wichtig ist, dass Ihr Abstrich in Ordnung ist. Unter Umständen rät Ihr Frauenarzt zur Wiederholung des Abstrichs oder forscht nach anderen Infektionen. Weitere Untersuchungen müssen abklären, woher Ihre Blutungen kommen. Wenn dann kein Grund für die Blutungen gefunden wird, gehören Sie zu den wenigen Frauen, für die leichte Zwischen- oder Schmierblutungen normal sind und eventuell mit den Schwankungen des Östrogen-Progesteron-Spiegels um die Zeit des Eisprungs zu tun haben. Das hat normalerweise keinen Einfluss auf Ihre Empfängnisfähigkeit und zeigt nur, dass ein besonders fruchtbarer Zeitpunkt in Ihrem Zyklus erreicht ist.

F Was ist besser: Binden oder Tampons?

Ich bin keine große Befürworterin von Tampons, obwohl sie die Fruchtbarkeit nicht zu beeinträchtigen scheinen: Laut einer Studie mit über 2000 Frauen trat bei denjenigen, die Tampons benutzten, seltener Endometriose (s. Seite 22–23) auf als bei anderen Frauen. Der Theorie zufolge saugen Tampons Gewebsteile besser auf. Andere Mediziner glauben jedoch, dass Tampons den Rückfluss von Blut in die Gebärmutter begünstigen

Wenn Sie auf Tampons nicht verzichten wollen, bevorzugen Sie solche aus 100 Prozent Baumwolle, die das Blut ungehindert aus dem Körper leiten. Verwenden Sie Tampons nur während der Tage, in denen die Blutungen stark sind. Wechseln Sie sie regelmäßig. Sonst kann es zu einem septischen Schock kommen, der durch Bakterien in der Scheide verursacht wird. Typische Symptome dafür sind hohes Fieber, Ausschlag und niedriger Blutdruck.

Wenn die Blutungen schwächer werden, verwenden Sie besser Binden, denn Tampons können den schützenden Ausfluss der Scheide aufsaugen. Aus demselben Grund sollten Frauen, die unter Scheidentrockenheit, vaginalem Soor oder einer Blasenentzündung leiden, Binden benutzen. Außerdem rate ich dazu, nachts Binden statt Tampons zu verwenden.

F Ich bin nicht schwanger, habe aber seit sechs Monaten keine Periode. Warum?

Wenn eine Frau ein halbes Jahr lang keine Periode hatte, spricht man von Amenorrhö. Dann liegt eine hormonelle Störung vor, denn es kommt nicht mehr zum Eisprung. Gehen Sie immer zum Frauenarzt, wenn sich am Zyklus irgendetwas verändert oder der Zeitraum zwischen den Perioden ungewöhnlich lang wird.

Zu einer Amenorrhö kann es aus verschiedenen Gründen kommen. Mögliche Ursachen sind:

■ hormonelle Störungen im Zusammenhang mit der Hypophyse, der Schilddrüse oder den Nebennieren
■ die Antibabypille oder die Dreimonatsspritze
■ großer Stress
■ extremer Gewichtsverlust oder ein BMI unter 18,5 (s. Seite 13)
■ Essstörungen
■ Störungen der Eierstocksfunktion, z. B. vorzeitige Wechseljahre
■ Extremsport.

Möglicherweise brauchen Sie eine Hormonbehandlung, damit wieder ein Eisprung stattfindet. Es kann auch sein, dass bereits eine Änderung in Ihren Lebensgewohnheiten und/oder eine Ernährungsumstellung Ihre Hormone wieder ins Gleichgewicht bringen. Ungeachtet dessen, sollten Frauen, bei denen die Monatsblutung ausbleibt, immer einen Arzt aufsuchen.

Schmerzhafte Periode

Der medizinische Fachausdruck für schmerzhafte Perioden mit schweren Menstruationskrämpfen ist Dysmenorrhö. Schmerzhafte Perioden treten häufiger bei Frauen auf, deren Zyklus unregelmäßig ist. Sie können sehr qualvoll sein, mit starken Schmerzen im unteren Rücken, im Bauch und den Innenseiten der Oberschenkel. Das tritt insbesondere dann auf, wenn der Zyklus sehr lang ist und das Hormon Progesteron so mehr Zeit hatte, eine dicke Gebärmutterschleimhaut aufzubauen. Hinter schmerzhaften Perioden können aber auch Erkrankungen und Störungen stecken – etwa Endometriose oder Myome (s. Seite 22–23).

Bis zu 60 Prozent aller Frauen leiden an Menstruationskrämpfen, manche von ihnen ertragen die Schmerzen stillschweigend jahrelang – ohne zu wissen, dass eine Erkrankung dahinterstecken könnte, die auch ihre Fruchtbarkeit einschränkt. Wenn Ihre Perioden sehr schmerzhaft sind, suchen Sie Ihren Frauenarzt auf, und bitten Sie um entsprechende Untersuchungen.

Achten Sie auf **Medikamente**

Einige Frauen nehmen regelmäßig Schmerzmittel, etwa Ibuprofen oder Acetylsalicylsäure. Die häufige Einnahme insbesondere von Ibuprofen kann negative Auswirkungen auf die Empfängnisbereitschaft haben (s. Seite 24). Wenn Sie Schmerzmittel gegen Menstruationskrämpfe brauchen, nehmen Sie Paracetamol.

Es ganz natürlich versuchen

Schmerzhafte Perioden können durch falsche Lebensgewohnheiten noch schlimmer werden (s. Seite 32). Wenn der Lebensstil auch bei Ihnen eine Rolle spielt, gibt es Möglichkeiten, die Beschwerden in den Griff zu bekommen:

■ Treiben Sie Sport, z. B. Schwimmen, Walken oder Fahrradfahren. Dadurch werden Endorphine ausgeschüttet, die im Körper als ganz natürliche Schmerzkiller agieren.

■ Lernen Sie Entspannungstechniken, um Stress abzubauen. Stress und Anspannung verursachen Schmerzen.

■ Legen Sie sich eine Wärmflasche auf den Bauch. Auch ein vorgewärmtes Kissen wirkt krampflösend.

■ Auch TENS (Transkutane Elektrische Nervenstimulation), die Schmerzsignale durch elektrische Impulse blockiert, kann Schmerzen lindern. Fragen Sie Ihren Arzt.

■ Akupunktur. Untersuchungen haben gezeigt, dass Akupunktur bei Frauen mit Dysmenorrhö Schmerzen lindert und den Schmerzmittelverbrauch senkt.

■ Manche Frauen berichten, dass eine gesunde Ernährung bei Schmerzen während der Periode hilft. Bevorzugen Sie Lebensmittel, die reich an Magnesium, Vitamin E und Vitamin B_1 sind, oder greifen Sie zu Nahrungsergänzungsmitteln, die diese Stoffe enthalten (s. Seite 104–106).

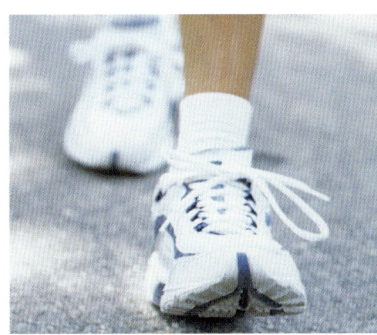

Sport aktiviert den körpereigenen Schmerzkiller Endorphin.

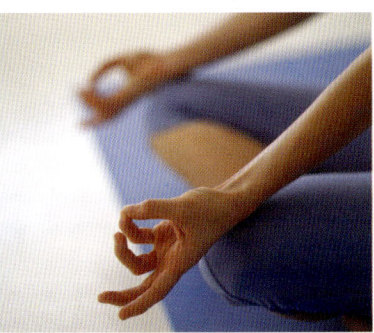

Entspannungsübungen wie Yoga reduzieren Stress und damit Schmerzen.

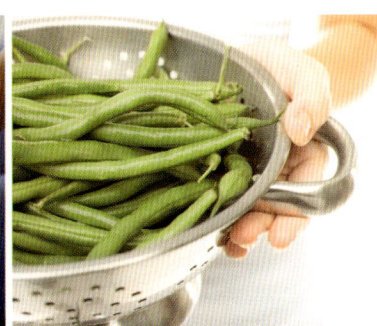

Grüne Bohnen enthalten Nährstoffe, die lindernd bei schmerzhaften Perioden wirken.

Der weibliche Zyklus

Wenn Sie versuchen, schwanger zu werden, sollten Sie Ihren **Menstruationszyklus kennen** und wissen, wann Sie **am fruchtbarsten** sind.

Obwohl der Zyklus durchschnittlich 28 Tage dauert, gibt es von Frau zu Frau erhebliche Schwankungen, und es kann vollkommen normal sein, einen längeren oder kürzeren Zyklus zu haben. Auf der anderen Seite kann es sein, dass selbst bei normaler Zyklusdauer der Hormonspiegel nicht ausreicht, um einen regulären Eisprung zu haben und die richtigen Voraussetzungen für die Einnistung einer befruchteten Eizelle zu schaffen. Schon das kann Ursache sein, dass Sie nicht schwanger werden.

Fruchtbare **Tage berechnen**

Länge von sechs Zyklen notieren. Von der Dauer des kürzesten Zyklus 20 abziehen, vom längsten zehn. Wenn das Ergebnis z. B. sechs und 21 ist, ist die Chance zwischen dem sechsten und dem 21. Tag am größten.

Der Zyklus

Der weibliche Zyklus unterliegt einem komplexen Zusammenspiel von Hormonen, die alle zum richtigen Zeitpunkt in der richtigen Menge ausgeschüttet werden müssen, damit eine Frau schwanger werden kann. Der Zyklus besteht aus zwei Phasen: der Follikelphase, die vom ersten Tag des Zyklus bis zum Eisprung dauert, und der Lutealphase, die mit dem Eisprung beginnt und mit der nächsten Periode endet.

Die Follikelphase Am ersten Tag Ihres Zyklus schüttet der Hypothalamus, der gern als »Kontrollzentrum des Gehirns« bezeichnet wird, das sogenannte GnRH (Gonadotropin-Releasing-Hormon) aus. Das Hormon mit diesem komplizierten Namen stimuliert die Hirnanhangsdrüse (Hypophyse), die tief im Inneren des Gehirns liegt, FSH (Follikelstimulierendes Hormon) zu produzieren. In den nächsten paar Wochen steigt der Level an FSH im Blut

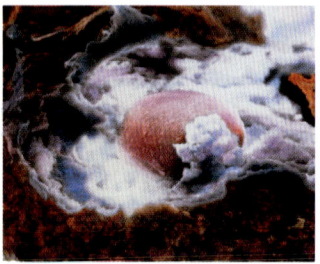

Bei der Ovulation
platzt das Eifollikel und entlässt das reife Ei.

stetig an, und die Follikelsäckchen in den Eierstöcken beginnen zu wachsen. Jedes dieser Follikel enthält eine Eizelle, und obwohl Monat für Monat etwa 20 Eizellen zu wachsen beginnen, schafft es am Ende nur eine Eizelle (manchmal zwei) voll auszureifen. Die übrigen bilden sich zurück. Jede Eizelle, die ausgereift ist, ist umgeben von Zellen, die sie ernähren und die darüber hinaus Östrogen produzieren. Denn in der Follikelphase hat dieses Hormon viele wichtige Aufgaben:

- Ansteigende Östrogenspiegel sind für die Hypophyse das Signal, die FSH-Produktion zu verringern – so kann es zum Eisprung (in der Regel für eine Eizelle) kommen.
- Unter Östrogenwirkung wird die Gebärmutterschleimhaut (Endometrium) aufgebaut, damit sich eine befruchtete Eizelle darin einnisten kann.
- Östrogen informiert den Hypothalamus darüber, dass das Follikel reif ist; der Hypothalamus sendet nun wiederum eine Botschaft an die Hypophyse, Luteinisierendes Hormon (LH) auszuschütten. 24 bis 36 Stunden später verlässt die reife Eizelle das Follikel – es ist zum Eisprung (Ovulation) gekommen.

Zur Ovulation kommt es immer nur in einem Eierstock. Es gibt keinen Beweis dafür, dass das von Monat zu Monat abwechselnd einmal rechts und einmal links passiert.

Die Follikelphase ist nicht immer gleich lang. Typischerweise dauert sie etwa 14 Tage, kann je nach Zyklusdauer und -regelmäßigkeit aber auch kürzer oder länger sein.

Die Lutealphase Nach dem Eisprung empfängt das geplatzte Follikel weiter Dosen des Hormons LH, es verwandelt sich in den Gelbkörper (Corpus Luteum) und beginnt, Progesteron zu produzieren:

- Progesteron baut die Gebärmutterschleimhaut auf.
- Es produziert die Nährstoffe für die befruchtete Eizelle, bis die Plazenta diese Aufgabe übernehmen kann.
- Es beendet die Ausschüttung von FSH und LH.
- Es dickt den Zervixschleim ein, damit keine weiteren Spermien in die Gebärmutter eindringen können.
- Es erhöht die Körpertemperatur um 0,2 °C: Die Gebärmutter ist warm genug für die befruchtete Eizelle.

Nach dem Eisprung fangen fingerartige Auswüchse am Ende der Eileiter die Eizelle auf. Feine Härchen, die Zilien,

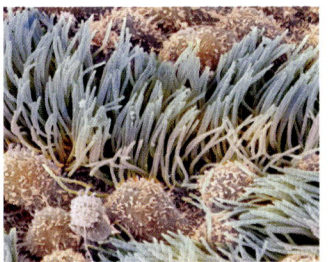

Mikroskopisch feine Härchen in den Eileitern transportieren die Eizelle weiter.

transportieren sie in Richtung der Gebärmutter, unterstützt von den Muskelkontraktionen des Eileiters. Wird die Eizelle auf dieser Reise nicht befruchtet, zerfällt sie – der Östrogen- und Progesteronspiegel sinken, die Gebärmutterschleimhaut wird wieder abgebaut, und die Periode setzt ein.

Die Veränderungen während des Zyklus

Follikelphase   **Lutealphase**

Hormone

FSH regt das Wachstum der Eizellen in den Eierstöcken an.

Östrogenanstieg kurz vor dem Eisprung

LH stimuliert um den 14. Zyklustag herum den Eisprung.

Progesteron, das von den leeren Follikeln produziert wird, baut die Gebärmutterschleimhaut auf.

Im Inneren des Eierstocks

Die Eizelle beginnt zu wachsen; FSH stimuliert das Eifollikel.

Reife Eizelle

Die Eizelle reift heran.

Der Follikel zerplatzt, und es kommt zum Eisprung.

Die Eizelle beginnt ihre Reise in die Gebärmutter.

Der leere Follikel (Gelbkörper) scheidet Progesteron aus.

Der leere Follikel zerfällt am Zyklusende.

Der Gelbkörper schrumpft.

Gebärmutterschleimhaut

Die Gebärmutter baut ihre Schleimhaut zu Beginn des Zyklus ab.

Die unbefruchtete Eizelle verlässt die Gebärmutter mit dem Menstruationsblut.

Blutgefäße wachsen als Folge des Östrogenanstiegs.

Drüsen der Gebärmutterschleimhaut vergrößern sich und produzieren Nährstoffe.

Die Gebärmutterschleimhaut ist aufgebaut.

Unbefruchtete Eizelle

1 2 3 4 5 6 7 8 9 10 11 12 13 14 15 16 17 18 19 20 21 22 23 24 25 26 27 28

Zyklustage

F Welche Rolle spielt das Alter für den Eisprung?

Der hormonelle Zyklus beginnt lange, bevor Sie in die Wechseljahre kommen, sich zu verändern. Diese Veränderungen haben Auswirkungen auf Zyklus und Empfängnisbereitschaft. Wenn Sie über 35 Jahre alt sind, sinken nicht nur Zahl und Qualität der Eizellen, auch das Risiko für Komplikationen wächst (s. Seite 16) – es kann auch passieren, dass zwei reife Eizellen den Zeitpunkt des Eisprungs erreichen. Das erklärt, warum es nach dem 35. Lebensjahr häufiger zur Geburt von zweieiigen Zwillingen kommt.

Zudem kann der Zyklus kürzer und/oder weniger regelmäßig werden. Entsprechend variiert der Zeitpunkt, an dem es zum Eisprung kommt – es wird schwieriger, die fruchtbaren Tage zu bestimmen. Auch der Zervixschleim kann zäher werden, weil weniger Östrogen produziert wird.

F Was ist ein Lutealphasendefekt?

Bei einem Lutealphasendefekt liegt eine Störung des Eisprungs vor – der Eisprung findet zwar statt, aber der Gelbkörper (Corpus Luteum) produziert nicht genügend Progesteron. Dann baut sich die Gebärmutterschleimhaut nicht auf, sodass sich eine befruchtete Eizelle nicht einnisten kann. Die Lutealphase (die Zeit zwischen Eisprung und nachfolgender Periode, oder Post-Ovulationsphase, s. Seite 37) ist häufig kürzer, als sie sein sollte.

Manchmal wird dann mit Clomiphen behandelt – einem Wirkstoff, der den Eisprung in Gang setzt und den Progesteronspiegel erhöht. Dabei bleibt die Gebärmutterschleimhaut lange genug aufgebaut, damit eine befruchtete Eizelle Zeit hat, um sich darin einzunisten. Wenn diese Behandlung nicht funktioniert, kann man es z. B. mit einer IVF versuchen.

F Woran kann ich erkennen, dass ich in die Wechseljahre komme?

Typische Zeichen sind unregelmäßige Blutungen, Hitzewallungen, Nachtschweiß, Stimmungsschwankungen und eine trockene Scheide. Achten Sie auf solche Zeichen, wenn Sie schwanger werden wollen, besonders, wenn Ihre Mutter vor dem 40. Lebensjahr in die Wechseljahre gekommen ist. Die Veranlagung ist vererbbar (s. Seite 14).

Die meisten Frauen kommen etwa zehn Jahre, bevor ihre Periode aufhört, in die Perimenopause – also in die Zeit, in der erste hormonelle Veränderungen den Organismus auf die Wechseljahre vorbereiten. Wenn Sie befürchten, dass Sie bald in die Wechseljahre kommen, und sich ein Kind wünschen, sollten Sie entsprechende Untersuchungen machen lassen – z.B. den AMH (Anti-Müller-Hormon-Spiegel) bestimmen lassen, der vor den Wechseljahren sinkt, und den FSH-Spiegel, der ansteigt (s. Seite 12).

F Woran erkenne ich, dass etwas mit meinem Zyklus nicht stimmt?

Es gibt verschiedene Indikatoren, die auf eine Störung des Zyklus hinweisen. Dazu gehören das plötzliche Ausbleiben der Periode (besonders, wenn Sie gerade die Antibabypille abgesetzt haben), eine Veränderung der Regelmäßigkeit, oder wenn Sie unter starken Schmerzen während der Periode leiden.

Wenn sich in Ihrem Zyklus etwas ändert, sollten Sie mit Ihrem Frauenarzt reden, der dann entsprechende Untersuchungen veranlasst – z.B. eine Blutuntersuchung wie auch einen individuellen Bluttest zu unterschiedlichen Zeiten Ihres Zyklus. Dabei werden die Werte der Hormone FSH, LH, Thyroxin und Progesteron gemessen (s. Seite 141–142).

Schmier- und Zwischenblutungen sind ein weiterer Hinweis auf Probleme mit dem Zyklus, die ärztlich abgeklärt werden müssen, weil sie manchmal ein Hinweis auf Gebärmutterhalskrebs sind (s. Seite 34).

F Soll ich beobachten, ob ich jeden Monat einen Eisprung habe?

Da der Eisprung jeden Monat an der Temperaturerhöhung zu erkennen ist (s. r.), können Sie Ihre Temperatur während eines Zyklus messen. Wenn feststeht, dass sie einen Eisprung haben, rate ich Frauen in meiner Klinik davon ab, über Monate ihre Temperatur zu messen. Die Körpertemperatur unterliegt erheblichen Schwankungen, für die es auch andere Ursachen geben kann – von Alkohol über Grippe bis Schlaflosigkeit.

Eine Temperaturtabelle (s. r.) hilft, ein Gefühl dafür zu bekommen, wann der Eisprung stattfindet. Sie ist aber nur dann sinnvoll, wenn Sie auch über Ihre zervikale Schleimproduktion Bescheid wissen, die sich innerhalb des Zyklus verändert und recht genaue Aussagen zulässt, wann Sie fruchtbar sind (s. Seite 40). Hundertprozentige Sicherheit gibt allerdings nur ein Bluttest, der den Progesteronspiegel bestimmt, oder eine Ultraschalluntersuchung bei Ihrem Frauenarzt.

F Woran erkenne ich, dass ich **fruchtbar** bin?

Es gibt verschiedene Möglichkeiten, die fruchtbaren Tage zu bestimmen. Je vertrauter Ihnen Ihr Zyklus ist, umso leichter ist das. Wenn Sie trotzdem unsicher sind, wird Ihr Frauenarzt Sie gern dabei unterstützen.

LH-Anstieg Wie hoch der Wert des LH ist, lässt sich mit einem Fertilitätsmonitor, den es in der Apotheke zu kaufen gibt, feststellen. Wenn Sie auf dem Stäbchen die magische Linie sehen, kurz bevor Sie Sex haben, haben Sie zwar gerade ein »Fruchtbarkeitshoch« – für eine Empfängnis kann es dann aber bereits zu spät sein, weil den Spermien nicht genügend Zeit bleibt, die Eizelle zu erreichen und zu befruchten. Außerdem kann ein LH-Test falsch-positive Ergebnisse zeigen – wenn Frauen an Hormonproblemen wie z. B. PCOS leiden.

Basaltemperatur Kurz nach dem Eisprung erhöht das Progesteron die Körpertemperatur um etwa 0,2 °C und hält sie bis zur nächsten Periode auf diesem Level. Die Messung der Temperatur kann für Frauen, die wissen wollen, ob sie einen Eisprung haben, sinnvoll sein; für eine Bestimmung der fruchtbaren Tage ist die Methode nicht geeignet, weil dann der Eisprung schon stattgefunden hat. Außerdem können auch andere Ursachen die Temperatur nach oben treiben – eine durchfeierte Nacht etwa oder Stress.

Zervixschleim (s. Seite 40) Seine Untersuchung ist die beste Methode, um Ihre fruchtbaren Tage zu bestimmen. Sein Auftreten und seine Beschaffenheit ändern sich im Verlauf eines Zyklus – je besser Sie Bescheid wissen, umso leichter können Sie diese Veränderungen richtig deuten.

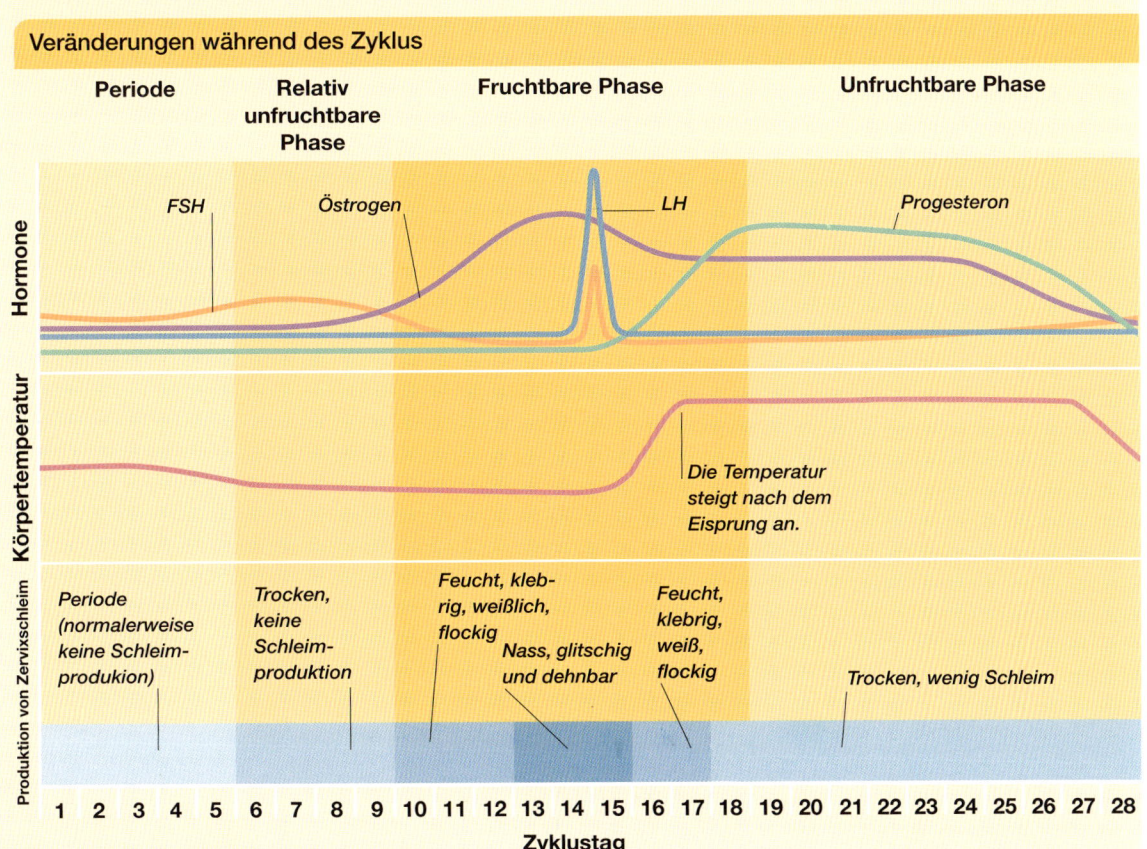

Veränderungen während des Zyklus

F Welche Bedeutung hat der Zervixschleim für die Fruchtbarkeit?

Menge und Beschaffenheit des Schleims im Gebärmutterhals verändern sich im Verlauf eines Zyklus deutlich.
Während eines »Fruchtbarkeitshochs« ernährt der Schleim
die Spermien und hilft ihnen dabei, zur Eizelle zu schwimmen. Veränderungen des Schleims hängen von der jeweiligen hormonellen Situation ab. Auch wenn es etwas Übung
bedarf, um diese Veränderungen unterscheiden zu können,
hilft Ihnen das zu bestimmen, wann Sie am fruchtbarsten
sind. Versuchen Sie, die Veränderungen Ihres Schleims über
ein paar Zyklen hinweg genau aufzuschreiben, bis Sie damit
vertraut sind. Ausgehend von einem 28-tägigen Zyklus, wird
Ihr Muster dem Beispiel gleichen.

Wenn Sie die Antibabypille nehmen, kann es zu Veränderungen in der Sekretion kommen. Bedenken Sie, dass es
nach dem Absetzen der Pille noch Monate dauern kann,
bis Ihr Zyklus sich normalisiert hat.

F Welchen Einfluss hat die Zyklusdauer
auf den Zervixschleim?

Aussagekräftig ist es wenn Sie über drei oder vier
Zyklen hinweg beobachten, wann und wie sich der Zervixschleim verändert. Wenn Ihr Zyklus kurz ist, kann es
sein, dass Sie bereits ein paar Tage nach der Periode Ihren
Eisprung haben und sich schon am Ende der Periode
fruchtbarer Zervixschleim zeigt. Das ist der beste Zeitpunkt
für Sex, wenn Sie sich ein Kind wünschen. Wenn Ihr Zyklus
dagegen länger als 35 Tage dauert, kann es vorkommen,
dass der Eisprung erst um den 21. Tag herum stattfindet.

F Warum ist es so schwierig herauszufinden, wann der Zervixschleim »fruchtbar« ist?

Wenn Ihre Schleimsekretion nicht dem regulären
Muster folgt, kann es dafür viele Gründe geben. Zu den
Gründen gehören:

Zervixschleim und Fruchtbarkeit		
Tag	**Art der Sekretion**	**Fruchtbar?**
1–5	Menstruationsblut	Nein (es sei denn, Ihr Zyklus ist sehr kurz)
6–9	Trocken. Kein Zervixschleim zu sehen oder zu fühlen.	Relativ unfruchtbar
10–12	Feuchtes und klebriges Gefühl, weißliches oder flockiges Aussehen. Der Östrogenspiegel steigt an. Wenn Sie versuchen, den Schleim zwischen Daumen und Zeigefinger zu dehnen, reißt er.	Ja
13–15	Nasses und glitschiges Gefühl, klare Beschaffenheit wie rohes Eiweiß. Verursacht vom hohen Östrogenspiegel. Wenn Sie den Schleim zwischen den Fingern ziehen, wird er sich eher dehnen als zerreißen. Geschlechtsverkehr zu diesem Zeitpunkt ist am aussichtsreichsten in Bezug auf eine Empfängnis.	Fruchtbarster Zeitpunkt
16–17	Feuchtes und klebriges Gefühl, weiße oder flockige Beschaffenheit (bei einigen Frauen auch eher trocken als feucht und klebrig). Wenn Sie versuchen, den Schleim zwischen Daumen und Zeigefinger zu dehnen, zerreißt er. Der Tag der stärksten Schleimproduktion ist auch gleichzeitig der letzte in dieser sehr feuchten Phase – er lässt sich aber erst im Nachhinein bestimmen, weil der Schleim am Folgetag entweder trocken oder feucht und klebrig ist. Zäher Schleim als Folge des Progesteronanstiegs und des Östrogenabfalls bildet einen Pfropfen im Muttermund, der verhindert, dass Spermien in die Gebärmutter hochwandern.	Fruchtbar bis drei Tage nach dem fruchtbarsten Zeitpunkt
18–28	Trocken. Kein oder nur geringer Ausfluss zu sehen oder zu spüren.	Nein

- Sie haben möglicherweise Ihren Eisprung am Ende Ihrer Periode, insbesondere, wenn Ihr Zyklus sehr kurz ist.
- Ihr Östrogenspiegel ist niedrig – möglicherweise weil Ihr BMI zu gering ist oder Sie zu viel Sport betreiben.
- Sie nehmen Medikamente ein, die den Schleim verändern und ihn dicker oder zäher machen, als er sein soll.
- Ihre Perioden sind unregelmäßig, sodass es schwierig ist, herauszufinden, wann Ihre fruchtbaren Tage sind.
- Sie haben kürzlich die Antibabypille abgesetzt, und Ihr Zyklus hat sich noch nicht normalisiert (s. Seite 15). Ihr Frauenarzt kann Ihnen weiterhelfen.

F Ist die Missionarsstellung besser für eine Empfängnis als andere Positionen?

Dafür gibt es keinen Beweis. Die meisten Paare schlafen in unterschiedlichen Stellungen miteinander, es endet aber oft damit, dass die Frau »unten« liegt. Wie auch immer Ihre Vorlieben sind – danach für 20 bis 30 Minuten entspannt liegen zu bleiben gibt den Spermien einen guten Start für ihre Reise durch den Gebärmutterhals in die Gebärmutter. Auch wenn Sie nicht unter Ihrem Partner liegen, wenn er ejakuliert, oder wenn Sie sich danach hin- und herbewegen, hat die Position, in der Sie sich befinden, praktisch keinen Einfluss auf eine Empfängnis – vorausgesetzt, Sie haben gerade Ihre fruchtbaren Tage. Während einer Ejakulation werden Millionen von Spermien ausgeschüttet (s. Seite 51), sodass es keinen Unterschied macht, wenn Sie ein paar davon verlieren.

F Hilft ein Orgasmus der Frau, schwanger zu werden?

Es hilft möglicherweise, während des Sex erregt zu sein, weil sich die Spermien in einer feuchten Scheide besser fortbewegen können. Ein Orgasmus kann aufgrund der vaginalen Kontraktionen ebenfalls dazu beitragen, dass die Spermien schneller weitertransportiert werden. Trotzdem ist ein Orgasmus nicht nötig, um schwanger zu werden. Viel wichtiger ist (und das hat noch einmal mit der Frage zu tun, ob Sie unter Ihrem Partner liegen sollten), dass Sie entspannt sind, leidenschaftlichen Sex haben (und keinen »Baby-Sex«, s. Schritt 4) und Ihre sexuelle Beziehung zu Ihrem Partner erfüllt ist.

Fall**studie**

Sarah und Robert haben beinahe ein ganzes Jahr lang versucht, ein Kind zu bekommen, bevor sie sich an einen Spezialisten wendeten.

Sarah Als Robert und ich uns entschieden haben, ein Kind zu bekommen, habe ich darauf geachtet, dass wir zwischen meinem zehnten und 16. Zyklustag so oft wie möglich miteinander schlafen. Ich dachte nämlich, dass ich meinen Eisprung um den 14. Tag herum hätte. Als nichts passiert ist, bin ich zu meinem Gynäkologen gegangen und habe dann sehr viel über meinen Zyklus und meine Fruchtbarkeit erfahren, Dinge, die ich vorher gar nicht wusste.

Mein Gynäkologe erklärte mir, dass meine Zyklen, die zwischen 25 und 36 Tage dauern, unregelmäßig sind und dass daher auch mein Eisprung nicht immer am gleichen Zyklustag stattfindet: Manchmal ist er früher, und manchmal ist er deutlich später. Um herauszufinden, wann ich tatsächlich fruchtbar bin, erklärte er mir, wie ich meinen Zervixschleim und seine Veränderungen beobachten kann. Also fing ich an, darauf zu achten, wann mein Zervixschleim auf einen Eisprung hindeutet.

Bei meiner nächsten Periode bemerkte ich, bereits als sie langsam aufhörte, klaren Schleim, der mit etwas Blut vermischt war. Wir sind daraufhin von unserem »Beischlafmuster« abgewichen und hatten Sex miteinander. Natürlich haben wir uns gefreut, als die nächste Periode ausblieb und ein Schwangerschaftstest positiv war. Die Empfängnis hat schon am sechsten Tag meines Zyklus stattgefunden!

Sex nur um den 14. Tag herum ist in manchen Fällen der Grund dafür, dass ein Baby ausbleibt. Und nicht immer steckt ein kompliziertes Fruchtbarkeitsproblem dahinter.

F Ist der beste Tag für Sex nur der Tag, an dem der Eisprung stattfindet?

Gesunde Spermien können in den weiblichen Geschlechtsorganen mehrere Tage überleben – die reife Eizelle kann jedoch nur in den ersten 24 Stunden nach dem Eisprung befruchtet werden. Eine Empfängnis ist also auch möglich, wenn Sie einige Tage vor dem Eisprung Sex hatten; wenn der Eisprung aber stattgefunden hat, haben Sie nur noch rund 24 Stunden Zeit, um schwanger zu werden.

Obwohl es Anzeichen für den Eisprung gibt, ist es unmöglich, ihn ohne Ultraschall präzise vorherzusagen. Experten sind sich darüber einig, dass ein Paar seine Chancen auf eine Befruchtung maximal erhöht, wenn es regelmäßig von dem Tag an Sex hat, an dem die Frau das Auftreten von Zervixschleim bemerkt (meist ein klebriger weißer Ausfluss), bis zu dem Zeitpunkt, wo der Schleim dünnflüssig und klar wird, und drei Tage, nachdem der Schleim wieder klebrig und weiß oder zäher geworden ist (s. Seite 40). Idealerweise also alle zwei bis drei Tage und täglich während der zwei bis drei Tage, wenn der Ausfluss dünnflüssig und zäh ist.

Enthaltsamkeit beeinträchtigt die Funktion der Spermien, obwohl sie bis zu sieben Tage in den weiblichen Geschlechtsorganen überleben können. In einer Untersuchung wurde herausgefunden, dass 94 Prozent aller Schwangerschaften auf Spermien zurückzuführen sind, die nicht älter als ein oder zwei Tage waren.

F Wie lange kann ich damit warten, schwanger zu werden?

Obwohl unter Experten Einigkeit darüber herrscht, dass bei Frauen über 35 die Fruchtbarkeit deutlich nachlässt, ist es Tatsache, dass mehr und mehr Frauen spät ihre Kinder bekommen. Obwohl ich alle Frauen ermahne, mit ihrer Furchtbarkeit nicht russisches Roulette zu spielen, möchte ich betonen, dass viele Frauen gesunde Babys zur Welt bringen, auch wenn sie über 40 Jahre alt sind.

Das Zeitfenster, in dem es zu einer Schwangerschaft kommen kann, ist relativ groß – nämlich sechs Tage. Auch wenn die Möglichkeit einer Empfängnis an jedem einzelnen dieser Tage bei Frauen Ende 30 nur noch halb so groß ist wie bei Frauen mit Anfang 20, bin ich davon überzeugt, dass Sie selbst viel dafür tun können, Ihre Chancen auf eine Schwangerschaft zu steigern – wenn Sie wissen, wie Ihr Körper funktioniert, gesund leben, entspannt bleiben und häufig Sex haben (s. Seite 16–17).

Die Empfängnis

Bei sexueller Erregung wird der Penis des Mannes steif und die weibliche Vagina feucht. Während des Geschlechtsverkehrs wird der Penis in die Vagina eingeführt, und der Mann beginnt mit stoßartigen Beckenbewegungen. Beim Orgasmus werden die Spermien ausgeschüttet, und ihre lange Reise zur Eizelle kann beginnen.

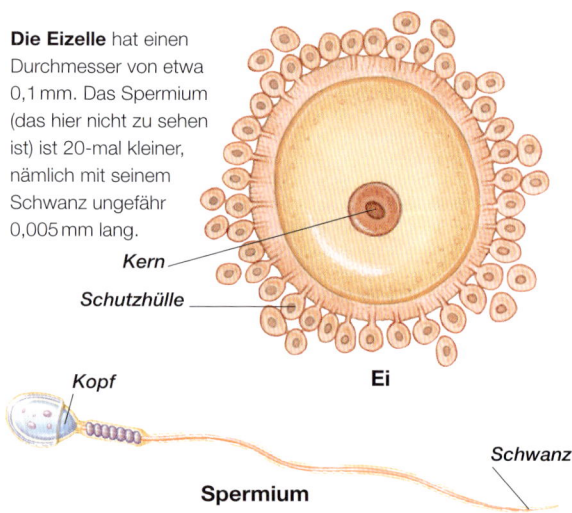

Die Eizelle hat einen Durchmesser von etwa 0,1 mm. Das Spermium (das hier nicht zu sehen ist) ist 20-mal kleiner, nämlich mit seinem Schwanz ungefähr 0,005 mm lang.

Kern
Schutzhülle
Ei
Kopf
Schwanz
Spermium

Aus zwei wird eins

Wenn ein Spermium bei der Eizelle angekommen ist und deren schützende Hülle durchstoßen hat, dringt es mit seinem Kopf ein. Der Schwanz wird abgestoßen. Es bildet sich eine Membran um die Eizelle, damit keine weiteren Spermien mehr hineingelangen. Die Befruchtung findet statt, wenn der Kopf des Spermiums mit dem Zellkern der Eizelle verschmilzt.

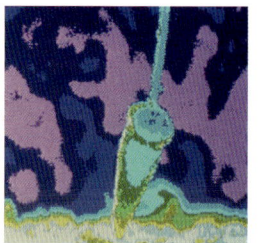

Bei einer Befruchtung schwimmen zahllose Spermien um die reife Eizelle herum. Aber nur einem von ihnen gelingt es, die Eihülle zu durchstoßen und mit dem Kern zu verschmelzen.

Von der Eizelle zum Embryo

Eine Schwangerschaft beginnt damit, dass ein Spermium eine Eizelle befruchtet. In den zwei Tagen nach seiner Befruchtung beginnt das Ei seine Reise in die Gebärmutter. Dabei wird es von den Muskelbewegungen der Eileiter vorwärtstransportiert. Seine Zellen beginnen sich zu teilen und einen kleinen Zellhaufen, die Morula, zu bilden. Mit jedem Stadium werden die sich teilenden Zellen kleiner, bis sie die Größe von Körperzellen erreicht haben. Nach drei bis vier Tagen kommt die Morula in der Gebärmutter an. Sie besteht aus einer flüssigkeitsgefüllten Höhle und einer inneren Zellmasse – der Keimblase (Blastozyste). Die Keimblase braucht ungefähr 48 Stunden, bis sie sich in der Gebärmutterschleimhaut eingenistet hat.

Im Inneren der Keimblase bildet sich die Keimscheibe, die aus zwei Blättern besteht – aus dem oberen entwickeln sich der Embryo und die Amnionhöhle; aus der unteren entsteht der Dottersack, der später Nährstoffe zum Embryo transportiert. Die Amnionhöhle entwickelt sich zu einer mit Flüssigkeit gefüllten Blase, die den Embryo und den Dottersack schützt. Die Keimscheibe bildet drei Scheiben, aus denen sich alle Körperstrukturen entwickeln.

Fakten:

- Unter all den unterschiedlichen Zelltypen ist die Eizelle die einzige, die eine Kugelform hat.
- Morula ist der lateinische Name für »Maulbeere« – der Zellverband sieht wie diese Frucht aus.

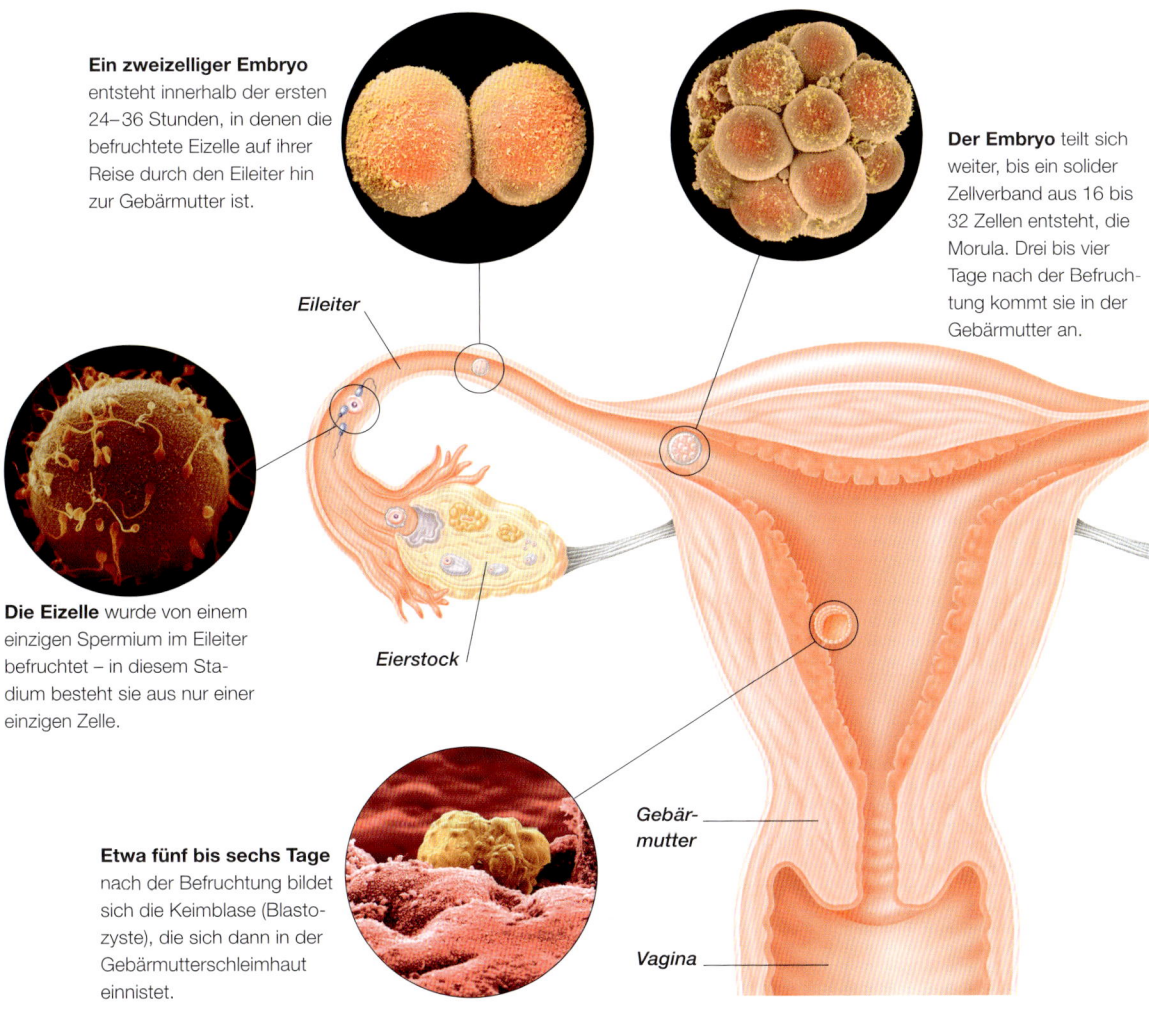

Ein zweizelliger Embryo entsteht innerhalb der ersten 24–36 Stunden, in denen die befruchtete Eizelle auf ihrer Reise durch den Eileiter hin zur Gebärmutter ist.

Der Embryo teilt sich weiter, bis ein solider Zellverband aus 16 bis 32 Zellen entsteht, die Morula. Drei bis vier Tage nach der Befruchtung kommt sie in der Gebärmutter an.

Eileiter

Die Eizelle wurde von einem einzigen Spermium im Eileiter befruchtet – in diesem Stadium besteht sie aus nur einer einzigen Zelle.

Eierstock

Etwa fünf bis sechs Tage nach der Befruchtung bildet sich die Keimblase (Blastozyste), die sich dann in der Gebärmutterschleimhaut einnistet.

Gebärmutter

Vagina

Fragebogen: **Macht Ihr Zyklus Probleme?**

" Finden Sie mithilfe Ihres neu gewonnenen Wissens und dieses Fragebogens heraus, **ob Ihr Zyklus in irgendeiner Hinsicht nicht normal ist** oder ob er sich von Monat zu Monat ändert. Jedes »Ja« zählt einen Punkt. In der **Auswertung** lesen Sie, welche Probleme möglicher weise Ihre **Chancen, ein Kind zu bekommen,** reduzieren. "

1 Liegen Ihre Perioden mehr als 35 Tage auseinander, und/oder sind sie unregelmäßig und nicht vorhersehbar? **Ja** ☐ **Nein** ☐

Möglicherweise leiden Sie unter einer Oligomenorrhö (s. Seite 32), die es erschwert, Ihren Eisprung vorherzubestimmen.

2 Ändert sich Ihr Zyklus, wenn Sie unter Stress stehen? **Ja** ☐ **Nein** ☐

Wenn Stress die Ursache dafür ist, dass Ihr Zyklus unregelmäßig ist, kann er auch Einfluss auf Ihre Empfängnisbereitschaft haben. Veränderungen des Lebensstils (s. Schritt 5) könnten hier weiterhelfen.

3 Ist Ihre Periode schon einmal über mehrere Monate ausgeblieben? **Ja** ☐ **Nein** ☐

Bei einer sogenannten Amenorrhö (s. Seite 34) sollten Sie zum Arzt gehen, damit die Ursachen abgeklärt werden.

4 Liegen Ihre Perioden sehr dicht beieinander? **Ja** ☐ **Nein** ☐

Wenn Ihre Zyklen kürzer als 23 Tage sind, haben Sie möglicherweise Probleme mit dem Eisprung und der Eieinnistung (s. Seite 32).

5 Leiden Sie unter extrem starken Perioden? **Ja** ☐ **Nein** ☐

In diesem Fall spricht man von Menorrhagie (s. Seite 34), die durchaus Einfluss auf Ihre Fruchtbarkeit haben kann. Gehen Sie zum Arzt, damit die Ursache gefunden werden kann.

6 Haben Sie Zwischen- oder Schmierblutungen? **Ja** ☐ **Nein** ☐

Jede Blutung, wie leicht auch immer, sollte umgehend abgeklärt werden, um auszuschließen, dass eine ernsthafte Ursache dahintersteckt.

7 Leiden Sie unter schmerzhaften Perioden? **Ja** ☐ **Nein** ☐

Wenn ja, leiden Sie unter Dysmenorrhö (s. Seite 35). Suchen Sie Ihren Arzt auf, um die Ursache abzuklären, denn diese könnte einer Empfängnis im Wege stehen.

8 Nehmen Sie regelmäßig Schmerzmittel gegen Ihre Periodenschmerzen? **Ja** ☐ **Nein** ☐

Übermäßiger Schmerzmittelgebrauch kann den Eisprung negativ beeinflussen (s. Seite 24) und die Ursache für die Schmerzen verschleiern. Diese könnte auch ein Hindernis für eine Schwangerschaft sein.

9 Haben Sie Schwierigkeiten damit, Veränderungen Ihres Zervix-schleims zu unterscheiden?

Ja ☐   **Nein** ☐

Die Interpretation des Zervixschleims hilft Ihnen dabei, Ihr Fruchtbarkeitsmaximum zu bestimmen (s. Seite 40).

---

10 Verzichten Sie bis zu dem Zeitpunkt auf Sex, an dem Sie glauben, Ihren Eisprung zu haben? **Ja** ☐   **Nein** ☐

Paare, die während der gesamten frucht-baren Zeit der Frau regelmäßig Sex haben, haben höhere Chancen, ein Kind zu zeu-gen, also solche, die bis zum Eisprung damit warten (s. Seite 42).

---

11 Wenn Sie über 35 Jahre alt sind: Ist Ihr Zyklus kürzer geworden?

Ja ☐   **Nein** ☐

In diesem Alter findet der Eisprung früher und weniger regelmäßig statt. Ihr Zyklus ist weniger vorhersehbar (s. Seite 38).

Auswertung

0–3 Obwohl Sie gelegentlich Probleme mit dem Zyklus haben, können Sie mithilfe dieses Kapitels herausfinden, wann Sie am fruchtbarsten sind. Gehen Sie zum Arzt, wenn Sie sich in der einen oder anderen Hinsicht unsicher sind.

4–6 Sie sollten Ihren Arzt aufsuchen, um die Ursa-chen für Ihre Zyklusprobleme abzuklären. Denn man-che können eine Empfängnis behindern. Prüfen Sie auch, ob eine Veränderung Ihrer Lebensweise und Ihrer Ernährungsgewohnheiten hilft (s. Schritte 5–7).

7–11 Sie sollten die Ursachen Ihrer Zyklusprobleme ärztlich behandeln lassen; wahrscheinlich wird das Ihre Fruchtbarkeit verbessern. Sowohl schulmedizinische als auch alternative Verfahren können Ihnen helfen (s. Schritt 8. Dort finden Sie auch die für Sie geeignete Methode). Lassen Sie sich gründlich schulmedizinisch untersuchen, bevor Sie es mit komplementären Thera-pien versuchen.

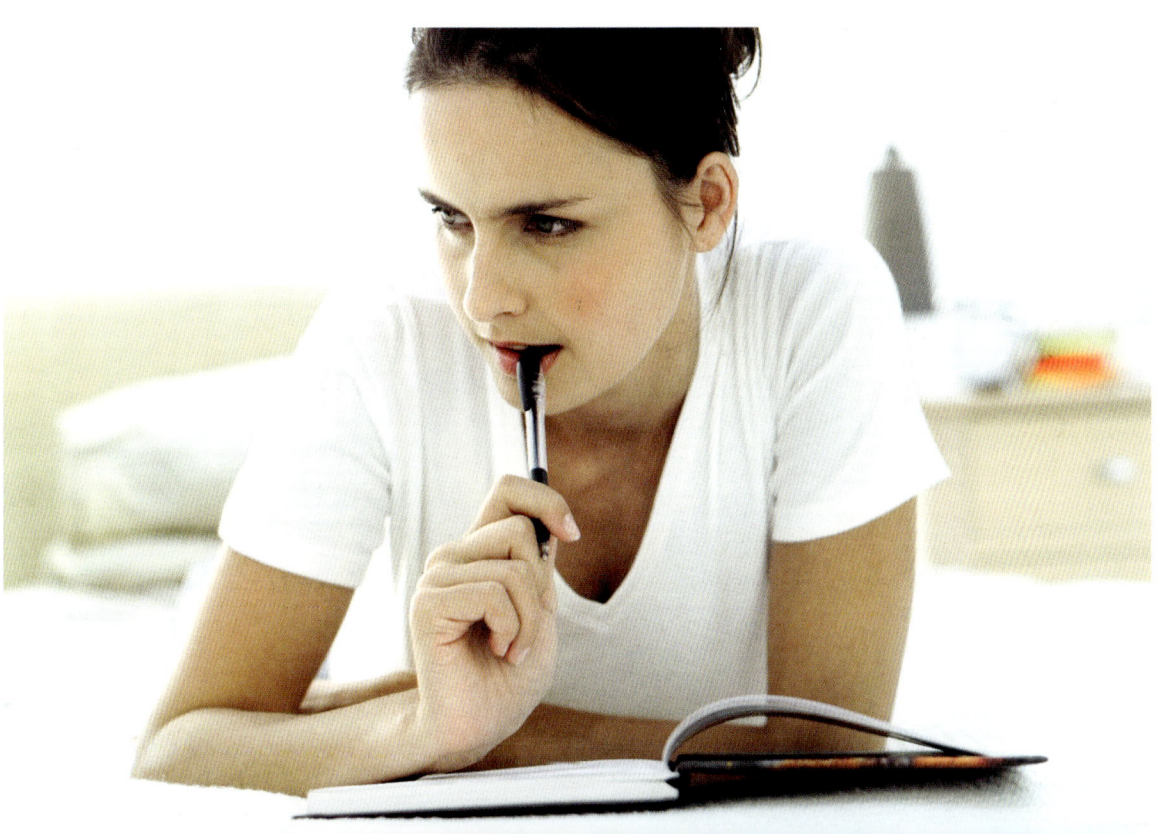

„Männer wissen oft sehr **wenig über ihren Körper** und darüber, was sie tun können, um ihre **Zeugungsfähigkeit zu erhöhen**."

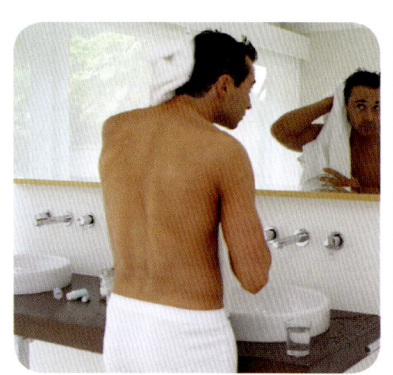
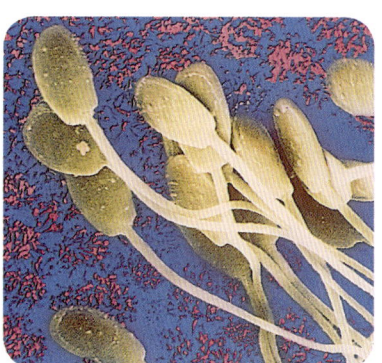
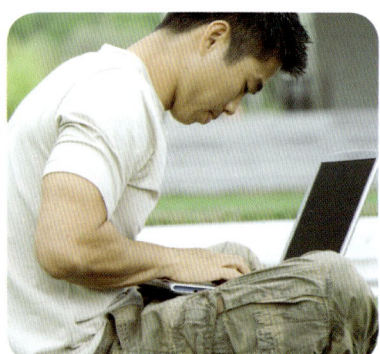

Schritt **drei**

Männer

Antworten auf die Fragen:

Schritt 3: **Männer**

> Männer wissen oft **nicht richtig Bescheid** über ihren Körper – und wie er funktioniert. Dieses Kapitel soll Paaren dabei helfen, den **männlichen Anteil an der Fortpflanzung besser zu verstehen**. Deswegen werden die wichtigsten Aspekte der **männlichen Gesundheit** angesprochen, die – neben der Lebensweise, Ernährung und Alkohol – die Fruchtbarkeit beeinflussen können.

F Hat die Fruchtbarkeit des Mannes nur mit Testosteron zu tun?

Der Testosteronspiegel variiert von Mann zu Mann – solange er sich im normalen Bereich bewegt, spielt das für die Fruchtbarkeit keine Rolle. Zeugungsprobleme haben nichts mit Männlichkeit zu tun.

Bei Männern beginnt die Produktion von Sexualhormonen in der Pubertät, also meist zwischen dem zwölften und 14. Lebensjahr. Wie bei der Frau fungiert der Hypothalamus im Gehirn dabei als Kontrollzentrum. Er produziert GnRH (Gonadotropin-Releasing-Hormon) und stimuliert damit die Hypophyse, FSH (Follikelstimulierendes Hormon) und LH (Luteinisierendes Hormon) zu bilden. Diese Hormone wiederum bringen die Hoden dazu, Sperma zu produzieren. Das Hormon LH regt darüber hinaus die Testosteronbildung in den Hoden an, diese sind für die sekundären männlichen Geschlechtsmerkmale verantwortlich – Bartwuchs, Körper- und Schambehaarung, die tiefe Stimme und den Muskelzuwachs.

F Hören Männer auf, fruchtbar zu sein, wenn sie älter werden?

Wie alle anderen Zellen im Körper, altern auch die Samenzellen. Je älter wir werden, umso mehr Schaden

> ### Mein **Tipp**
> Ein Mann kann **viel dafür tun**, um die Spermienqualität zu **verbessern**.

haben freie Radikale bei unseren Zellen angerichtet – das gilt auch für die Samenzellen. Wie ich schon aufgezeigt habe, spielt auch das Alter der Männer eine Rolle bei der Fruchtbarkeit: Ab 35 Jahren steigt die Zahl abnormaler Spermien an. Zum Vergleich: Bei Männern Ende 20 liegt der Anteil abnormaler Spermien bei vier Prozent, bei Männern über 45 bei 16 Prozent. Um zu reifen, adulten (erwachsenen) Spermien zu werden, müssen die Spermienzellen sich schätzungsweise 380-mal teilen. Mit dem Alter nimmt jedoch die Teilungsrate ab, sodass mehr Spermien Abnormalitäten aufweisen. Auch wenn die Spermienproduktion nie ganz aufhört, sinkt doch die Zahl befruchtungsfähiger Spermien – manche sind nicht beweglich genug, andere haben einen genetischen Defekt.

Schließlich beeinträchtigen auch hormonelle Veränderungen, schlechtere Durchblutung der Hoden oder Impotenz die Fruchtbarkeit. Dementsprechend haben Männer über 50 Jahre nicht mehr so leistungsfähige Hoden. Obwohl sie weiterhin Sperma produzieren, beginnt ihre Zeugungsfähigkeit nachzulassen.

F Kann ein Mann Fruchtbarkeitsprobleme haben, obwohl er schon Kinder hat?

Wenn es mehr als zwei Jahre zurückliegt, dass ein Mann Vater wurde, ist er eventuell nicht mehr so fruchtbar wie damals – insbesondere dann, wenn seine Lebensumstände sich geändert haben. Auch Erkrankungen, z. B. Diabetes, können die Fruchtbarkeit beeinträchtigen (s. Seite 52–53). Wenn ein Mann über 45 Jahre alt ist, hat sowohl die Qualität als auch die Quantität seines Spermas nachgelassen. Eine frühere Vaterschaft ist also kein Beweis für die jetzige Fruchtbarkeit eines Mannes.

Die Anatomie des Mannes

Die männlichen Genitalien bestehen aus dem Penis und dem Hodensack (Skrotum), in dem sich die beiden Hoden befinden, die die Spermien produzieren. Reife Spermien wandern in die Nebenhoden, wo sie aufbewahrt werden, ehe sie in die Samenleiter gelangen. Jeder der beiden Samenleiter verbindet einen Nebenhoden mit der Harnröhre. Die Spermien werden in einer Flüssigkeit transportiert, die von den Samenbläschen gebildet wird.

Fakten:
- Der Nebenhodengang ist etwa sechs Meter lang, hat aber nur einen Durchmesser von 0,76 mm.
- In den Hoden befinden sich die sogenannten Leydig-Zellen, die das Sexualhormon Testosteron produzieren.

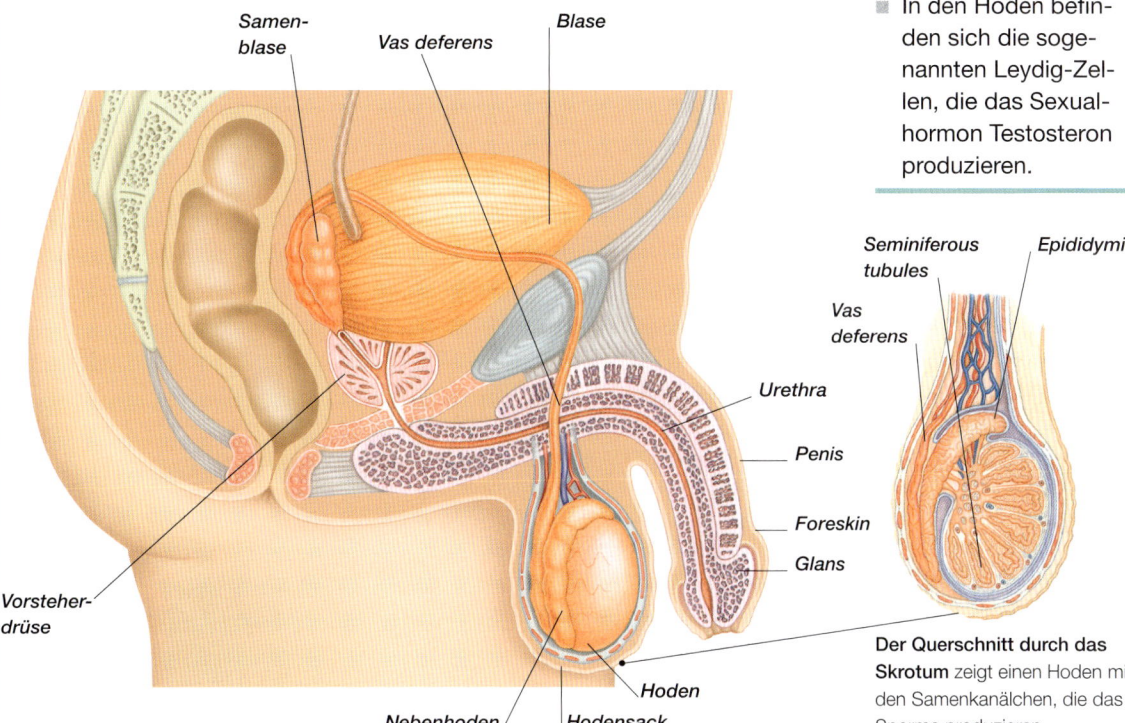

Samenblase — Vas deferens — Blase — Urethra — Penis — Foreskin — Glans — Hoden — Hodensack — Nebenhoden — Vorsteherdrüse

Seminiferous tubules — Epididymis — Vas deferens

Der Querschnitt durch das Skrotum zeigt einen Hoden mit den Samenkanälchen, die das Sperma produzieren.

Wie kommt es zu einer Erektion?

Jede Erektion beginnt mit sensorischen und mentalen Stimulationen.

- Die Harnröhre, die beides – Urin und Sperma – aus dem Körper hinausbefördert, liegt im Penis zwischen den beiden Penisschwellkörpern (Corpora cavernosa), die mit Venen, Arterien, Muskeln und Bindegewebe angefüllt sind.
- Die Harnröhre ist von einem schwammartigen Gewebe umgeben, dem Harnröhrenschwellkörper (Corpus spongiosum).
- Wenn ein Mann sexuell erregt wird, erhalten die Muskeln in den Penisschwellkörpern vom Gehirn das Signal, sich zu entspannen. Dadurch fließt Blut über die Arterien in das Gewebe ein.
- Dieses zusätzliche Blut übt Druck auf die Schwellkörper aus, diese dehnen sich aus, und der Penis beginnt sich aufzurichten. Eine dünne Haut, die die Penisschwellkörper umhüllt, die Tunica albuginea, hält das Blut zurück, und die Erektion bleibt erhalten.

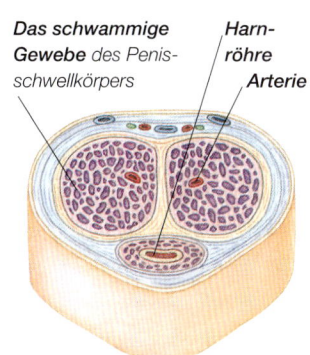

Das schwammige Gewebe des Penisschwellkörpers — Harnröhre — Arterie

Dieser Schnitt durch den Penis zeigt das schwammartige Gewebe und die Blutgefäße.

F Wie lange dauert die Produktion von Spermien?

Die Produktion eines reifen Spermiums dauert etwa 100 Tage. In dieser Zeit teilt sich die Spermienzelle 380-mal, bis sie vollständig ausgereift ist (im Vergleich dazu: Eine Eizelle teilt sich lediglich 23-mal, bis sie reif ist). Die Produktion beginnt in den Samenkanälchen in den Hoden, wenn das Hormon FSH den Impuls für die Teilung der Primärzelle (Spermatozyte) gibt. Diese entwickelt sich zu einem unreifen, noch schwanzlosen Spermium, das Spermatid genannt wird. Während der nächsten 72 Tage geht die Zellteilung weiter, bis das Spermium fast vollständig ausgereift ist. Dann wandert es in die Nebenhoden und setzt seine Entwicklung 20 bis 30 Tage fort. Danach ist es bereit für eine Befruchtung. Es dauert also ungefähr drei Monate, bis sich Änderungen an Spermienqualität und -menge zeigen können.

F Was passiert bei der Ejakulation?

Bei der Ejakulation werden Spermien aus den Nebenhoden und den Samenleitern in die Harnröhre geschleudert, wo sie sich mit Flüssigkeiten aus der Samenblase und der Prostata vermischen. Die Prostata liegt vor Beginn der Harnröhre unterhalb der Blase. Diese Mischung ist die eigentliche Samenflüssigkeit. Die Spermien machen nur etwa 20 Prozent des Volumens aus; der Rest besteht aus über 20 unterschiedlichen Substanzen, die mithelfen, das Spermium zu ernähren und auf die Reise durch den Gebärmutterhals in die Gebärmutter und die Eileiter vorzubereiten. Durch die Harnröhre führt der Weg des Spermas und des Urins aus dem Penis hinaus. Ein Klappensystem sorgt dafür, dass immer nur eine der beiden Funktionen stattfindet. Wenn die Samenflüssigkeit ejakuliert wurde, ist sie zähflüssig, aber schon nach zehn Minuten wird sie flüssiger, damit die Spermien durch den Gebärmutterhals schwimmen können.

Der Samenleiter hat ein großes Fassungsvermögen – etwa 30 Ejakulationen wären nötig, um dieses Reservoir vollständig zu leeren.

F Was ist eine »normale« Samenmenge?

Etwa zwei bis vier Milliliter Samen werden pro Ejakulation verbraucht – also ungefähr so viel wie ein halber Teelöffel voll. Es ist die Qualität des Spermas, die darüber entscheidet, ob ein Mann zeugungsfähig ist – nicht die Menge der Samen.

F Enge Unterhosen: Fakt oder Fiktion, wenn es um die Fruchtbarkeit geht?

Wenn die Hoden über längere Zeit zu stark erwärmt wurden, verringern sich Samenmenge wie Samenqualität. Studien an Taxifahrern, die von Berufs wegen viel sitzen, und Laptop-Benutzern (s. Seite 55) haben das bestätigt. Für eine optimale Funktion muss die Temperatur der Hoden etwas unterhalb der Körpertemperatur liegen. Das ist auch der Grund, warum die Hoden bei warmem Wetter etwas weiter nach unten hängen und bei Kälte nach oben gezogen werden, um eine möglichst gleichbleibende Temperatur aufrechtzuerhalten. Wenn enge Unterhosen über einen längeren Zeitraum getragen werden, steigt die Temperatur im Hodensack (Skrotum) an. Ich rate Männern deswegen, auf enge Unterhosen zu verzichten.

F Stimmt es, dass das Sperma das Geschlecht eines Babys bestimmt?

Ja, das stimmt. Die Eizelle einer Frau und das Sperma eines Mannes tragen je 23 Chromosomen (das ist jeweils die Hälfte eines kompletten Chromosomensatzes von 46 Chromosomen eines Menschen). Auf diese 23 Chromosomen verteilt sich eine Genmischung. Wenn eine Eizelle befruchtet ist, besteht sie aus zwei Mal 23 Chromosomen – 23 von der Frau und 23 vom Mann. Die Chromosomen Nummer 45 und 46 (Chromosomenpaar 23) sind für das Geschlecht des Kindes verantwortlich. Die Eizelle der Mutter enthält immer einen weiblichen Chromosomensatz – das X-Chromosom, da Frauen immer zwei X-Chromosomen tragen. Die väterliche Samenzelle enthält entweder ein X-Chromosom oder ein Y-Chromosom (Männer haben ein X- und ein Y-Chromosom). Enthält das Spermium des Mannes ein X-Chromosom, entsteht ein Mädchen (X+X), bringt das Spermium bei der Befruchtung der Eizelle ein Y-Chromosom mit, entwickelt sich ein Junge (X+Y). Wenn also eine Eizelle befruchtet wird, hat der Embryo entweder XX oder XY auf seinem 23. Chromosomenpaar – aus XX wird ein Mädchen, aus XY ein Junge.

F Kann der Lebensstil einen Einfluss auf die Fruchtbarkeit des Mannes haben?

Ja, sogar einen großen. In welchem Ausmaß, variiert von Mann zu Mann. Manche Männer vertragen z. B. viel Alkohol und ungesunde Kost, trotzdem scheint ihr Sperma in Ordnung zu sein. Andere müssen ihre Lebensweise grundlegend ändern (s. Schritt 5), damit Spermienqualität und Menge stimmen.

Untersuchungen zufolge beeinträchtigen Alkohol, Zigaretten, Kokain und Marihuana auf unterschiedliche Weise das Sperma (s. Seiten 78–80). Schon einige durchfeierte Nächte mit Alkohol, Zigaretten und Drogenkonsum können die Spermaqualität noch bis zu drei Monate danach mindern. Wenn ein Spermatest vorgenommen wird, wird deswegen meist ein Vierteljahr später eine zweite Probe untersucht – in der Hoffnung, dass der Betreffende in der Zwischenzeit gesünder gelebt hat. Beide Tests zusammen bilden dann eine gute Grundlage für den Arzt, um zu beurteilen, wie es um die Fruchtbarkeit des Mannes steht.

Es sind übrigens nicht nur Spermienzahl und -beweglichkeit, denen eine ungesunde Lebensweise schaden kann. Rauchen, Trinken und Drogenkonsum können die Erbinformation im Spermienkopf schädigen. Solche Veränderungen können nur anhand spezieller Tests festgestellt werden (s. Seite 58).

F Können Krankheiten der Spermienzahl schaden?

Eine Grippe oder eine andere Virusinfektion kann das Sperma über mehrere Wochen danach belasten. Es dauert etwa 100 Tage (s. l.), bis ein Spermium vollständig ausgereift ist. Wenn ein Mann also krank war, ist er danach eventuell weniger fruchtbar. Vor einer Spermauntersuchung sollten daher nach einer Krankheit mindestens drei Monate verstreichen, damit die Spermien wieder die alte Menge erreichen.

F Was ist besser: regelmäßig Sex oder nur zu bestimmten Zeiten?

Zu einer Empfängnis kommt es eher, wenn man regelmäßig Sex hat. Ein Mann scheint weniger tote oder unbewegliche Spermien zu haben, wenn er alle zwei bis drei Tage Verkehr hat. Denn so wird sein Spermienreservoir immer wieder mit neuen, gesunden Spermien aufgefüllt.

Alles über Sperma

Wenn ein Mann die Pubertät erreicht hat, werden in den beiden Hoden unablässig Spermien gebildet – ungefähr 125 Millionen am Tag.
Ein reifes Spermium besteht aus:

▨ einem Kopf mit dem Zellkern, der 23 Chromosomen mit den Erbinformationen des Mannes enthält. Eines dieser Chromosomen entscheidet darüber, welches Geschlecht das Kind hat (s. l.).
▨ dem Mittelstück, in dem die nötige Energie steckt, damit sich das Spermium frei bewegen kann.
▨ einem langen Schwanz, der sogenannten Geißel, mit dem das Spermium schnell und in gerader Linie schwimmen kann.

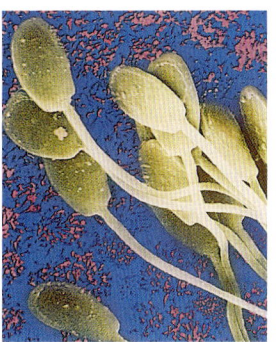

Spermien schwimmen etwa drei Millimeter pro Stunde, ihr langer Schwanz, die Geißel, bewegt sie vorwärts. Etwa eine Million Spermien erreichen den Gebärmutterhals, doch nur 200 von ihnen schaffen es bis zu den Eileitern.

Sperma-**Check**

Wenn Sperma untersucht wird (s. Seite 56), gilt die Spermienzahl als normal, wenn

▨ jeder Milliliter Samenflüssigkeit mindestens 20 Millionen Spermien enthält.
▨ mindestens 15 Prozent der Spermien eine normale Gestalt haben (nach den Richtlinien der WHO).
▨ die Spermien eine normale Beweglichkeit zeigen (s. Seite 56).
▨ etwa zwei bis vier Milliliter Sperma produziert werden.

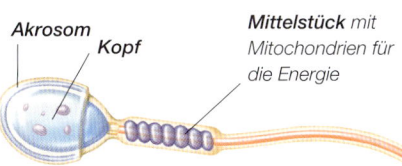

Akrosom
Kopf
Mittelstück mit Mitochondrien für die Energie

Geißel

Bis zu 1500 Spermien werden pro Sekunde in jedem Hoden gebildet; 250–500 Millionen sind in jedem Ejakulat.

F Welche Medikamente können die Fruchtbarkeit beeinträchtigen?

Je nachdem, welche Wirkstoffe sie enthalten, können Medikamente zur Behandlung von entzündlichen Darmerkrankungen, Harnwegsinfektionen, hohem Blutdruck oder Epilepsie der Fruchtbarkeit schaden. Ihr Arzt kann Sie beraten. Auch wenn Sie wegen Malaria behandelt werden oder vor Kurzem behandelt wurden, sollten Sie mit Ihrem Arzt sprechen. Wenn Sie verschreibungspflichtige Medikamente einnehmen, sollte geprüft werden, ob diese einen Einfluss auf Ihre Fruchtbarkeit haben – manche Wirkstoffe können die Spermien schädigen, andere können zu Erektionsproblemen führen. Auf keinen Fall sollten Sie die Behandlung abrechen, ohne das mit dem behandelnden Arzt abgestimmt zu haben. In vielen Fällen gibt es Medikamentalternativen, die die Fruchtbarkeit nicht beeinträchtigen.

F Können urologische Probleme die Fruchtbarkeit einschränken?

Wenn Sie eines der genannten oder andere unklare Symptome haben, gehen Sie zum Arzt:
- Schmerzen beim Wasserlassen
- ständiger Harndrang
- häufiges nächtliches Wasserlassen
- Blut im Urin
- ungewöhnlicher Ausfluss aus der Harnröhre.

F Welche Medikamente **sind schädlich?**

Manchmal steht hinter Fruchtbarkeitsproblemen ein Medikament – häufig wird durch die Einnahme die Spermienzahl reduziert (Oligozoospermie), es kann aber auch zum Fehlen von Spermien (Azoospermie) kommen. Auf den Seiten 57–59 lesen Sie mehr über verminderte Fruchtbarkeit beim Mann. Im Folgenden sind Erkrankungen aufgeführt, die sich auf die Fruchtbarkeit auswirken können.

Krankheiten, die die Fruchtbarkeit beeinträchtigen können	
Erkrankung	**Wirkung auf die Fruchtbarkeit**
Epilepsie	Antiepileptika reduzieren bei einigen Männern die Libido und die Spermienzahl.
Mumps	Wenn Sie während der Pubertät oder später an Mumps erkrankt waren, haben Sie möglicherweise eine Hodenentzündung hinter sich, die Ihre Fähigkeit, Spermien zu produzieren, beeinträchtigt haben könnte.
Diabetes	Diabetes kann zu Erektionsstörungen führen.
Hoher Blutdruck	Für Männer mit hohem Blutdruck ist es oft schwierig, eine Erektion zu erreichen. Kalziumantagonisten (Kalziumkanalblocker), die zur Behandlung von hohem Blutdruck eingesetzt werden, können die Befruchtungsfähigkeit der Spermien herabsetzen.
Operationen, z. B. nach einem Leistenbruch	Bei einem solchen Eingriff kann es passieren, dass der Samenleiter blockiert wird und es zu einer Störung der Blut-Hoden-Schranke kommt, also Blut und Hodengewebe miteinander in Kontakt kommen (s. Seite 58). In der Folge kann die Spermienproduktion beeinträchtigt sein.
Vasovasostomie	Dieser Eingriff, bei dem eine Sterilisation (Vasektomie) wieder rückgängig gemacht wird, sollte nicht später als fünf Jahre nach der Sterilisation erfolgen. Darüber hinaus entwickeln manche Männer nach einer Vasektomie Antikörper gegen ihr eigenes Sperma, die auch dann weiter produziert werden, wenn die Sterilisation rückgängig gemacht wurde.

Es gibt verschiedene Erkrankungen, die dafür verantwortlich ein können – sexuell übertragbare Infektionen (s. Seite 18–19), Harnwegsinfekte oder Krankheiten wie Diabetes, die, unbehandelt, alle die Fruchtbarkeit beeinträchtigen können. Wenn sexuell übertragbare Erkrankungen nicht therapiert werden, riskiert man darüber hinaus, dass der Partner ebenfalls Probleme mit der Fruchtbarkeit bekommt.

F Beeinträchtigt Übergewicht die Fruchtbarkeit von Männern?

Dass Frauen, die übergewichtig sind, weniger fruchtbar sind als normalgewichtige (s. Seite 13), ist seit Langem bekannt. Heute weiß man jedoch, dass Über-

gewicht auch bei Männern das Sterilitätsrisiko erhöht. Untersuchungen haben gezeigt, dass, je übergewichtiger ein Mann ist, desto mehr seine Zeugungsfähigkeit beeinträchtigt zu sein scheint. Ein Mann, der adipös ist, also einen BMI von 30 und mehr hat, ist möglicherweise nur halb so fruchtbar wie ein Mann mit einem BMI im »grünen Bereich« (zwischen 20 und 25). Es sieht auch ganz so aus, als sei die Gefahr defekter DNA (s. Seite 58) größer, sodass auch das Risiko für Fehlgeburten höher ist.

Die Ärzte sind sich noch nicht sicher, warum Übergewicht beim Mann die Fruchtbarkeit verringert. Eine Theorie ist, dass das Fett im Genitalbereich zur Erhöhung der Körpertemperatur in diesem Bereich führt und somit die Spermienzahl und Beweglichkeit der Spermien reduziert.

Erkrankung	Wirkung auf die Fruchtbarkeit
Manche sexuell übertragbare Infektionen (z. B. Chlamydien, Gonorrhö)	Entzündungen der Prostata, der Harnröhre oder der Nebenhoden können Folgen solcher Infektionen sein und dazu führen, dass die Harnröhre oder die Samenleiter sich ebenfalls entzünden und nach und nach verkleben. Derartige Blockaden sind nicht mehr rückgängig zu machen.
Varikozele	Varikozelen wirken sich ähnlich wie Krampfadern in den Beinen aus. Sie können die Spermienproduktion beeinträchtigen, indem sie die Blutzufuhr zu dem betroffenen Hoden drosseln.
Einige (seltene) Chromosomendefekte	Fehlende Samenleiter oder ein Ausbleiben der Spermien beruht auf einer genetischen Veranlagung und kann zur Sterilität führen. Wenn keine Spermien produziert werden, kann z. B. auch das Sertoli-Zell-Syndrom oder Klinefelter-Syndrom die Ursache sein.
Retrograde Ejakulation	Bei diesem Phänomen wird beim Samenerguss das Sperma nicht aus der Harnröhre nach außen geschleudert, sondern landet in der Blase. Mit einem chirurgischen Eingriff kann jedoch Sperma entnommen und im Rahmen einer Fruchtbarkeitsbehandlung zur Befruchtung eines Eis eingesetzt werden.
Sportverletzungen	Durch Sportverletzungen beim Rugby oder Fußball kann es zu Fruchtbarkeitsproblemen kommen, wenn, z. B. durch einen Fußtritt, die Hoden verletzt wurden.
Drehen oder Wringen der Hoden	Wenn der Samenstrang, mit dem die Hoden im Skrotum aufgehängt sind, verdreht wird, kann die Blutzufuhr zu den Hoden unterbrochen werden. Das ist ziemlich schwerwiegend, und wenn kein Arzt zur Stelle ist, können die Hoden dauerhaft in Mitleidenschaft gezogen und die Spermienproduktion beeinträchtigt werden. Die Fruchtbarkeit ist aber nicht gefährdet, solange nur ein Hoden betroffen ist – denn dann übernimmt der andere die Spermienproduktion.

F Kann Männern mit Erektionsproblemen geholfen werden?

Für Männer mit erektilen oder Ejakulationsproblemen (s. Seite 72) ist Hilfe möglich – vorausgesetzt, Qualität und Menge der Spermien sind in Ordnung. Je nach Ursache können mithilfe eines chirurgischen Eingriffs Spermien für eine Befruchtung entnommen werden (s. ICSI/IVF), oder die Erektion wird medikamentös unterstützt.

Auch bei retrograder Ejakulation (s. Seite 53) kann man Medikamente einsetzen, die das Problem beheben und zu einer normalen Ejakulation führen. Wenn das nicht hilft, können Spermien isoliert und in die Gebärmutter eingepflanzt werden (IUI, s. Seite 147–148).

F Wie lange sollte man warten, bis man einen Spezialisten aufsucht?

Ich rate Paaren bei unerfülltem Kinderwunsch dazu, dass beide Partner Hilfe in Anspruch nehmen. Denn es ist belastend für die Partnerschaft, wenn einer von beiden (meist die Frau) diverse Untersuchungen über sich ergehen lassen muss, und dann stellt sich später heraus, dass (auch) der Mann einen Untersuchungsmarathon vor sich hat. Wenn Sie ein Jahr lang (bzw. sechs Monate, wenn die Frau über 35 Jahre alt ist) vergeblich versucht haben, ein Baby zu bekommen, sollten Sie sich beide an Spezialisten wenden. Der Spermatest sollte nach drei Monaten wiederholt werden, wenn der erste Test nicht in Ordnung war (s. Seite 51).

F Wo findet ein Mann Hilfe?

Viele Männer, die zu mir in die Praxis kommen, wissen nicht genau, an wen sie sich wenden können. Das Thema Fruchtbarkeit ist unter Männern immer noch tabu. Wenn Sie sich entschlossen haben, Ihr Sperma untersuchen zu lassen, ist es am besten, einen Facharzt für Urologie aufzusuchen, der die Samenprobe an ein darauf spezialisiertes Labor schickt. Diese Untersuchung wird zur Abklärung bei

Mein **Tipp**
Veränderungen der Lebensweise sind der Schlüssel zu einer **verbesserten Spermaqualität.**

unerfülltem Kinderwunsch in der Regel von der Krankenkasse bezahlt und gibt genaue und detaillierte Informationen über die Spermienqualität.

Achten Sie darauf, dass Sie nicht nur grob Auskunft über die Spermienzahl bekommen, sondern auch über die Qualität des Spermas. Wenn Sie unsicher sind, fragen Sie bei einer auf Fruchtbarkeit spezialisierten Klinik nach.

Wenn die Spermauntersuchung zeigt, dass das Sperma nicht in Ordnung ist, sollten Sie entweder einen Gynäkologen aufsuchen, der auf Fruchtbarkeitsprobleme sowohl bei Frauen als auch bei Männern spezialisiert ist, oder einen Urologen (wenn Sie urologische Probleme haben oder Erektions- bzw. Ejakulationsstörungen). Eine weitere Alternative ist ein Androloge, ein Facharzt, der auf Fragen der männlichen Zeugungsfähigkeit spezialisiert ist.

F Wann nimmt man die Spermaprobe?

Eine Spermaprobe nimmt man am besten nach drei Tagen sexueller Enthaltsamkeit. Länger warten ist nicht sinnvoll, weil sonst der Anteil toter oder unbeweglicher Spermien höher ist (es kommt ja eher zur Empfängnis, wenn man regelmäßig Sex hat). Aber eben auch nicht früher, denn wenn Sie kurz vor der Samenprobe Sex hatten, könnte es sein, dass die Probe weniger Spermien enthält, und das Ergebnis wäre dann ebenfalls verfälscht.

F Warum geht die Spermienzahl zurück?

Offenbar ist dieses Phänomen in allen Industrienationen zu beobachten: Die Spermienzahl geht zurück. Die heute zur Verfügung stehenden Untersuchungsmethoden sind viel exakter als früher – was teilweise eine Erklärung für diese Entwicklung in den letzten 50 Jahren sein könnte. Dennoch scheint die Spermienzahl tatsächlich zurückzugehen. Dafür kommt eine ganze Reihe von Ursachen infrage, einschließlich der höheren Konzentration von Östrogen im Trinkwasser. Gleichwohl ist es schwierig, eine genaue Aussage über die durchschnittliche Spermienzahl im Vergleich zu vor 50 Jahren zu machen – unbestritten ist allerdings, dass mehr Männer als früher Probleme mit der Zeugungsfähigkeit haben. Möglicherweise hängt das aber auch mit kulturellen Veränderungen zusammen. Heute ist man sensibler und aufgeschlossener gegenüber Fragen der Fruchtbarkeit und eher dazu bereit, zu akzeptieren, dass bei unerfülltem Kinderwunsch das Problem auch aufseiten des Mannes liegen könnte.

F Was **beeinflusst** die Spermienzahl?

Einige der Dinge, die man ganz selbstverständlich und vielleicht jeden Tag tut, können bis zu einem gewissen Grad ein Risiko für Ihre Fruchtbarkeit sein.

Mobiltelefone Hierüber machen sich viele Männer Sorgen. Eine kürzlich veröffentlichte Studie behauptet, dass Mobiltelefone in der Hosentasche von Männern, die viel mobil telefonieren, dazu führen, dass diese weniger Spermien und weniger bewegliche Spermien haben als Männer, die ihre Handys woanders bei sich tragen. Diese Studie ist allerdings nicht sehr verlässlich: Sie war klein angelegt, und zu viele andere Faktoren haben möglicherweise zu diesem Ergebnis beigetragen. Die Mehrzahl anderer Studien sieht keinen Zusammenhang zwischen reduzierter Spermienzahl und -beweglichkeit und der Benutzung von Handys.

Laptops Ich werde immer wieder von Männern gefragt, ob das Arbeiten mit dem Laptop, wenn man ihn dabei auf den Schoß stellt, zu einer Beeinträchtigung der Fruchtbarkeit führen kann, weil der Computer Wärme abstrahlt. Eine neue Studie, deren Ergebnisse in der in Europa führenden Zeitschrift für Reproduktivmedizin veröffentlicht wurden, belegt tatsächlich, dass bei gesunden Männern zwischen 21 und 35 Jahren, die mit dem Laptop auf dem Schoß arbeiten, die Temperatur im Skrotum um beinahe ein Grad höher als normal lag. Diese Erhöhung ist zwar meist nur vorübergehend,

wenn das jedoch häufiger geschieht, kann die Zeit zum »Abkühlen« zu kurz sein und eine irreversible Schädigung der Samenproduktion auslösen. Solange die Wirkung von Laptops noch nicht gänzlich geklärt ist, rate ich meinen Patienten immer, den Laptop so wenig wie möglich auf den Schoß zu nehmen.

Hitze Damit die Spermienproduktion funktioniert, dürfen die Hoden nicht zu warm (oder zu kalt) werden. Männer, die in sehr heißer Umgebung arbeiten oder häufig zu enge Unterhosen tragen – z. B. Lycra-Unterhosen, wie sie von Radsportlern getragen werden –, leiden häufiger unter Beeinträchtigungen der Spermienproduktion, weil das Skrotum nicht abkühlen kann. Kälte ist weniger kritisch, denn bei Kälte zieht sich das Skrotum einfach zusammen, und die Hoden werden nach oben in den Körper gezogen, damit sie die Temperatur behalten.

Umweltgifte Die Spermienproduktion leidet unter bestimmten Giften aus unserer Umwelt. In niedrigen Dosen sind diese Substanzen ungefährlich, aber bei Männern, die damit arbeiten oder regelmäßig damit in Kontakt kommen, könnte die Fruchtbarkeit Schaden nehmen. Zu den Metallen, die gesundheitsschädigend sein können, gehören Blei, Kadmium und Quecksilber. Giftige Chemikalien sind außer in Pestiziden auch z. B. in Farben, Lacken und Klebstoffen enthalten.

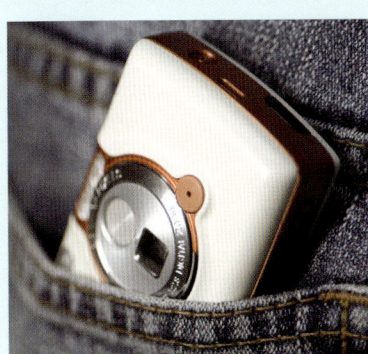 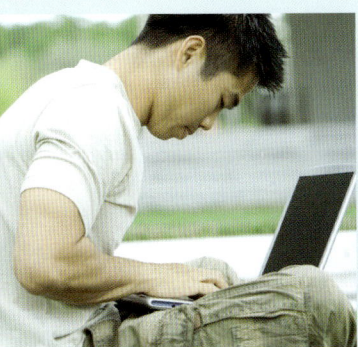 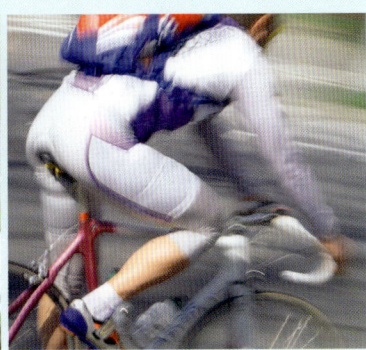

Es gibt keinen eindeutigen Beweis, dass Mobiltelefone der Fruchtbarkeit schaden.

Die Wärme, die Laptops produzieren, kann die Temperatur im Skrotum erhöhen.

Lycra-Sporthosen können das Skrotum ebenfalls überhitzen.

Die Samenanalyse

Die Untersuchungen umfassen u. a. die Beweglichkeit (Motilität) der Spermien und ihr Aussehen (Morphologie). Eine geringe Motilität bedeutet, dass die Spermien sich nicht geradeaus fortbewegen können oder zu langsam schwimmen. Entsprechend wird die Motilität der Spermien in vier Kategorien unterteilt:

- Die Spermien bewegen sich schnell geradeaus.
- Die Spermien bewegen sich langsam und in Schlangenlinien.
- Die Spermien zucken nur und kommen nicht von der Stelle.
- Die Spermien bewegen sich nicht.

Spermien werden danach beurteilt, zu wie viel Prozent sie in jeder der vier Kategorien vertreten sind. Als normal gilt, wenn mindestens 25 Prozent der Spermien der Kategorie A angehören bzw. mindestens 50 Prozent A und B zusammen. Wenn mehr als 50 Prozent zu Gruppe C und/oder D gehören, wird die Zeugungsfähigkeit zum Problem.

Die Spermienzahl gibt Auskunft über die aktuelle Zahl von Spermien, die ein Mann produziert. Wenn diese Zahl unter 20 Millionen/ml liegt (Oligozoospermie), ist sie nicht mehr im Normbereich. Azoospermie bedeutet das vollständige Fehlen von messbaren Spermien.

Fakten:

Wenn die Spermien nur wenig beweglich sind, kann das auch etwas mit dem Lebensstil zu tun haben. Schädlich sind:

- Drogen
- Alkohol
- Nikotin
- zu viele freie Radikale in der Ernährung.

Wenn bei Ihnen eine dieser Ursachen infrage kommt, finden Sie in den Schritten 5 und 6 Hilfe bei der Veränderung Ihrer Lebensgewohnheiten, um die Motilität Ihrer Spermien zu verbessern.

Wie sieht ein Spermium aus?

Spermien können in vielerlei Hinsicht Defekte aufweisen. Der Kopf kann in Größe und Form variieren – es können sogar zwei Köpfe vorkommen –, und sowohl das Mittelstück als auch der Schwanz können fehlgebildet sein (die Schwänze sind manchmal verdreht, sodass die Spermien nicht vorwärtsschwimmen können). Eine hohe Zahl missgebildeter Spermien beeinträchtigt die Zeugungsfähigkeit und macht eine Empfängnis unwahrscheinlicher.

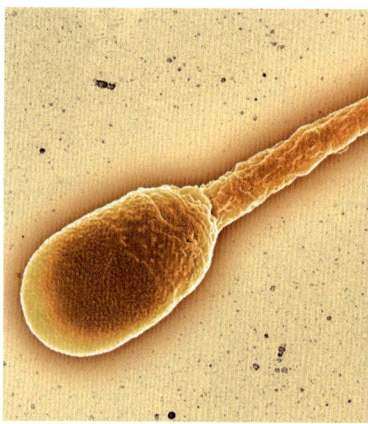 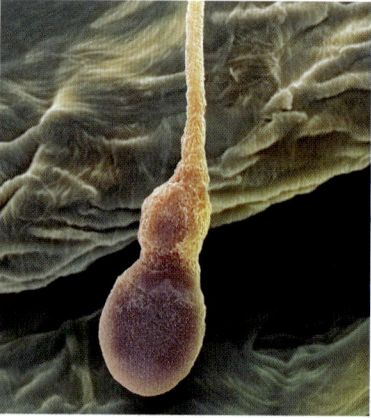 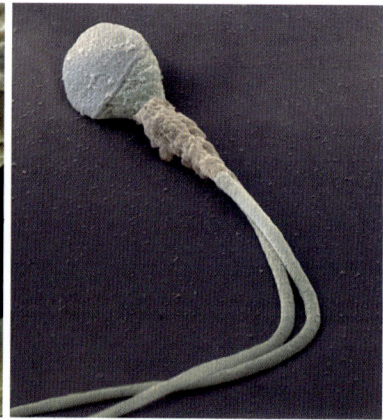

Gesunde Spermien bewegen sich schnell und in geraden Linien.

Der Kopf ist fehlgebildet: Das Spermium kann weniger gut schwimmen.

Die Motilität ist erheblich gestört, wenn das Spermium zwei Schwänze hat.

F Meine Spermienzahl ist »moderat niedrig«. Was heißt das?

Eine moderate Oligozoospermie bedeutet, dass Sie einige ganz normale Spermien haben. Ihre Partnerin und Sie sollten prüfen, wie Sie Ihren allgemeinen Gesundheitszustand verbessern können, damit die Chance auf eine Empfängnis steigt.

Der nächste Schritt könnte die Übertragung einer Samenzelle in die Gebärmutter (Intrauterine Insemination, IUI) sein, für die ca. drei bis fünf Millionen aufbereiteter Spermien benötigt werden (s. Seite 56). Bei Ihrer Partnerin muss dazu mindestens einer der beiden Eileiter voll funktionsfähig sein, außerdem wird sie sich einer Ovarialstimulation unterziehen müssen (s. Seite 146-147). Unter solchen Bedingungen erreichen immerhin 15 bis 30 Prozent aller Paare bei drei von vier IUI-Zyklen eine Schwangerschaft.

Wenn eine bis zwei Millionen bewegliche Spermien enthalten sind, ist eine In-vitro-Fertilisation (IVF) die nächste Option (s. Seiten 148–159).

F Meine Spermienzahl ist sehr niedrig – besteht trotzdem Hoffnung auf ein Kind?

Wenn die Samenanalyse ergeben hat, dass weniger als fünf Millionen Spermien pro Milliliter vorhanden sind, liegt eine schwere Oligozoospermie vor. Die Ursache dafür ist oft angeboren. Etwa sieben bis zehn Prozent aller Männer mit Oligozoospermie haben einen genetischen Defekt, z. B. fehlen bestimmte Erbinformationen auf ihrem Y-Chromosom. Das erhöht auch die Wahrscheinlichkeit, dass Sie Ihre eingeschränkte Fruchtbarkeit an Ihre männlichen Nachkommen vererben, und erhöht außerdem das Risiko für bestimmte Geburtsfehler.

Wenn die Anzahl beweglicher Spermien klein ist, kann eine ICSI (s. Seite 155) in Kombination mit einer IVF erfolgreich sein. Ein Spermium zu isolieren und in eine Eizelle zu injizieren gelang erstmals 1992 in Belgien.

F Was ist Azoospermie?

Das bedeutet, dass in der Samenflüssigkeit keinerlei Spermien enthalten sind. Unterschieden wird zwischen der obstruktiven und der nicht obstruktiven Azoospermie. Eine nicht obstruktive Azoospermie beruht auf einem gestörten Hodenabstieg (Hodenretention), auf hormonellen oder genetischen Defekten wie dem Klinefelter-Syndrom, kann

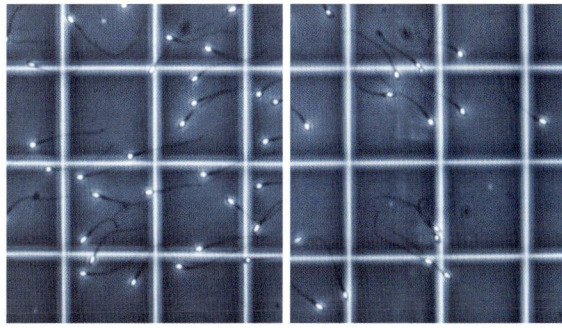

Normale Spermienzahl　　　　**Niedrige Spermienzahl**

aber auch Folge von Chemo- oder Radiotherapie sein. Männer, bei denen diese Art von Azoospermie diagnostiziert wurde, sollten sich einem Gentest unterziehen, weil 15 bis 30 Prozent von ihnen eine veränderte Chromosomenzahl haben oder eine andere Chromosomenanomalie mitbringen. (s. Seite 58).

Bei der obstruktiven Azoospermie sind Hodengröße und Spermienproduktion normal, eine Blockade verhindert aber, dass die Spermien ejakuliert werden. Ursache dafür können Infektionen (Chlamydien, Gonorrhö, s. Seite 18) sein oder eine Vasektomie, deren Korrektur ein Fehlschlag war. Bei dieser Form der Azoospermie werden Spermatozoen, von denen einige unreif sein dürfen, unter Lokalanästhesie entnommen. Mittels PESA (Percutane Epididymale Spermien-Aspiration) kann Sperma direkt aus den Nebenhoden gewonnen werden. Bei einem anderen Verfahren, TESE (Testikulare Spermien-Extraktion) werden Samenzellen aus dem Hodengewebe extrahiert. Das Sperma wird mittels einer ICSI in die Eizelle injiziert. Diese Methoden sind genauso erfolgversprechend, vielleicht sogar besser, wie bei Zyklen, bei denen ejakuliertes Sperma verwendet wird. Glücklicherweise haben, wenn eine Sterilisation beim Mann rückgängig gemacht wurde, 80 bis 90 Prozent der Männer wieder Spermien in ihrer Samenflüssigkeit, und 40 bis 50 Prozent der Paare werden nach ein bis zwei Jahren schwanger.

Obwohl Azoospermie selten ist, können 75 Prozent der betroffenen Männer, dank der modernen Medizin und der ICSI im Besonderen, dennoch Vater werden.

F Worüber geben Spermaanalysen noch Auskunft?

Spermaanalysen werden zwar immer differenzierter, gehören aber nicht zum Standard dessen, was die Krankenkassen bezahlen. Im Zweifelsfall sind sie aber eine lohnende Investition. Heutzutage können Spermaanalysen viele Fruchtbarkeitsfaktoren klären, einschließlich:

■ Säuregehalt: Der Samen ist normalerweise alkalisch und hat einen pH-Wert zwischen 7,2 und 8.

■ Agglutination: Das bedeutet, dass bewegliche Spermien aneinanderkleben. Meist ist das ein Hinweis auf Antikörper gegen die Spermien; also Proteine (Eiweiße), die die Spermien umhüllen und an den Zervixschleim binden: Die Spermien können nicht zur Eizelle schwimmen, um sie zu befruchten. Wenn Spermien aneinanderkleben, muss ein MAR-(Mixed-Antiglobulin-Reaction-)Test vorgenommen werden. Bei gesunden Spermien kleben weniger als 50 Prozent, was die Fruchtbarkeit meist nicht beeinträchtigt.

■ Nachweis von Antikörpern: Im Samen sind normalerweise keine Antikörper enthalten; Verletzungen oder Operationen, etwa wegen einer Leistenhernie oder Vasektomie, können aber dazu führen, dass die Blut-Hoden-Schranke durchlässig wird und Blut und Hodengewebe sich vermischen. Wenn viele Antikörper nachweisbar sind, kann das die Fruchtbarkeit beeinträchtigen. Denn die Antikörper behindern die Spermien nicht nur in ihrer Beweglichkeit, sie können auch die Spermienköpfe umhüllen, sodass diese die Eizelle nicht so gut »orten« und befruchten können.

■ Anzahl von Rundzellen: Rundzellen sind entweder unreife Spermazellen oder weiße Blutkörperchen. Eine erhöhte Konzentration kann ein Hinweis auf eine Infektion sein.

F Welche weiteren Spermauntersuchungen gibt es?

Heute gibt es Spermatests, die hoch differenziert sind. Erkundigen Sie sich nach folgenden Tests:

■ DNA-Fragmentation: DNA ist das genetische Material, das unsere Chromsomen mit sich tragen. Eine Eizelle kann zwar von einem Spermium befruchtet werden, das eine leichte DNA-Schädigung aufweist – eine schwerere Schädigung hat aber zur Folge, dass die Eizelle nicht befruchtet oder der Embryo nicht ausgetragen werden kann und es zu

Mein **Tipp**

Geben Sie die Hoffnung nicht auf, wenn das Ergebnis der Spermauntersuchung nicht so gut ist.

einer Fehlgeburt kommt. Man kann Sperma nach DNA-Fragmentationen oder Chromosomenabnormalitäten untersuchen. Zwischen zwei und 13 Prozent der Spermien weisen auch beim gesunden Mann genetische Anomalien auf. Diese Zahl kann mit dem Alter zunehmen, aber auch Umweltfaktoren und Lebensstil (Rauchen, Alkohol) können die Rate ansteigen lassen. Wenn DNA-Defekte keine genetische Ursache haben, können freie Radikale aus der Ernährung oder der Umwelt verantwortlich sein (s. Seite 55). Mit einer konsequenten Änderung ihrer Lebensweise können Männer die Zahl ihrer abnormalen Spermien senken und damit etwas für ihre Fruchtbarkeit tun.

■ Aneuploidie: Von dieser Abweichung spricht man, wenn Chromosomen nicht in normaler Zahl vorhanden sind. Daraus entstehen genetische Anomalien, von denen einige nicht lebensfähig sind. Andere, wie das Down-Syndrom (Trisomie 21), führen zu Fehlbildungen beim Fötus. Die Aneuploidie-Rate ist bei Spermien mit fragmentierter DNA deutlich erhöht. Es gibt zwei Tests, um das herauszufinden: der SCD-(Sperm Chromatin Dispersion-)Test und der FisH-(Floureszenz-in-situ-Hybridisierungs-)Test.

■ P34H-Wert: Untersuchungen haben gezeigt, dass das Protein P34H eine Schlüsselrolle bei der Befruchtung spielt. Niedrige oder gar nicht vorhandene Messwerte für dieses Protein auf der Oberfläche der Spermien sind oft bei Männern zu beobachten, die Fruchtbarkeitsprobleme haben. Denn dieses Protein wird benötigt, um eine Befruchtung zu ermöglichen. Niedrige Werte oder das komplette Fehlen des Proteins können Ursache für bestimmte Fälle von Sterilität sein, deren Grund bisher im Dunklen lag.

F Gibt es noch andere Fruchtbarkeitstests für Männer?

Ja. Spermatests sind nur ein Teil der Möglichkeiten. Weitere Möglichkeiten sind Hormontests, für die man etwas Blut abnehmen muss, um damit die Werte der zentralen Fruchtbarkeitshormone FSH, LH, Testosteron und Prolactin zu bestimmen. Ergebnisse am oberen oder unteren Rand der Normalwerte weisen auf ein hormonelles Ungleichgewicht hin, das mit Hormontabletten ausgeglichen werden kann. Wenn die Werte von FH und LH hoch und die Testosteronwerte niedrig sind, kann eine Fehlfunktion der Hoden der Grund dafür sein. In diesem Fall bringt die Untersuchung einer Gewebeprobe aus den Hoden Gewissheit darüber, ob Spermien für eine ISCI (s. Seite 155) gewonnen werden können (s. Seite 57).

Fall**studie**

Als beim Fruchtbarkeitstest seiner Partnerin Jane keine Probleme diagnostiziert wurden, war Stuart an der Reihe.

Stuart Mir graute vor dem Tag, an dem ich diese Tests machen sollte. Die Krankenschwestern waren nett, aber ich war total verunsichert. Ich war dann in einem kleinen Zimmer und tat, was getan werden musste, fühlte mich aber furchtbar angespannt – was natürlich nicht gerade hilfreich ist. Danach hatte ich nur einen Gedanken: Was, wenn überhaupt keine Spermien drin sind?!? Was, wenn ich keine Kinder haben kann? Wie geht es dann weiter? Und wie geht Jane damit um?

Fünf Tage später ging ich wieder in die Klinik, um mir die Ergebnisse abzuholen. Ich wollte keine großen Erklärungen, sondern nur die Antwort auf die Frage: Kann ich Kinder haben? Mein Arzt hat mit mir über die Ergebnisse gesprochen. Die Spermienzahl war gut – 70 Millionen. Aber mit der Beweglichkeit gab es Probleme, und auch die Zahl der abnormalen Spermien war ziemlich hoch. Mein Arzt meinte, eine IUI

wäre das Richtige für uns. Aber meinen Ergebnissen zufolge würde es einige Zeit brauchen, bis es klappt.

Jane und ich haben uns entschieden, uns Zeit zu lassen. Als Erstes will ich meine Lebensweise umstellen: Ich rauche, trinke viel Alkohol und stehe unter Stress, dagegen werde ich jetzt etwas tun. In vier Monaten lasse ich einen neuen Test machen. Wenn die Ergebnisse noch nicht besser sind, werden wir weitersehen.

Es ist leicht, einem Mann zu sagen, er solle einen Spermatest machen. Aber Männern graut davor. Sie brauchen eine ganze Menge Unterstützung von ihrer Partnerin und ihrem Arzt.

Darüber hinaus sind Untersuchungen hilfreich, mit denen überprüft wird, ob die Hoden beeinträchtigt sind oder andere körperliche Ursachen oder genetische Defekte vorliegen. Mit Zellkulturen lassen sich Infektionen identifizieren, die die Testosteronproduktion vermindern und die Spermienzahl reduzieren können. Ultraschalluntersuchungen erlauben Aussagen über den Zustand von Skrotum, Hoden und Nebenhoden, Prostata und den Hodenkanälchen. Es gibt auch Blutuntersuchungen, die Aufschluss über das genetische Material geben: Vier Prozent der Männer, deren Spermienzahl unter fünf Millionen pro Milliliter liegt, und bis zu 15 Prozent derjenigen, die über kein Sperma verfügen, haben Chromsomendefekte.

F **Welche psychologischen Folgen hat Sterilität für Männer?**

Für Männer hängt ihre Männlichkeit stark mit ihrer Fruchtbarkeit zusammen, sodass es ein Schock und ein großes psychologisches Problem ist, wenn ein Mann entdeckt, dass da etwas nicht stimmt. Männer glauben dann häufig, dass sie ihre Partnerin im Stich lassen, und fühlen sich schuldig. Viele Betroffene leiden an Depressionen

und fühlen sich wertlos. Derartige Gefühle werden noch verstärkt, wenn es keine Möglichkeit gibt, die Qualität des Spermas zu verbessern, und eine Fruchtbarkeitsbehandlung nötig ist, um ein Kind zu bekommen. Potenzprobleme und/oder Ärger angesichts der scheinbaren Ungerechtigkeit der Situation sind keine seltenen Reaktionen. Oft geraten Paare unter solchen Umständen in ganz erheblichen Stress.

Die Unterstützung der Partnerin ist in dieser Situation enorm wichtig – ebenso wie fachmännische Unterstützung – um dem Mann dabei zu helfen, die Dinge positiver zu sehen. Von großer Bedeutung ist auch das Gespräch miteinander, obwohl das vielen Männern in dieser Lage erst recht schwerfällt. Es kann sinnvoll sein, einen Psychotherapeuten aufzusuchen.

Man sollte betroffene Männer auch immer daran erinnern, dass die Diagnose Sterilität heute lange nicht mehr so unabänderlich ist wie früher. Mittlerweile kann man eine ganze Menge dafür tun, damit Männer trotzdem Vater werden (s. Schritt 9). Wenn Sie zu der wachsenden Zahl von Männern gehören, die ein Fertilitätsproblem haben, vergessen Sie nicht: Sie haben noch jede Chance, Vater zu werden.

Fragebogen: **Die Fruchtbarkeit des Mannes**

Testen Sie mit diesem Fragebogen Ihr **Wissen**. Sie stellen fest, wie viel Sie über Ihre Möglichkeiten, Vater zu werden, wissen und ob Sie die Strategien, mit denen Sie **Ihre Chancen noch erhöhen** können, wirklich kennen. Rechnen Sie für jede mit »Ja« beantwortete Frage einen Punkt dazu.

1 Hatten Sie jemals eine sexuell übertragbare Infektion? **Ja** ☐ **Nein** ☐

Unbehandelt, können solche Infektionen zu Sterilität führen. Außerdem können sie die Fruchtbarkeit Ihrer Partnerin in Mitleidenschaft ziehen (s. Seite 18–19).

2 Hatten Sie schon einmal Probleme mit der Erektion oder der Ejakulation? **Ja** ☐ **Nein** ☐

Beides ist sehr häufig. Auf den Seiten 72–73 finden Sie mögliche Ursachen und Behandlungsstrategien.

3 Sind Sie über 45 Jahre alt? **Ja** ☐ **Nein** ☐

Die Spermienqualität lässt bei Männern ab diesem Alter nach, und Spermienabnomalien werden häufiger (s. Seite 48).

4 Leiden Sie an Erkrankungen wie Epilepsie, Diabetes oder hohem Blutdruck? **Ja** ☐ **Nein** ☐

Einige Erkrankungen können die Fruchtbarkeit des Mannes vermindern. Männer mit Epilepsie haben häufig Probleme mit der Zeugungsfähigkeit, und die Behandlung von hohem Blutdruck oder Diabetes kann mit Erektionsstörungen und eingeschränkter Fruchtbarkeit einhergehen (s. Seite 52). Sprechen Sie mit Ihrem Arzt darüber. Rechnen Sie für jede Erkrankung einen Punkt.

5 Nehmen Sie regelmäßig Medikamente? **Ja** ☐ **Nein** ☐

Bestimmte Medikamente schränken die Fruchtbarkeit ein oder führen zu Erektionsproblemen (s. Seite 52–53).

6 Hatten Sie in der Pubertät oder danach Mumps? **Ja** ☐ **Nein** ☐

Diese Infektion könnte Folgen für die Spermienproduktion gehabt haben.

7 Waren Sie schon einmal ernsthaft in der Leistengegend oder an den Hoden verletzt? **Ja** ☐ **Nein** ☐

Die Spermienproduktion könnte dadurch gelitten haben (s. Seite 53).

8 Wurden Sie wegen einer Hodenretention operiert? **Ja** ☐ **Nein** ☐

Das könnte die Ursache für eine geringere Spermienproduktion sein. Ein Spermatest könnte Aufschluss geben.

9 Haben Sie eine Vasektomie-Umkehr hinter sich oder sind wegen einer Leistenhernie operiert worden? **Ja** ☐ **Nein** ☐

Beide Eingriffe beinhalten das Risiko, dass die Blut-Hoden-Schranke durchlässig wird (s. Seite 52).

Ist die Umgebung, in der Sie arbeiten, sehr warm, oder kommen Sie regelmäßig in Kontakt mit Schadstoffen?

Ja ☐   **Nein** ☐

Beide Faktoren können nachweislich die Spermienproduktion schädigen (s. Seite 55).

Versuchen Sie seit mindestens einem Jahr, ein Kind zu bekommen?

Ja ☐   **Nein** ☐

Auch wenn Sie schon Vater sind – seit der Geburt Ihres (letzten) Kindes können Probleme aufgetaucht sein.

Haben Sie vor allem vor oder während des Eisprungs Sex?

Ja ☐   **Nein** ☐

Untersuchungen zufolge verringern Sie damit Ihre Chancen auf eine Vaterschaft (s. Seite 51).

Auswertung

0–3 Sogar bei diesem niedrigen Wert könnte es sein, dass eine der Ja-Antworten mit Ihren Fruchtbarkeitsproblemen in Zusammenhang steht – vor allem wenn Sie seit über einem Jahr versuchen, Vater zu werden.

4–7 Ihre Fruchtbarkeit ist möglicherweise gefährdet. Jetzt wäre der richtige Zeitpunkt für eine Spermaanalyse und eine Überprüfung Ihrer Ernährungs- und Lebensgewohnheiten – vielleicht können Sie hier ansetzen, um Ihre Fruchtbarkeit zu erhöhen.

8–12 Sie haben höchstwahrscheinlich Probleme, ein Kind zu zeugen, und sollten sich an einen Spezialisten wenden. Heute kann man viel dafür tun, damit ein Mann, bei dem Sterilität diagnostiziert wurde, dennoch Vater werden kann. Je früher Sie sich darum kümmern, umso größer sind Ihre Chancen.

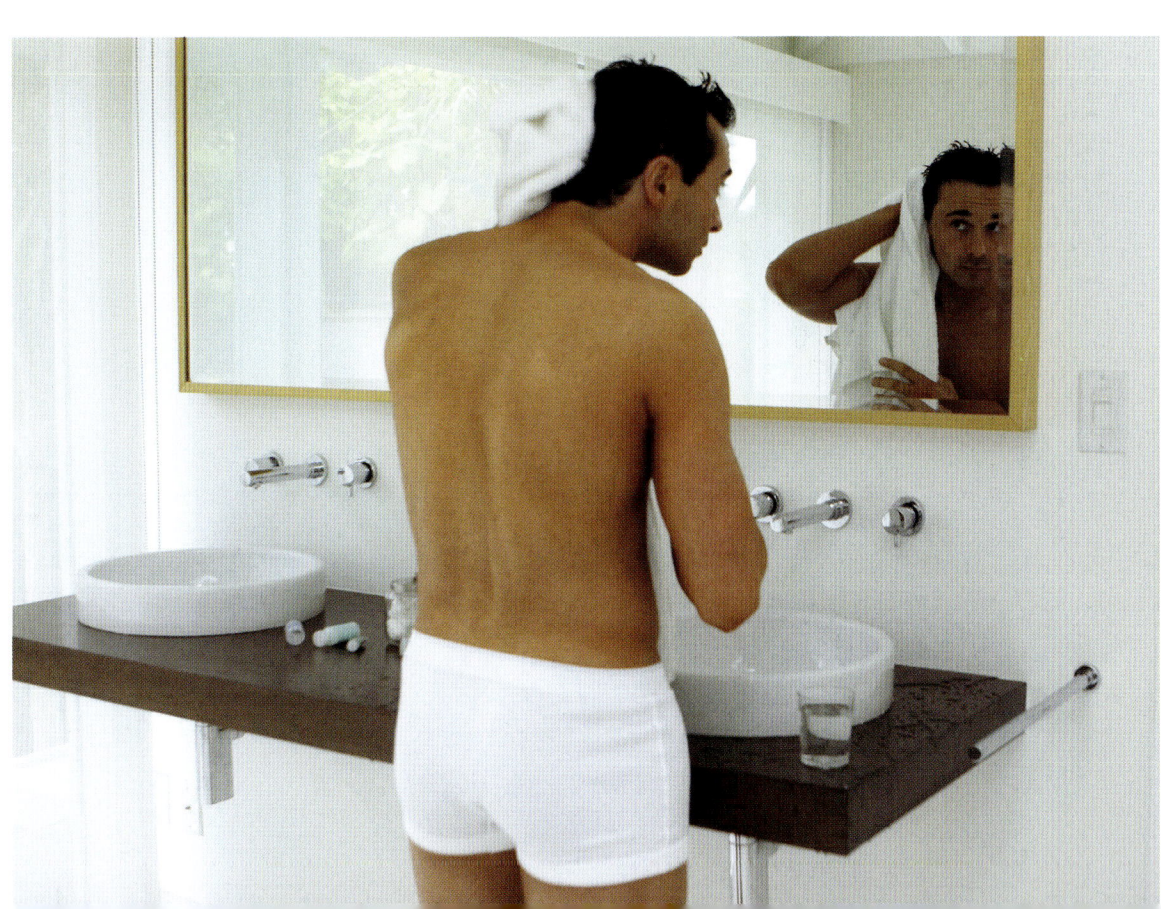

„Lassen Sie sich den **Spaß am Sex** nicht verderben, weil Sie sich gleichzeitig ein Baby wünschen. Das Zauberwort heißt: **Reden**!"

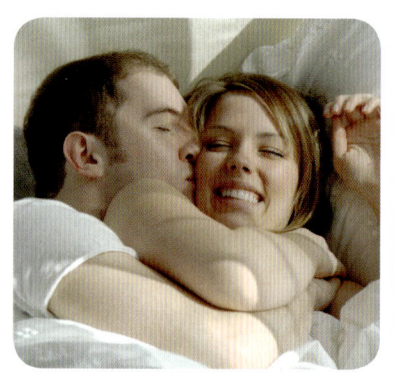
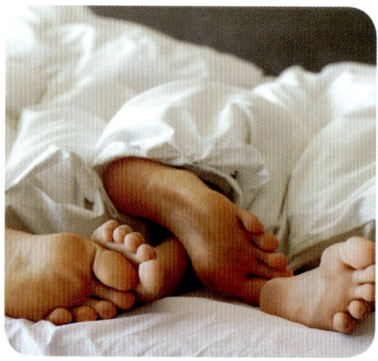
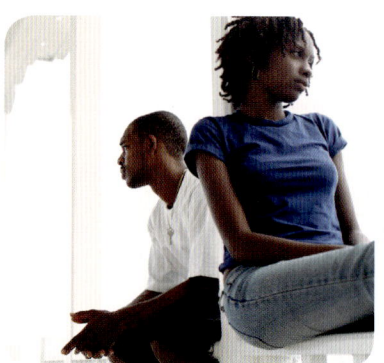

Schritt **vier**
Sex und Leidenschaft

Antworten auf die Fragen:

Schritt 4: **Sex und Leidenschaft**

Bei vielen Paaren gehen **Spontaneität und Leidenschaft** beim Sex verloren, sobald sie versuchen, ein Kind zu zeugen. Es ist aber ganz wesentlich
für eine Beziehung, **Spaß am Sex** zu haben. Schritt 4 thematisiert Fragen
zum Sex. Die spielen nicht nur eine Rolle, wenn es um das Glück eines
Paares geht, sondern auch für seine **Chancen auf Elternschaft**.

F Wie häufig sollten wir Sex haben?

Paare, die sich ein Kind wünschen, entwickeln oft die
Angewohnheit, nur dann miteinander ins Bett zu gehen, wenn
sie glauben, dass die Frau gerade fruchtbar ist. Das ist aus zwei
Gründen bedauerlich. Erstens bekommt man viel eher ein
Kind, wenn man häufig Sex hat. Und zweitens leidet die Spermienqualität, wenn es nur um den Eisprung herum zum Sex
kommt – die ejakulierten Samen sind in der Zwischenzeit alt
geworden. Die Folge: Mehr Spermien sind entweder weniger
beweglich, abnormal (s. Seite 51) oder tot. Der Fruchtbarkeit
eines Mannes kommt es zugute, wenn er oft Sex hat, dabei
häufig ejakuliert und deswegen laufend »frische« Spermien
produziert werden. Wenn ein Mann nur selten ejakuliert,
beeinträchtigt das auch seine Zeugungsfähigkeit.

Da eine Eizelle nur in den ersten 24 Stunden nach dem
Eisprung befruchtet werden kann und die Spermien im Körper
einer Frau durchschnittlich nur zwei bis drei Tage lebensfähig
sind, ist es wichtig, dass regelmäßig »Nachschub« an frischen,
aktiven und gesunden Spermien produziert wird.

F Verändert sich die Libido, wenn ein Paar sich ein Kind wünscht?

Etwa 90 Prozent der Paare finden, dass ihr Sexualleben in der einen oder anderen Weise durch einen Kinderwunsch verändert wird. Zunächst erleben viele den Sex
viel intensiver, weil es befreiend sein kann nicht mehr an
Verhütung denken zu müssen. Tatsächlich ist das für viele
Paare ganz neu. Denn die meisten Frauen versuchen fast
ihr gesamtes fruchtbares Leben lang, nicht schwanger zu
werden, sodass es unheimlich erotisch und sexuell befreiend sein kann, sich auf einmal keine Sorgen mehr darüber
machen zu müssen.

Bei anderen Paaren, und das ist die Mehrheit in meiner
Praxis, fängt das Sexleben jedoch an zu leiden, sobald sie
versuchen, ein Kind zu bekommen. Typischerweise ist das
nach vier oder fünf Monaten, in denen es nicht zur Schwangerschaft gekommen ist, der Fall. Dann, wenn sich statt Lust
und Leidenschaft Sorge und Anspannung breitmachen. Die
gute Stimmung kann aber zu jedem Zeitpunkt vergehen,
wenn Sex nach Plan erfolgt. Wenn Sie enttäuscht davon
sind, dass der Sex nicht so ist, wie er sein sollte – Sie sind
nicht allein! Mit einem kleinen bisschen »Mehr« – z. B. auch
an Kommunikation zwischen Ihnen beiden – könnte der
Sex wieder prickelnd und aufregend werden.

F Mir macht es Sorgen, dass wir eher »Baby-Sex« haben als richtig guten Sex. Was sollen wir tun?

Sex ist eine Gewohnheit: Je öfter Sie Sex haben, umso
mehr sind Sie daran gewöhnt und umso mehr sehnen Sie
sich auch danach. Wenn Sie nur miteinander schlafen, weil
Sie sich Nachwuchs wünschen, dann haben Sie es sozusagen
aufgegeben, Sex zu haben, weil es Ihnen Spaß macht. Nicht
nur dass das Ihre Chancen auf eine Empfängnis verringert –
»Baby-Sex« kann sich auch nachteilig auf die Beziehung
auswirken. Der Sex wird künstlich und planmäßig. Wenn
Sie nicht mehr daran gewöhnt sind, dass Sie einander häufig
und ganz spontan Lust bereiten, leidet Ihre gesamte körperliche Beziehung darunter.

Meiner Erfahrung nach kann es dazu führen, dass Partner
weniger offen und kommunikativ miteinander umgehen,
wenn das sie verbindende emotionale Band verloren geht.
Darunter leidet dann die Beziehung. Mit dem anderen zu
besprechen, was man fühlt, ist oft der Schlüssel zur Lösung
des Problems (s. Seite 68).

F Welche Rolle spielen die **Hormone?**

Viele unterschiedliche Hormone beeinflussen, wie viel sexuelle Lust wir erleben. Wie das funktioniert, wissen wir heute immer noch nicht genau. Östrogen und Testosteron haben dabei eine Schlüsselrolle, aber auch andere Hormone sind wichtig für das sexuelle Wohlbefinden.

Östrogen Dieses in den Eierstöcken produzierte Hormon ist wichtig für die Scheidensekretion und die Libido. Der Östrogenspiegel bei Frauen im gebärfähigen Alter ist deutlich höher. Das ist auch ein Grund dafür, warum Frauen nach den Wechseljahren unter Scheidentrockenheit und nachlassender Libido leiden. Manche Frauen berichten, dass ihre sexuelle Lust am größten ist, wenn sie ihre fruchtbaren Tage haben. Dann ist der Östrogenspiegel entsprechend hoch – eine Situation, die übrigens auch für die Spermien besonders günstig ist.

Testosteron Ein Hormon, das bei Männern in den Hoden und bei Frauen in den Eierstöcken produziert wird. Testosteron sorgt bei beiden Geschlechtern für den sexuellen Antrieb. Wenn Männer älter werden, sinkt ihr Testosteronspiegel und damit ihre sexuelle Lust. Auch bei Frauen ist der Testosteronwert am höchsten, wenn sie unter 20 sind. Danach sinkt er langsam ab.

Serotonin Über 95 Prozent des Serotonins in unserem Körper wird von der Darmschleimhaut abgesondert. Dieses Hormon spielt eine zentrale Rolle für unsere Stimmung, den Schlaf, die Körpertemperatur und die Sexualität. Frauen brauchen Serotonin, um sexuelle Erfüllung zu empfinden und um sich entspannen zu können.

Dopamin Dieser Botenstoff wird vom Hypothalamus ausgeschüttet. Seine Hauptfunktion besteht darin, die Ausschüttung des Hormons Prolactin aus der Hypophyse zu hemmen. Dopamin wird oft mit dem Lustzentrum des Gehirns in Verbindung gebracht, weil es mit tiefem Wohlgefühl in Zusammenhang steht.

Oxytocin Dieses Hormon wird im Hypothalamus hergestellt und von der Hypophyse ausgeschüttet. Es steht in Zusammenhang mit Sozialverhalten und Bindungs-

fähigkeit. Außerdem wirkt es gegen Stress, indem es den Blutdruck und das Stresshormon Kortisol senkt, sodass Angstgefühle, aber auch das Schmerzempfinden, herabgesetzt werden (s. Seite 84).

Bei Männern wie bei Frauen wird Oxytocin ausgeschüttet, wenn sie einen Orgasmus haben. Die Wirkung von Oxytocin steht auch in Zusammenhang mit der Produktion von Östrogen: Steigt der Östrogenspiegel, wirkt auch das Oxytocin stärker. Daher ist es gar nicht verwunderlich, dass Frauen oft extrem empfänglich für Berührungen sind und sehr viel schneller sexuell erregt sind, wenn sie ihre fruchtbaren Tage haben. Dann nämlich ist auch der Östrogenspiegel am höchsten. An allen anderen Tagen des Zyklus sind Frauen weniger fruchtbar, haben einen niedrigeren Östrogenspiegel und einen niedrigeren Oxytocinwert.

Frauen und Männer, die von ihren Partnern selten berührt und gestreichelt werden, haben einen niedrigen Oxytocinspiegel, was wiederum dazu führen kann, dass sie höhere Spiegel des Stresshormons Kortisol aufweisen.

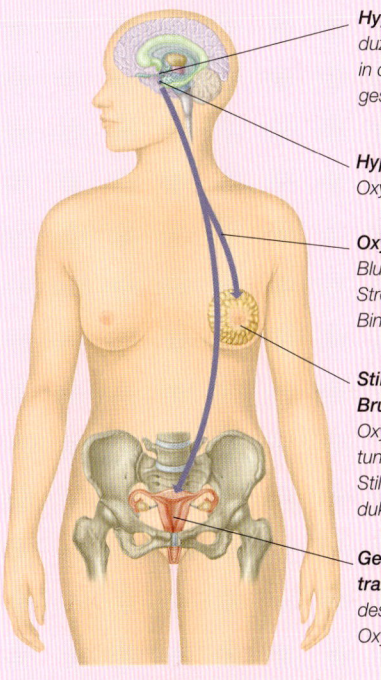

Hypothalamus produziert Oxytocin, das in der Hypophyse gespeichert wird.

Hypophyse schüttet Oxytocin aus.

Oxytocin senkt den Blutdruck, reduziert Stress und fördert Bindungen.

Stimulation der Brust wirkt auf die Oxytocinausschüttung, das auch beim Stillen die Milchproduktion anregt.

Gebärmutterkontraktionen während des Orgasmus setzen Oxytocin im Blut frei.

Wirkungen von Oxytocin

Mein Tipp

Bleiben Sie ein bisschen geheimnisvoll, und erzählen Sie Ihrem Partner nicht jedes Detail über Ihren Zyklus.

F Wie viel muss mein Partner über meinen Zyklus wissen?

Was ich Frauen immer sage, ist, dass ihr Partner nicht jedes Detail über ihren Menstruationszyklus wissen muss und wissen sollte. Ich rate Frauen z.B., Einzelheiten über ihren Zervixschleim oder ihre Basaltemperatur für sich zu behalten. Warum? Es ist nicht wirklich sexy. Im Gegenteil. Viele Männer stoßen solche Einzelheiten regelrecht ab. Tatsache ist: Männer müssen nicht so viel wissen wie Frauen, und schon gar nicht, wenn eine Frau daran interessiert ist, dass ihr Partner Lust auf Sex bekommt. Natürlich werden Sie beide, wenn Sie sich einer Fruchtbarkeitsbehandlung unterziehen, vieles über die weibliche und männliche Fortpflanzung erfahren. Und natürlich ist es auch wichtig für Männer, gut informiert zu sein, damit sie ihre Partnerin in einer solchen Situation unterstützen können. Man kann aber auch über das Thema sprechen, ohne allzu sehr ins Detail zu gehen – oder es womöglich zu einem ganz ungünstigen Zeitpunkt anzuschneiden.

F Was macht Männern und Frauen am meisten Lust auf Sex?

Fragen Sie sich selber, was Ihnen am stärksten Lust auf Sex macht. Denken Sie nicht daran, dass Sie ein Baby haben wollen, und fragen Sie sich, was Ihnen Lust auf Sex macht. Die Antworten darauf werden ohne Zweifel ganz unterschiedlich ausfallen – je nachdem, ob Sie eine Frau oder ein Mann sind. Spontan Lust auf Sex zu haben ist typisch für Männer. Die meisten Männer sind auch außerordentlich empfänglich für visuelle Reize, für Stimmungen und Gefühle, andere müssen nur an Sex denken oder entsprechende Fantasien entwickeln, um erregt zu werden. Frauen reagieren mehr auf Stimmungen, Gespräche mit dem Partner, Intimität, Vertrautheit und das Gefühl, geliebt und begehrt zu werden. Visuelle Reize sind für sie nicht so wichtig, aber Fantasien können auch eine Rolle für die Erregung der Frau spielen. Frauen sind meist nicht besonders offen

für Sex, wenn sie nicht entspannt sind und sich gestresst fühlen. Männer dagegen brauchen Sex oft als Mittel, um Stress abzubauen.

Tatsache ist: Die wenigsten Frauen spricht es wirklich an, sich einen Porno anzuschauen. Sie kommen eher in Stimmung, wenn ihr Partner mit ihnen zusammen kocht und ohne zu Murren das Geschirr abwäscht oder ihnen das Frühstück ans Bett bringt.

Manchmal müssen die Gründe, warum man Lust auf Sex hat, auch gar nicht erklärt werden – speziell wenn sie mit Fantasien zu tun haben. Es ist aber hilfreich, mit Ihrem Partner darüber zu sprechen, was Ihnen Lust auf Sex macht, besonders, wenn Sie in einer Partnerschaft leben, in der Sex nur noch dazu dient, ein Kind zu zeugen (s. Seite 69).

F Ist ein Mann immer zum Sex bereit, wenn seine Partnerin will?

Das ist einer der Mythen über die männliche Sexualität. Wie viel an diesem Mythos dran ist, merkt frau spätestens dann, wenn sie genau jetzt Sex haben will, weil sie gerade sehr fruchtbar ist. Manchmal wünscht eine Frau sich so verzweifelt ein Kind, dass sie nicht einmal ein Vorspiel erwartet (oder will), um sich und ihren Partner in die richtige Stimmung zu bringen. Und eigentlich glaubt sie ja auch, dass die meisten Männer immer zum Sex bereit sind – warum sich also mit langen Vorbereitungen aufhalten? Sie sieht nur die Möglichkeit, schwanger zu werden – romantische Gefühle haben da keinen Platz. Viele Männer turnt es komplett ab, wenn man sie wie Spermalieferanten behandelt, die man auffordern kann, »jetzt mal zur Sache zu kommen«. Im Gegenteil – häufig können sie dann keine Erektion bekommen. Von einigen Männern habe ich gehört, dass ihre Partnerinnen ihnen sogar Briefe oder E-Mails in die Arbeit geschickt haben, um sie zu bitten, egal, was für Pläne sie hatten, ganz dringend nach Hause zu kommen, es gäbe Anzeichen für einen Eisprung. Kein Wunder, dass Männer mit Ärger und Unwillen reagieren, ihre Partnerinnen dann frustriert sind und es zum Streit, aber nicht zum Sex kommt – weil der Mann nicht »funktioniert« hat.

F Gibt es Gründe für Frauen, keinen Sex haben zu können?

Viele Frauen, die unbedingt schwanger werden wollen, klagen über Scheidentrockenheit und Schmerzen beim Sex. Unglücklicherweise haben sämtliche

Gleitmittel für die Scheide – egal, ob auf Wasser- oder Ölbasis – und sogar Speichel eine ungünstige Wirkung auf Spermien. Das haben Untersuchungen belegt. Mein Rat lautet: Verzichten Sie möglichst auf Gleitmittel, und gönnen Sie sich mehr Zeit für Zärtlichkeit und ein Vorspiel. Auf diese Weise stimulieren Sie die ganz natürlichen Gleitmittel Ihres Körpers. Wenn diese nicht ausreichend vorhanden sind, ist es aber immer noch besser, etwas Gleitmittel auf die Schamlippen zu geben, als eine wunde Scheide zu riskieren.

Es ist nicht ungewöhnlich, dass bei Paaren, die seit mehreren Monaten schwanger werden wollen, Pro-bleme mit dem Sex auftreten – auch wenn sie davor ein glückliches Sexleben hatten. Wie immer ist das Wichtigste, sich zu entspannen und mit dem Partner zu reden. Wenn Sie sich wegen der Scheidentrocken-heit Sorgen machen, sprechen Sie mit Ihrem Arzt. Das Problem kann auch mit Ihrem Alter oder hormonellen Veränderungen zu tun haben. Schränken Sie den Gebrauch von Tampons so weit wie möglich ein (s. Seite 34), und tragen Sie keine allzu engen Slips – auch sie können Scheidentrockenheit begünstigen. Eine Veränderung Ihrer Lebensweise und Ihrer Ernährung kann ebenfalls helfen (s. Schritte 5 und 6).

Das sexuelle Erleben von Mann und Frau

Sexuelles Erleben kann man in vier Phasen einteilen: Erregungsphase, Plateauphase, Orgasmus und Rückbil-dungsphase. Bei Männern erreicht die Erregungsphase ganz schnell das Plateau, bei Frauen eher langsam und kontinuierlich. Bei beiden Geschlechtern mündet die Erregung in den Orgasmus, der bei beiden gleichzeitig stattfinden kann oder nicht.

Eine Frau kann eine kurze Plateauphase haben, gefolgt von einem Orgasmus; eine lange Plateauphase und multiple Orgasmen; oder eine Plateauphase, keinen Orgasmus und eine längere Rückbildungsphase. Obwohl es für

Männer schwierig sein kann, das zu verstehen – alle diese unterschiedlichen Erlebnismöglichkeiten können befriedi-gend für die Frau sein. Frauen müssen keinen Orgasmus erreichen, um Erfüllung beim Sex zu erleben.

Die Refraktärphase beim Mann ist die Zeit, die ein Mann braucht, bis er wieder erregt sein kann. Normaler-weise ist diese Spanne länger, je älter ein Mann ist. Frauen dagegen brauchen keine Refraktärphase, um erregt zu werden, wenn sie angemessen stimuliert sind. Sie können schon kurze Zeit später wieder Sex und weitere Orgasmen haben.

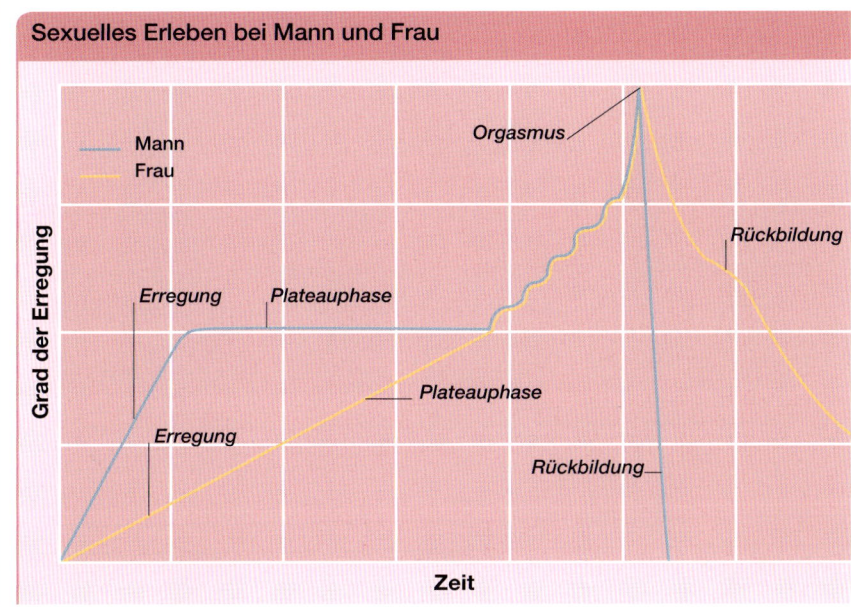

Sexuelles Erleben bei Mann und Frau

— Mann
— Frau

Grad der Erregung

Orgasmus

Rückbildung

Erregung   Plateauphase

Plateauphase

Erregung

Rückbildung

Zeit

Fakten:

- Das Muster sexuellen Erlebens wechselt von einem Menschen zum anderen.

- Bei einem Orgasmus verdoppelt sich die Herzfrequenz, erhöht sich der Blutdruck und wird die Aus-schüttung von Oxyto-cin bewirkt.

- Frauen brauchen keinen Orgasmus, um schwanger zu werden, Männer aber eine Ejakulation.

Zurück zur Harmonie

Oft leidet die Beziehung darunter, wenn Paare versuchen, ein Kind zu zeugen; besonders, wenn **nach Monaten noch kein Erfolg eingetreten ist.**

Die Paare, die unter Stress stehen und deren Sexualleben deswegen von Problemen belastet ist, kann ich kaum noch zählen. Sex und Beziehung sind auf komplizierte Weise miteinander verbunden – wenn in einem Bereich Probleme auftauchen, dann entstehen auch im anderen welche.

   Man macht die Menschen heute häufig glauben, dass ihre Kindheit daran schuld sei, wenn sie Probleme mit dem Sex haben. Das kann zwar bei einigen zutreffen; und es ist auch ganz klar, dass Missbrauchserfahrungen in der Kindheit – verbal, physisch, emotional und sexuell – viel Schaden anrichten können. Die meisten Leute leiden aber unter gegenwärtigen, zeitlich klar begrenzten sexuellen Problemen, die damit zusammenhängen, dass ihre Sorge über das Ausbleiben einer Schwangerschaft Beziehungsprobleme verursacht.

Welche
Folgen hat
»Baby-Sex«?

56%

von 500 befragten Frauen sagen, dass ihr Liebesleben davon beeinflusst war, als sie versuchten, schwanger zu werden. Einige wenige erlebten das positiv (mehr Sex), aber die große Mehrheit fand, dass ihr Liebesleben darunter gelitten hat.

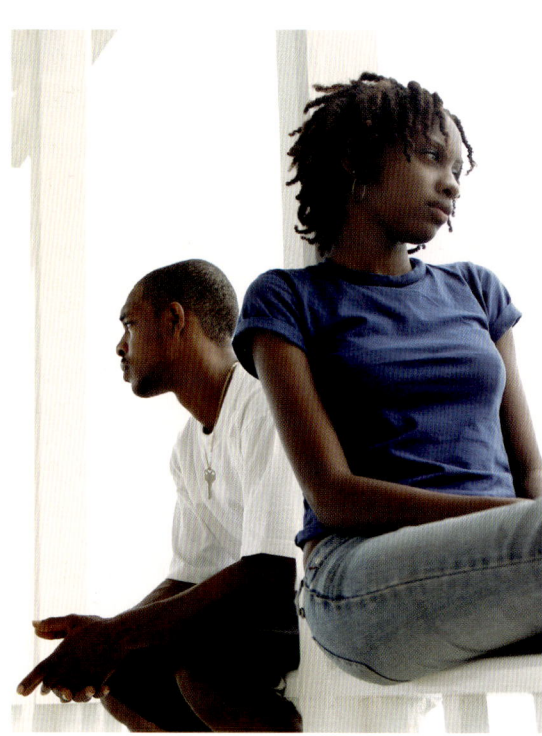

Kommunikationsprobleme

Wir benutzen Sex oft unbewusst, um mit unserem Partner zu kommunizieren. Manche Menschen vermeiden Sex aus unausgesprochenem Ärger, Unwillen oder Frustration. Wenn das bei Ihnen so ist, gehen Ihnen wertvolle Chancen, schwanger zu werden, verloren. Probleme sollten offen angesprochen werden, damit die Beziehung intakt bleibt.

   Stellen Sie sich selbst die folgenden Fragen:

■ Streiten Sie immer wieder über die gleichen Dinge?
■ Nehmen Sie alles, was Ihr Partner sagt, persönlich?
■ Überreagieren Sie bei bestimmten Argumenten, die Ihr Partner vorbringt?
■ Empfinden Sie Ärger und Bitterkeit gegenüber Ihrem Partner?

Es ist wichtig, dass Ihnen bewusst ist, wo Ihre Partnerschaft steht – wenn Sie meinen, dass Ihre Liebe leidet, ist es Zeit, etwas dagegen zu unternehmen.

Wenn Ihre Beziehung von dem Wunsch, ein Kind zu bekommen, dominiert wird, sollten Sie sich das eingestehen.

Wie kommt es zum Verlust der Lust?

Ironischerweise kommt es gerade in der Zeit, wenn Paare häufig Sex haben sollten, weil sie sich ein Kind wünschen, oft dazu, dass bei dem einen oder beiden Partnern die Lust nachlässt. Tatsächlich weichen viele dann auf »Schatz, ich bin zu müde« aus, wenn es in Wirklichkeit um die Angst vor einem weiteren »Fehlschlag« geht oder darum, dass einer oder beide deprimiert sind. Die menschliche Sexualität ist sehr komplex. Damit Erregung entsteht, muss eine ganze Reihe von Schlüsselfaktoren stimmen. Bestimmt lieben und vertrauen Sie einander, und trotzdem schleppen Sie ein ganzes Bündel negativer Empfindungen herum, die dazu führen, dass Sie einander weniger begehren als vorher.

Typische negative Gefühle sind:

▨ **Angst** Als Mann befürchten Sie vielleicht, nicht »auf Knopfdruck« funktionieren zu können. Oder Sie sehnen sich nicht so stark wie Ihre Partnerin nach einem Kind, trauen sich aber nicht, ihr das zu sagen. Wenn Sie eine Frau sind, sorgen Sie sich vielleicht, warum Sie immer noch nicht schwanger geworden sind und ob Sie überhaupt ein Kind haben können.

▨ **Trauer** Vielleicht haben Sie eine Fehlgeburt hinter sich, oder Sie trauern, weil Sie ohne eine Fruchtbarkeitsbehandlung kein Kind haben können.

▨ **Stress** Sie fühlen sich unter Druck gesetzt, Sex haben zu müssen und schwanger zu werden (s. Schritte 5 und 7).

Diese und viele andere Gefühle können sich der sexuellen Lust in den Weg stellen. Negative Gefühle können aber auch körperliche Probleme verstärken (s. Seite 72–73), die dann zusätzlich die Lust am Sex reduzieren.

Zurück zur **Lust**

▨ Woran merken Sie, dass Ihre Lust nachgelassen hat, seit Sie versuchen, ein Kind zu kriegen?

▨ Besprechen Sie, was Sie dabei herausgefunden haben, offen und ehrlich mit Ihrem Partner.

▨ Verbringen Sie Zeit miteinander. Teilen Sie Ihre Hoffnungen, aber auch Ihre Ängste und Enttäuschungen.

Fall**studie**

Richard und Julia haben ein Jahr lang versucht, ein Baby zu bekommen. Der Druck wirkt sich auch auf andere Aspekte ihrer Beziehung negativ aus.

Richard Bei mir hat es länger als bei Julia gedauert, bis ich bereit für ein Baby war. Obwohl ich schon 34 bin, macht es mir einen Riesenspaß, abends mit Freunden unterwegs zu sein. Ich habe mich gefragt, wie das wohl ist, wenn ich ein Kind habe.

Nachem wir uns entschlossen hatten, es zu versuchen, haben Spaß und Intimität im Bett immer mehr nachgelassen. Mir hat vor jedem Eisprung gegraut, während Julia mir jedes Detail über ihren Zyklus und was dabei in ihrem Körper vor sich geht erzählte. Das hat mich total abgeturnt. Julia hat unseren Sex diktiert, und ich habe immer öfter nicht richtig »funktioniert«. Als sie dann damit angefangen hat, sich darüber zu bechweren, dass ich mit meinen Freunden um die Häuser ziehe, habe ich bemerkt, dass es mich ärgert, das aufgeben zu sollen. Ich wollte nicht zu Hause sein, wenn ihre Periode bevorstand. Sie bricht nämlich jedes Mal, wenn es losgeht, in Tränen aus und ist deprimiert. Ich habe mich nicht mehr getraut ihr zu erzählen, wenn jemand im Büro verkündet hat, dass ein Kind unterwegs ist.

Julia hatte das Gefühl, dass ich nichts begreife und mir nicht so sehnlich ein Baby wünsche wie sie. Irgendwann war der Punkt erreicht, wo der Zwang, ein Baby zu bekommen, unsere Beziehung beherrscht hat. Da haben wir erkannt, dass wir Hilfe brauchen. Wir brauchten Rat, wie wir unsere Beziehung retten können.

Richard und Julia ist klar geworden, dass sie viel mehr miteinander sprechen müssen, damit sich nicht weiter unausgesprochener Ärger anstaut.

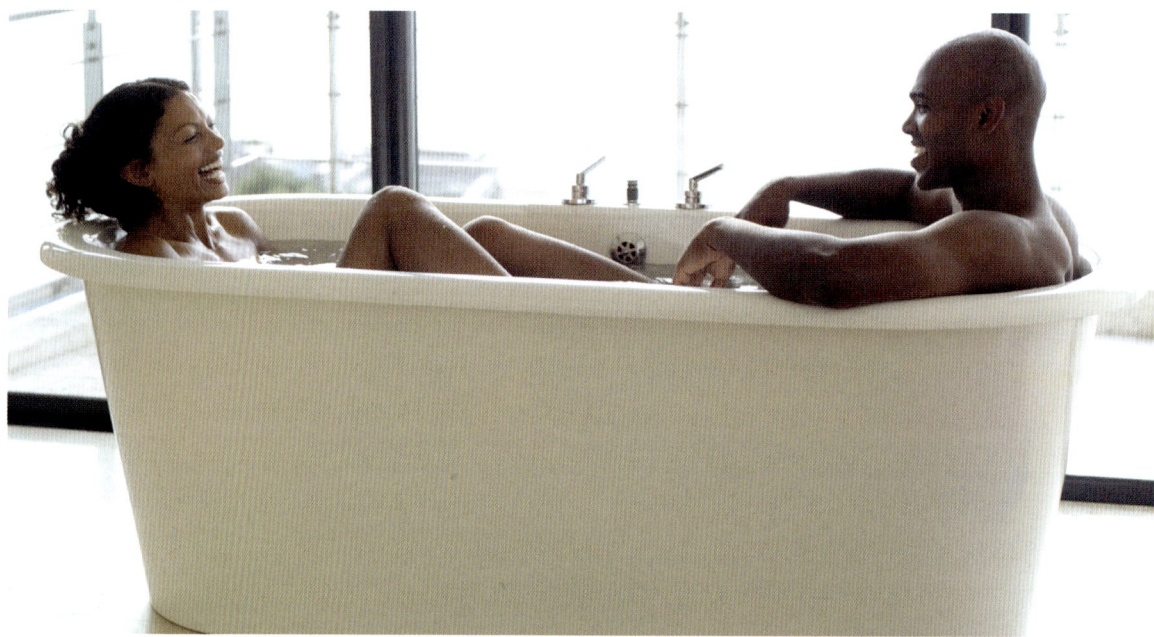

F Wie können wir unser Liebesleben wieder in Schwung bringen?

Verbannen Sie die Vorstellung, dass heute »der richtige Zeitpunkt« ist und Sie Sex haben »müssen«, um ein Kind zu bekommen. Hören Sie auf, sich darüber Gedanken zu machen, ob Sie die richtige Stellung einnehmen.

■ Gehen Sie miteinander ins Bett, wenn Sie Lust haben. Wenn Sie spätabends zu müde sind, gehen Sie früher zu Bett oder schlafen zu einer anderen Tageszeit miteinander.

■ Schaffen Sie Situationen, die Sie früher in die richtige Stimmung gebracht haben. Dazu kann ein Abendessen bei Kerzenschein gehören oder ein gemeinsames Bad.

■ Alltagsroutine ist ein Leidenschaftskiller. Bringen Sie Abwechslung in Ihr Leben. Ein Wochenende oder eine Nacht in einem Hotel zu verbringen kann wieder Leben in Ihre Beziehung bringen. Und es wird Sie daran erinnern, wie es war, als Sie noch nicht an ein Kind gedacht haben.

Mein **Tipp**

Gehen Sie **behutsam** mit den **Gefühlen** Ihres Partners um, wenn Sie über Sex reden.

Schaffen Sie sich Situationen, die Ihnen Lust auf Sex machen – wann z. B. haben Sie das letzte Mal gemeinsam gebadet?

■ Weisen Sie auf die Dinge, die Sie füreinander tun, hin, und kommentieren Sie sie. Betonen Sie, wie viel Freude Sie aneinander haben.

F Beeinträchtigt eine Fruchtbarkeitsbehandlung das Sexleben eines Paares?

Häufig passiert es, dass bei Paaren, die sich einer Fruchtbarkeitsbehandlung unterziehen, Probleme mit dem Sex auftauchen. Wenn einer der beiden ein Problem mit der Fruchtbarkeit hat, leidet der Betreffende noch mehr unter der Situation. Wie viel Unterstützung er auch von seinem Partner bekommt – er oder sie fühlt sich in seiner Weiblichkeit oder Männlichkeit tief verletzt. Solche Gefühle schaden der Lust.

Trotzdem ist es aus zwei Gründen wichtig, das Sie nicht in diese Falle tappen und sich abhalten lassen, Sex zu genießen oder überhaupt miteinander zu schlafen. Man kann nie wissen, ob es nicht doch ganz natürlich zu einer Empfängnis kommt (das passiert immer wieder). Auch wenn man Ihnen eingebleut hat, dass es ohne Fruchtbarkeitsbehandlung nicht mit dem Baby klappen kann!

Ich habe im Laufe der Jahre regelmäßig Paare behandelt, die sich auf eine IVF vorbereiteten oder von denen der Mann angeblich eine zu niedrige Spermienzahl aufwies, die dann doch ganz spontan schwanger wurden. Außerdem geht es beim Sex ja nicht nur ums Kinderkriegen. Sex hat auch etwas mit dem Verhältnis zueinander zu tun, mit Kommunikation und mit Genuss. Und Sex hat natürlich etwas mit Ihnen als Paar zu tun. Auch dann, wenn Sie sich für eine Fruchtbarkeitsbehandlung entschieden haben, ist Sex unverzichtbar dafür, wie Sie als Einzelner und als Paar funktionieren. Sie brauchen Sex, um langfristig eine gesunde Partnerschaft zu haben.

F Ist es normal, sich zu ärgern, wenn der/die Partner/in ein Fruchtbarkeitsproblem hat?

Das kann natürlich passieren. Aber es ist ein überflüssiges und destruktives Gefühl und eines, das man überwinden kann, wenn man sich gewisse Dinge bewusst macht. Erstens: Setzen Sie sich nicht unter Druck. Viele Fruchtbarkeitsprobleme lassen sich lösen, manche lösen sich sogar von ganz allein und ohne medizinische Unterstützung. Manchmal sind nur etwas Zeit und Geduld oder eine gesunde Ernährung und eine Umstellung der Lebensweise alles, was es dazu braucht. Ich habe viele Paare kennengelernt, die sich ganz verzweifelt ein Kind wünschten und deren Wunsch sich inzwischen erfüllt hat, nachdem sie nur ein paar Dinge in ihrem Leben verändert haben.

Zweitens ist es ganz wesentlich, dass Sie nicht aus den Augen verlieren, wer Ihr Partner ist. Er oder sie ist die Person, in die Sie sich verliebt haben. Sie haben dabei nicht nach der Fruchtbarkeit gefragt, sondern sich verliebt, weil er oder sie sehr viele Eigenschaften hat, die Sie lieben und bewundern und die Sie angezogen haben. Was nützt der fruchtbarste Mensch der Welt, wenn er oder sie nicht das hat, was Sie glücklich macht? Und das Letzte, was Ihr Partner jetzt brauchen kann, ist, sich als Versager zu fühlen. Was er oder sie jetzt braucht, sind Ihre volle Unterstützung, Ihr Verständnis und die Sicherheit, dass Sie, egal, was passiert, weiterhin als Team durchs Leben gehen.

Wenn Sie Ihre Enttäuschung zeigen, kann das Ihre Chancen auf ein Kind weiter reduzieren, weil Angst und seelischer Druck entstehen. Stellen Sie in den Vordergrund, was Sie als Paar glücklich macht, und lieben Sie sich so, wie Sie es getan haben, bevor das Babythema aufkam. Nur so sind Sie für alles gewappnet, was das Leben Ihnen bietet.

F Welche **Erkrankungen** beeinträchtigen die Libido?

Frauen Einige Erkrankungen wirken sich nachteilig auf die Libido aus. Dazu gehören Diabetes, Herz- oder Blutdruckerkrankungen, Schilddrüsenunterfunktion, Depressionen und Angst. Chirurgische Eingriffe im Becken sowie urologische oder Blasenprobleme dämpfen bei Frauen ebenfalls die Lust auf Sex.

Auch manche Medikamente verringern das sexuelle Verlangen und können zu sexuellen Funktionsstörungen führen. Dazu zählen bestimmte Antidepressiva, Beruhigungsmittel, Medikamente gegen Allergien und Mittel zur Empfängnisverhütung.

Männer Verschiedene Gesundheitsprobleme, etwa Diabetes, der zur erektilen Dysfunktion führen kann (s. Seite 72), oder Schilddrüsenerkrankungen können das sexuelle Verlangen beim Mann bremsen.

Bestimmte Medikamente reduzieren die Libido und die sexuellen Funktionen. Antidepressiva gehören dazu, weil sie bestimmte chemische Veränderungen im Gehirn bewirken. Medikamente gegen Bluthochdruck, z. B. Betablocker, gelten ebenfalls als problematisch. Etwa 25 Prozent der Fälle von erektiler Dysfunktion haben Medikamente als Ursache. Auch Arzneimittel gegen Angst und Schlafstörungen (Verringerung des sexuellen Verlangens) sowie Medikamente zur Behandlung von Magengeschwüren (Verringerung des sexuellen Verlangens, Impotenz) und zur Senkung des Cholesterinspiegels (Impotenz) können die Sexualfunktionen des Mannes stören.

Die Probleme lösen Meist beseitigt die Therapie der Grunderkrankung auch das Problem mit der Libido. Konsultieren Sie Ihren Arzt, wenn solche Symptome auftreten. Wenn Sie den Verdacht haben, dass ein Medikament Ihr sexuelles Verlangen beeinträchtigt, sprechen Sie mit Ihrem Arzt. Setzen Sie verschriebene Medikamente nicht ohne Rücksprache mit Ihrem Arzt ab.

Sexuelle Probleme

Männer und Frauen können **Probleme mit dem Sex** haben. Dafür gibt es eine Reihe von Ursachen – **manche sind physisch, andere psychisch.**

Von sexuellen Problemen sind die meisten von uns irgendwann einmal in ihrem Leben auf die eine oder andere Weise betroffen. Ob das Problem darin besteht, eine Erektion zu bekommen oder einen Orgasmus, ob Sie und Ihr Partner entdecken, dass Ihr sexuelles Verlangen nicht gleich ausgeprägt ist – worauf es ankommt ist, dass Sie das Thema offen ansprechen, denn auch das erhöht Ihre Chancen auf eine Empfängnis.

10%
der Männer zwischen 40 und 70

leiden an einer kompletten erektilen Dysfunktion.

Sexuelle Probleme bei Männern

Das häufigste sexuelle Problem bei Männern ist die erektile Dysfunktion (ED). Von einer ED spricht man, wenn ein Mann nicht in der Lage ist, eine Erektion zu bekommen oder beizubehalten.

Die Ursache für eine erektile Dysfunktion kann körperlich oder seelisch sein. Körperliche Ursachen treten öfter bei älteren Männern auf, weil sie häufiger unter Erkrankungen wie Diabetes, hohem Blutdruck oder Arterienverkalkung leiden. Daneben kann auch die Libido durch bestimmte Medikamente oder Erkrankungen, etwa Herzprobleme oder Diabetes, reduziert sein (s. Seite 71).

Zehn bis 20 Prozent der Fälle von ED gehen auf das Konto von seelischen Faktoren – Stress, Schuldgefühle, Depressionen, geringes Selbstwertgefühl und die Angst, sexuell zu versagen. Andere mögliche Ursachen sind Rauchen und Alkohol – beides fügt dem Blutfluss in Venen und Arterien sowie den Eizellen und der Spermienproduktion großen Schaden zu.

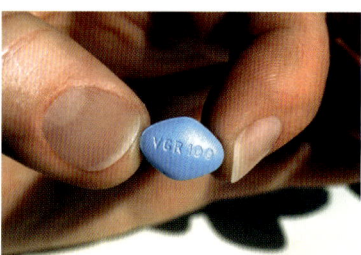

Sildenafil (Viagra) hilft Männern, eine Erektion zu bekommen und beizubehalten.

Behandlung Wenn Sie unter ED leiden, richtet sich die Behandlung nach der Ursache und danach, wie lange die Erkrankung schon besteht. Wenn die ED erst seit Kurzem auftritt und Sie unter einer der Grunderkrankungen leiden (s. Seite 52–53), hat Ihre ED sehr wahrscheinlich seelische Ursachen. Ein Urologe sollte abklären, ob eine körperliche Ursache vorliegt. Kann das ausgeschlossen werden, sollten Sie herausfinden, welche psychischen oder Ihre Lebensweise betreffenden Ursachen dafür verantwortlich sind.

■ Stehen Sie unter starkem Stress? Finden Sie heraus, welche Ursache er hat und wie Sie ihn in den Griff kriegen können (s. Schritt 5).

■ Ändern Sie Ihren Lebensstil: Hören Sie auf zu rauchen, treiben Sie mehr Sport, nehmen Sie ab, oder trinken Sie weniger Alkohol – möglicherweise löst sich das Problem dann von selbst.

■ Eventuell brauchen Sie eine medikamentöse Therapie. Sildenafil (Viagra) entspannt die Blutgefäße im Penis, erhöht die Durchblutung und führt so zu einer Erektion.

■ Vakuumpumpen und chirurgische Eingriffe sind aufwändigere Möglichkeiten, die man aber erst in Betracht zieht, wenn die o. g. Maßnahmen nicht helfen. Beides kann auch helfen, wenn organische Ursachen zugrunde liegen.

Erektile Dysfunktion und andere Potenzprobleme kommen zwar bei älteren Männern häufiger vor als bei jüngeren, sie sind aber auf keinen Fall unvermeidbarer Bestandteil des Älterwerdens.

Sexuelle Probleme bei Frauen

Frauen können unter einer ganzen Reihe von sexuellen Störungen und Schwierigkeiten leiden. Am verbreitetsten ist eine geringe Libido, gefolgt von dem Problem, erregt zu werden oder auch zu bleiben, einen Orgasmus zu bekommen, sowie Schmerzen beim Sex. Für Frauen hängt die sexuelle Erregung mit einem komplexen Zusammenspiel vieler Faktoren zusammen – dazu gehören ihre körperliche und seelische Gesundheit, die Erfahrungen, die sie gemacht haben, ihre Lebensweise, ihre Wertvorstellungen und ihre sozialen Beziehungen. Wenn einer dieser Bereiche gestört ist, kann sich das auch negativ auf das sexuelle Verlangen und die Erregbarkeit auswirken. Emotionale Schwierigkeiten können Angst, Stress oder Depressionen sein. Wenn eine Frau ihren Körper nicht mag, kann das ebenfalls zu sexuellen Problemen führen. Wenn es keine körperlichen Ursachen dafür gibt, sind wahrscheinlich seelische Aspekte die Wurzel des Problems.

Behandlung Lassen Sie von Ihrem Arzt abklären, ob es eine organische Ursache gibt oder ob es mit den Medikamenten zu tun hat, die Sie einnehmen. Denn Medikamente können die Libido oder Ihre Fähigkeit, sexuell erregt zu werden (s. Seite 20–25), schwächen. Wie steht es um Ihre Beziehung: Was können Sie tun, um sie zu verbessern (s. u.)? Außerdem sollten Sie sich vergewissern, ob nicht bestimmte Aspekte Ihres Lebensstils (zu wenig Schlaf, Stress – s. Schritt 5) Ihrem Liebesleben schaden.

Venus und Mars

- Was Frauen brauchen: mehr Stimulation, langsames Vorspiel, schmusen und küssen, Romantik, Gefühle teilen.
- Was Männer brauchen: Spontaneität, körperliche Leidenschaft, Fantasie beim Sex, visuelle Reize.

Zärtlichkeit lernen

- Körperlicher Kontakt muss nicht automatisch in Sex münden. Gewöhnen Sie sich an, Ihren Partner zu berühren, zu streicheln, zu küssen und miteinander zu schmusen, und sagen Sie ihm oder ihr, warum Sie das so gerne tun.
- Optimieren Sie Ihre körperliche Fähigkeit, erregt zu sein, indem Sie überprüfen, wie gesund Sie leben: Was essen Sie? Wie schlafen Sie? Rauchen Sie? Trinken Sie viel Alkohol?
- Üben Sie keinen Druck aufeinander aus, Sex zu haben, um ein Baby zu bekommen. Denken Sie daran, dass alle sexuellen Probleme Körper und Geist betreffen.
- Lernen Sie, sich füreinander zu öffnen – lassen Sie einander wissen, was Sie sexuell erregt, und seien Sie bereit, Gewohnheiten zu ändern.

- Halten Sie nach Möglichkeit immer alle Kommunikationskanäle füreinander offen – wenn Sie Sex haben genauso wie im alltäglichen Leben. Gefühle spielen eine ganz zentrale Rolle in einer Partnerschaft – wenn man nicht weiß, was der/die andere denkt, leidet die Beziehung früher oder später immer darunter. Scheuen Sie sich auch nicht, sich beraten zu lassen oder eine Sexualtherapie zu machen, um an die Wurzeln Ihrer Probleme zu kommen.
- Es sind viele Ratgeber und Sachbücher auf dem Markt, mit deren Hilfe man lernen kann, offen über Sex zu sprechen – konstruktiv und einfühlsam. Möglicherweise kann Ihnen auch Ihr Arzt ein guter Gesprächspartner sein.

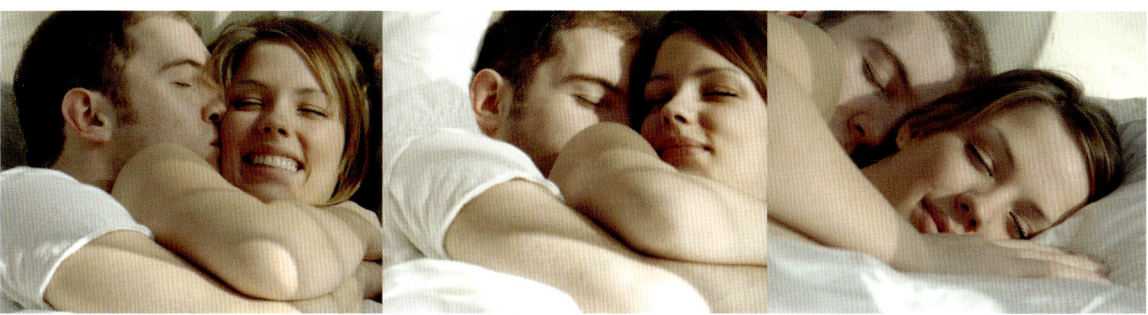

Verlieren Sie nicht aus den Augen, warum Sie sich für Ihren Partner entschieden haben. Nehmen Sie sich auch Zeit für Zärtlichkeiten, die nicht mit Sex enden.

Fragebogen: **Ihr Sexualleben**

> Sex steht wahrscheinlich **ganz oben** auf Ihrer Agenda, jetzt, wo Sie sich ein Baby wünschen. Aber das ist vielleicht auch der **Bereich Ihrer Beziehung, der am meisten leidet**. Gehen Sie die einzelnen Fragen durch, bewerten Sie jede Ja-Antwort mit einem Punkt, und zählen Sie dann Ihre Punkte zusammen. Männer und Frauen finden hier auch speziell **auf die beiden Geschlechter zugeschnittene Fragen**.

1 Leidet Ihr Liebesleben, seit Sie versuchen, ein Kind zu bekommen?
Ja ☐ **Nein** ☐
Das kommt häufig vor, besonders, wenn Sie es schon seit ein paar Monaten versuchen.

2 Ist der Sex weniger aufregend und macht weniger Spaß, seit Sie versuchen, ein Kind zu bekommen?
Ja ☐ **Nein** ☐
Eventuell beeinträchtigt das nicht nur Ihre Chancen auf eine Schwangerschaft, sondern auch Ihr Liebesleben (s. Seite 64).

3 »Planen« Sie Sex eher, als dass es ganz spontan dazu kommt?
Ja ☐ **Nein** ☐
Geplanter »Baby-Sex« anstelle von Sex aus Lust tut einer Beziehung meist nicht gut.

4 Sind Sie häufig zu müde für Sex?
Ja ☐ **Nein** ☐
Bei vielen Paaren ist Müdigkeit das größte Hindernis in ihrem Sexleben. Keine Frage – einer Schwangerschaft bringt Sie das keinen Schritt näher.

5 Haben Sie das Gefühl, dass Zärtlichkeiten immer in Sex münden müssen? **Ja** ☐ **Nein** ☐
Sie können Zärtlichkeiten austauschen, ohne im Bett zu landen (s. Seite 73).

6 Tendieren Sie dazu, nur dann miteinander zu schlafen, wenn Sie (oder Ihre Partnerin) am fruchtbarsten sind? **Ja** ☐ **Nein** ☐
Es ist ein weit verbreiteter Irrglaube, dass das bei Männern die Potenz erhöht; das Gegenteil ist der Fall (s. Seite 64).

7 Haben Sie weniger als zweimal in der Woche Sex?
Ja ☐ **Nein** ☐
Es ist wichtig, während Ihrer fruchtbaren Tage mindestens alle zwei bis drei Tage Sex zu haben, und regelmäßig an allen anderen Tagen des Zyklus.

8 Finden Sie es schwieriger, sexuell erregt zu werden, seit Sie versuchen ein Kind zu bekommen?
Ja ☐ **Nein** ☐
Eventuell fühlen Sie sich unter Druck gesetzt. Darunter leidet die Libido. Zudem ist das Fehlen von Spontaneität beim Sex ein Lustkiller (s. Seite 64).

9 Leidet Ihre Partnerschaft, seit Sie versuchen, ein Kind zu bekommen?
Ja ☐ **Nein** ☐
Probleme mit dem Sex beeinträchtigen eine Beziehung und umgekehrt. Wenn man auf ein Kind »hinarbeitet«, treten all die Dinge, die einem als Paar bisher wichtig waren, in den Hintergrund.

10

Gehen Sie Sex regelmäßig aus dem Weg, um Frustration und Ärger zu vermeiden?

Ja ☐ **Nein** ☐

Statt Sex zu vermeiden, sollten Sie öfter mit Ihrem Partner über Ihre Gefühle reden. Damit Ihre Beziehung langfristig glücklich bleibt, braucht es Kommunikation.

11

Finden Sie es schwierig, mit Ihrem Partner über Gefühle, auch den Sex betreffend, zu reden, jetzt wo Sie eine Familie werden wollen?

Ja ☐ **Nein** ☐

Es ist wichtig, dass Sie ganz offen mit Ihrem Partner reden (s. Seite 68–69).

12

(Nur für Frauen) Versorgen Sie Ihren Partner mit allen möglichen Details über Ihren Zyklus?

Ja ☐ **Nein** ☐

Viele Männer schreckt das eher ab. Erzählen Sie ihm nicht alles (s. Seite 66).

13

(Nur für Männer) Sind Sie jetzt ein »Zyklus-Experte« und wünschten, Sie wären es nicht? **Ja** ☐ **Nein** ☐

Wenn Untersuchungen und Behandlungen damit verbunden sind, unterstützen Sie Ihre Partnerin. Aber Sie können darum bitten, dass solche Gespräche außerhalb des Schlafzimmers stattfinden (s. Seite 66).

14

(Nur für Frauen) Erwarten Sie, dass Ihr Mann immer bereit ist, wenn es darauf ankommt? **Ja** ☐ **Nein** ☐

Wundern Sie sich nicht, dass er nicht immer »auf Knopfdruck« kann (s. Seite 66).

15

(Nur für Männer) Fühlen Sie sich eher wie ein Spermalieferant als wie ein Mann, der geliebt wird?

Ja ☐ **Nein** ☐

Suchen Sie nach einem geeigneten Zeitpunkt, um mit Ihrer Partnerin (möglichst ohne Vorwürfe) darüber zu sprechen.

Auswertung

0–3 Sie haben ein gesundes Liebesleben. Obwohl Sie sich ein Kind wünschen, macht Ihnen Sex immer noch Vergnügen. Achten Sie aber darauf, dass die zwei oder drei Bereiche, in denen es nicht so ideal läuft, in Zukunft keine Probleme bereiten.

4–7 Sie haben einige Probleme in Ihrem Liebesleben. Einige davon – wie die Häufigkeit – sind wahrscheinlich schnell zu erkennen. Andere, etwa die sexuelle Erregung oder Sex auf Knopfdruck, benötigen etwas mehr Aufmerksamkeit auf beiden Seiten.

8–13 Sie haben eine ganze Reihe von Problemen in Ihrer Beziehung zu lösen, damit Ihr Liebesleben nicht den Bach hinuntergeht. Sie laufen Gefahr, beide dauerhaft Schaden zu nehmen. Lesen Sie Schritt 4 noch einmal, konzentrieren Sie sich auf die Probleme, die Sie betreffen, und versuchen Sie es mit den vorgeschlagenen Gegenstrategien. Sprechen Sie miteinander, und überlegen Sie, ob Sie professionelle Hilfe in Anspruch nehmen wollen. Sie müssen Zeit und Mühe investieren, um Ihr Liebesleben zu verbessern, wenn Sie möchten, dass Ihre Beziehung weiterbesteht.

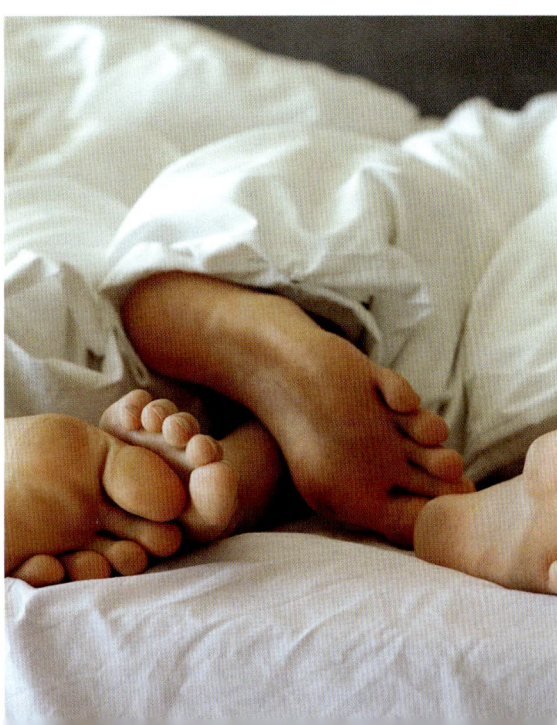

Schritt **vier**

75

Sex und Leidenschaft

„Finden Sie heraus, in welchen **Bereichen Ihres Lebens** Sie etwas verändern wollen, um Ihre Chancen auf eine **natürliche Empfängnis** zu erhöhen."

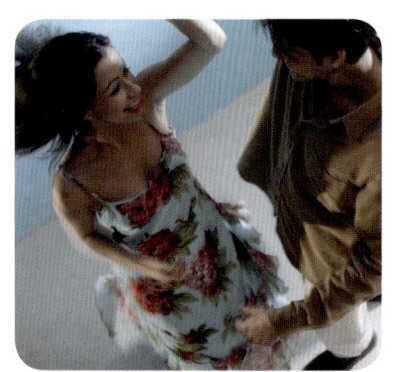
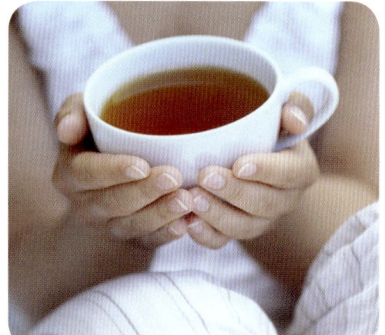
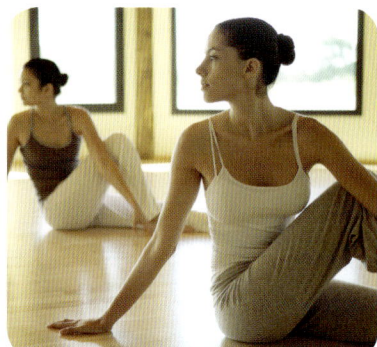

Schritt **fünf**

Lebensstil überprüfen

Antworten auf die Fragen:

Schritt 5: **Lebensstil überprüfen**

> Ganz ohne Frage hat die Art, wie Sie Ihr **Leben leben**, Einfluss auf Ihre Fruchtbarkeit: Alkohol, Zigaretten, Stress, Sport (oder kein Sport) und Beruf **spielen eine Rolle**. Schritt 5 hilft Ihnen herauszufinden, ob in dem einen oder anderen Bereich Ihres Lebens **Veränderung angesagt** ist. Eine empfehlenswerte Methode ist, sich **pro Woche einen Bereich** vorzunehmen.

Beeinflusst Alkohol die Fruchtbarkeit?

Bei beiden, Männern wie Frauen, löst exzessiver Alkoholkonsum eine Flut von freien Radikalen im Körper aus (s. Seite 104), die ihm massive Schäden zufügen und sowohl die Ei- als auch die Spermienproduktion schädigen können. Zudem verhindert Alkohol die Aufnahme von lebenswichtigen Vitaminen, Mineralien und Zink.

Bei Männern schädigt Alkohol die Spermien und beeinflusst die Hormonausschüttung. Der Testosteronspiegel sinkt, während weibliche Hormone, die Östrogene, ansteigen. Das sexuelle Verlangen sinkt, und die Spermienproduktion (Spermatogenese) nimmt ab. Exzessiver Alkoholkonsum ist eine häufige Ursache von Impotenz und Sterilität. Männer sollten am Tag nicht mehr als 20 Gramm Alkohol konsumieren, Frauen die Hälfte, also nur zehn Gramm. Ein halbes Glas Bier oder ein Glas Wein enthält bereits 20 Gramm Alkohol! Studien zufolge kann schon der Genuss von wenig mehr als der empfohlenen Menge dazu führen, dass die Spermienzahl sinkt und vermehrt Spermien auftreten, die nicht voll beweglich und defekt sind (s. Seite 56).

Bei Frauen, die zu viel Alkohol trinken, kann die Periode ausbleiben (Amenorrhö, s. Seite 34) oder der Eisprung unregelmäßig werden. Besondere Gefahren birgt Alkoholkonsum, schon in ganz kleinen Mengen, in den so wichtigen ersten drei Schwangerschaftsmonaten (s. Seite 172–174). Dann steigt das Risiko von Fehlgeburten, Schwangerschaftskomplikationen und Missbildungen.

Welchen Einfluss hat Alkohol auf den Blutzuckerspiegel?

Besonders für Frauen ist es wichtig, dass der Blutzuckerspiegel konstant bleibt, damit auch die Hormone nicht aus dem Gleichgewicht geraten und die Chancen, schwanger zu werden, gestärkt werden. Alkohol enthält Zucker, und mehr als ein Glas hin und wieder oder täglicher Alkoholkonsum führt dazu, dass der Blutzuckerspiegel schwankt und Verlangen nach mehr entsteht (s. u.).

Um den Blutzuckerspiegel hoch zu halten, wird dann leicht noch mehr Alkohol getrunken oder stattdessen Süßigkeiten verzehrt. In beiden Fällen leidet die Gesundheit, im Besonderen die Hormonausschüttung – mit Folgen für die Fruchtbarkeit.

Wie reagiert der Körper auf Blutzuckerschwankungen?

Alkohol erhöht den Blutzuckerspiegel, und sofort steigt auch die Ausschüttung des »Wohlfühlhormons« Serotonin. Das erklärt auch, warum wir ein körperliches Verlangen nach Alkohol entwickeln können, wenn wir unter Stress stehen. Um mit den ansteigenden Blutzuckermengen klarzukommen, produziert der Körper große Mengen an Insulin, einem Hormon, das in der Bauchspeicheldrüse hergestellt wird. Insulin sorgt dafür, dass der Zucker im Blut verstoffwechselt wird und als Energie in die Zellen gelangt. Daraufhin beginnt innerhalb von 20 bis 30 Minuten der Blutzuckerspiegel abzustürzen und mit ihm das Hochgefühl, das uns das Serotonin verschafft hat. Wenn der Blutzuckerspiegel abrupt abfällt und anschließend nicht wieder nach oben steigt, wird das Stresshormon Adrenalin ausgeschüttet. All das führt dazu, dass Ihre Stimmungen schwanken, Sie nervös und unausgeglichen sind und keine Energie haben. Darüber hinaus kann sich die Adrenalinproduktion durch die dauernde Beanspruchung erschöpfen, was wiederum ernsthafte Folgen für Hormonausschüttung und Fruchtbarkeit haben kann.

Wie viel Alkohol ist erlaubt?

Menschen mit Kinderwunsch sollten theoretisch gar keinen Alkohol trinken. Doch ich weiß, wie schwer es fallen kann, ganz auf Alkohol zu verzichten. Darüber hinaus gibt es keinen Beweis dafür, dass ein Glas hin und wieder wirklich der Fruchtbarkeit schadet. Wenn es Ihnen hilft, sich zu entspannen, kann es sogar von Vorteil für eine Empfängnis sein. Trotzdem rate ich Frauen, nicht mehr als ein Glas Wein in der Woche zu trinken. Männer sollten es bei einem Glas Wein oder zwei Gläsern Bier wöchentlich belassen. Es gibt allerdings Anhaltspunkte dafür, zur Zeit des Eisprungs besser gar keinen Alkohol zu trinken.

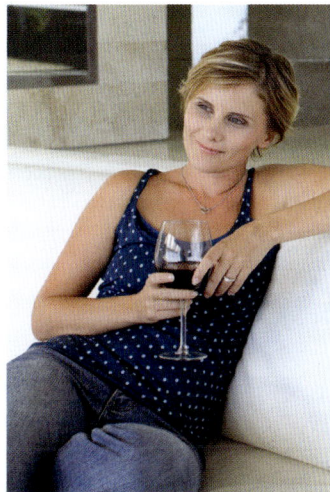

Es ist nicht nachgewiesen, dass geringe Mengen Alkohol tatsächlich der Fruchtbarkeit schaden.

Trinken mit **Köpfchen**

Außerordentlich wichtig ist, dass Sie Maß halten und nicht ein paar Tage abstinent sind und dann an einem Abend zu viel trinken. Ihr Körper kommt sehr viel besser mit einem Glas hin und wieder zurecht, als wenn er eine Woche Abstinenz innerhalb von nur wenigen Stunden »abbüßen« muss.

Wie viel Alkohol steckt in ...?

Die Deutsche Gesellschaft für Ernährung rät Frauen, nicht mehr als zehn Gramm Alkohol zu trinken – bei Männern dürfen es 20 Gramm sein. Wichtig: Wenn Sie sich ein Kind wünschen oder (als Frau) bereits schwanger sind, sollte das die Ausnahme bleiben.

▪ Ein halber Liter Bier enthält bereits etwa 20 Gramm Alkohol.

▪ Dass uns Wein schneller zu Kopf steigt, liegt an seinem höheren Alkoholgehalt: 250 ml enthalten – je nach Sorte – mindestens 20 Gramm Alkohol. Sich und Ihrem Kind zuliebe sollten Sie als Mann bei einem Glas bleiben, als Frau dürfen Sie ein kleines Glas (125 ml) mittrinken. Aber auch hier gilt: Maß halten!

▪ Auf Spirituosen sollten Sie ganz verzichten!

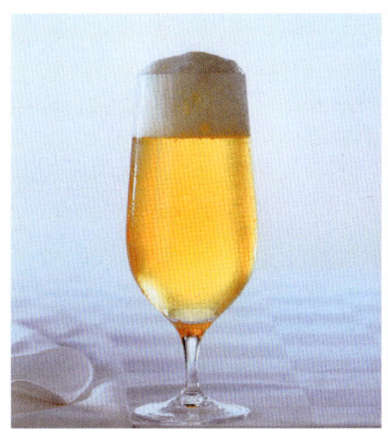

Bei Bier kann der Alkoholgehalt sehr unterschiedlich sein – abhängig von der Sorte.

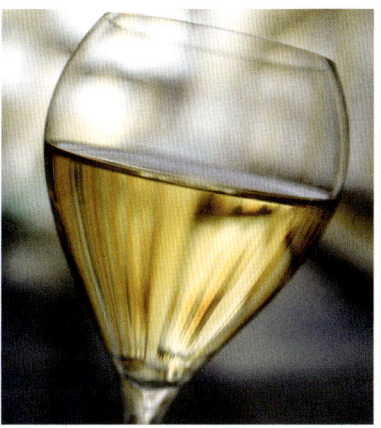

Trinken Sie Wein aus einem Weinglas – dann haben Sie die Menge im Blick.

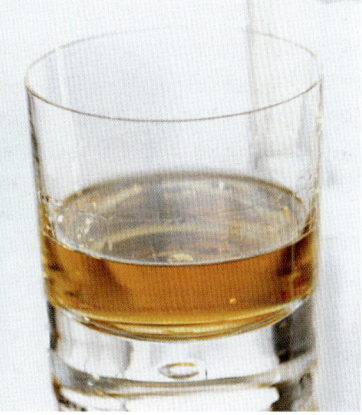

Kommen Sie nicht in Versuchung – Spirituosen haben einen hohen Alkoholgehalt.

F Ich bin Raucherin. Welche Wirkung hat das auf eine Empfängnis?

Der Nachweis, dass Zigaretten die Fruchtbarkeit der Frau beeinträchtigen, ist nicht von der Hand zu weisen. Zigaretten enthalten viele Substanzen, darunter Kadmium, Blei und Nikotin, die toxisch (und krebserregend!) sind und die Gebärmutterschleimhaut und die Eierstockfunktionen schädigen können. Rauchen entzieht dem Körper darüber hinaus wichtige Vitamine und Mineralien, vor allem Zink, Selen und Vitamin C. Rauchen wird auch mit reduziertem Zervixschleim in Zusammenhang gebracht und hat nachweislich einen negativen Effekt auf die endokrinen Drüsen, die die Hormonausschüttung regulieren.Studien haben gezeigt, dass Raucherinnen eine 40 Prozent niedrigere Chance haben, schwanger zu werden. Rauchen erhöht zudem die Gefahr einer DNA-Schädigung. Als Folge davon können Eizellen nicht befruchtet werden, oder es kommt kurz nach der Einnistung zu einer Fehlgeburt. Und schließlich kann Rauchen Ihnen zehn Jahre Ihres fruchtbaren Lebens stehlen und dazu führen, dass Sie viel früher in die Wechseljahre kommen.

F Schaden **Drogen** der Fruchtbarkeit?

Alle Drogen wirken sich auf die Fruchtbarkeit aus – entweder weil sie die Spermien schädigen oder weil sie die Hormonproduktion nachteilig beeinflussen –, bei Männern wie bei Frauen. Aber auch wenn die Wirkung von Drogen auf Ihren Stoffwechsel reversibel ist (das kann ein paar Monate oder sogar Jahre dauern) und Sie in dieser Zeit vielleicht ein Kind bekommen: Das Kind kann unter den Nachwirkungen der Drogen, die noch in Ihrem Körper vorhanden sind, leiden. Wenn Sie nur gelegentlich zu Drogen greifen: Hören Sie jetzt damit auf. Wenn Sie drogenabhängig sind, brauchen Sie professionelle Hilfe, damit Sie so schnell wie möglich die Chance haben, ein gesundes Kind zu bekommen.

Marihuana Cannabis schädigt insbesondere die männliche Fruchtbarkeit. Einer seiner wichtigsten Bestandteile, Tetrahydrocannabinol (THC), ist chemisch mit Testosteron verwandt und senkt, selbst wenn nur kleine Mengen geraucht werden, den Testosteronspiegel. Gleichzeitig nimmt das Volumen der Samenflüssigkeit ab, die Beweglichkeit der Spermien reduziert sich, die Spermienzahl sinkt, und die Zahl defekter Spermien steigt. Außerdem beeinträchtigt Cannabis die Libido – es ist eine Droge, die Sex und Fruchtbarkeit in jeder Hinsicht schadet.

Bei Frauen kann Cannabis toxische Wirkung auf die Eireifung haben und den Eisprung beeinträchtigen. Zudem enthält die Scheidenflüssigkeit der Konsumentinnen kleine Mengen THC. Spermien, die damit in Kontakt kommen, nehmen dieses THC auf, was ihre Beweglichkeit einschränkt.

Kokain, Opiate und Ecstasy Von diesen Drogen ist bekannt, dass sie dramatische Wirkungen auf die Fruchtbarkeit von Mann und Frau haben. Männer, die diese Drogen nehmen, leiden oft an reduzierter Libido, abnorm geformten Spermien und verringerter Spermienzahl. Auch das Risiko, dass die Spermien einen genetischen Defekt aufweisen, ist erhöht. Bei Frauen führt der Konsum dieser Drogen oft zu Ovulationsproblemen, Zyklusunregelmäßigkeiten und reduziertem Eizellenvorrat. Bewiesen ist außerdem ein Zusammenhang zwischen angeborenen Missbildungen des Kindes und der Einnahme dieser Drogen. Kokain schädigt die Funktion der Eileiter und erhöht das Risiko für Fehlgeburten deutlich. Es überwindet die Plazentaschranke und schadet dem Baby in der Gebärmutter. Das Kind kann dann bereits drogenabhängig geboren werden und unter ernsten Entzugserscheinungen und möglichen Hirnschäden leiden.

Anabolika (anabole Steroide) Freizeit-Bodybuilder, die Anabolika nehmen, leiden innerhalb kürzester Zeit an ernsten Nebenwirkungen, weil diese Drogen auf die Hormonproduktion wirken. Entsprechend ist auch die Hodenfunktion beeinträchtigt, sodass schon nach wenigen Monaten die Spermienproduktion deutlich abnimmt oder ganz versiegt. Auch Beweglichkeit und Aussehen der Spermien haben Schaden genommen (s. Seite 56). Eine weitere bekannte Nebenwirkung ist das Nachlassen der Libido. Bis diese Wirkung wieder nachlässt, kann es zwischen einem und drei Jahren dauern.

F Muss mein Mann das Rauchen aufgeben?

Männer, die rauchen, haben eine um 30–70 Prozent geringere Spermienzahl als Nichtraucher. Hinzu kommt, dass mehr Spermien missgebildet und in ihrer Beweglichkeit eingeschränkt sind. Bei Männern, die zwischen 30 und 50 Jahre alt sind, steht das Rauchen auch im Verdacht, bei 100 000 und mehr Fällen jedes Jahr zu Impotenz zu führen. Rauchen reduziert daher ganz erheblich die Aussichten eines Paares auf ein Kind.

F Wie lange dauert es, bis sich meine Fruchtbarkeit wieder erholt hat, wenn ich jetzt mit dem Rauchen aufhöre?

Untersuchungen zeigen, dass Paare ein Jahr, nachdem sie zu rauchen aufgehört hatten, genauso fruchtbar waren wie nicht rauchende Paare. Schon zwei Monate, nachdem das Rauchen aufgegeben wurde, hatten Paare, bei denen eine IVF durchgeführt wurde, deutlich bessere Chancen auf ein Kind.

F Schmälert Rauchen die Erfolgschancen einer IVF?

Rauchende Frauen, bei denen eine IVF durchgeführt wird, benötigen beinahe doppelt so viele Versuche für eine Empfängnis wie Frauen, die nicht rauchen. Sie brauchen höhere Dosen an Gonadotropin, das die Ovarien stimuliert, während gleichzeitig weniger Eizellen entnommen und befruchtet werden können. Außerdem ist die Fehlgeburtenrate höher. Darüber hinaus hat eine Studie gezeigt, dass die Chancen auf eine Schwangerschaft auch nur wenig höher sind, wenn es der Mann ist, der raucht, und nicht die Frau: Die Aussichten auf eine Empfängnis sind nur etwa halb so groß wie bei Nichtrauchern. Egal, ob er oder sie raucht – IVF und Rauchen vertragen sich nicht!

F Warum schadet Rauchen, wenn es schon zu einer Empfängnis gekommen ist?

Rauchende Frauen haben ein doppelt so hohes Risiko für eine Fehlgeburt, weil Rauchen der Durchblutung der Gebärmutter schadet. Laut einer neueren Studie gehen rund 5000 Fehlgeburten jedes Jahr auf das Konto von Rauchen und Passivrauchen. Dazu kommt, dass durch die schlechte Durchblutung auch die Sauerstoffversorgung des Kindes leidet und dass sich das Kind nicht so entwickeln kann wie unter nikotinfreien Bedingungen. Das erklärt auch, warum Raucherinnen ein 50 Prozent höheres Risiko für eine Frühgeburt haben. Auch die Gefahr, dass das Kind mit einem zu geringen Geburtsgewicht auf die Welt kommt, ist doppelt so hoch.

Rauchen beeinträchtigt daneben die Funktion der Zilien, der Flimmerhärchen in den Eileitern: Raucherinnen haben ein höheres Risiko für eine ektopische Schwangerschaft (s. Seite 26), weil die befruchtete Eizelle nicht so schnell durch die Eileiter in Richtung Gebärmutter transportiert wird.

Eine Schwangere, die raucht, läuft eher Gefahr, unter ernsthaften Schwangerschafskomplikationen zu leiden – etwa eine Eklampsie mit den typischen Symptomen Bluthochdruck und Schwellungen an Füßen, Armen und Händen. Auch Plazentaablösungen, bei denen die Sauerstoffversorgung des Fetus in Gefahr gerät, sind bei Raucherinnen häufiger als bei Nichtraucherinnen.

Außerdem gibt es Hinweise darauf, dass Rauchen zu Missbildungen – etwa einer Gaumenspalte – führen kann. Die Säuglingssterblichkeit innerhalb des ersten Lebensjahrs ist bei Kindern von Raucherinnen höher.

F Wie kann ich mit dem Rauchen aufhören?

Es gibt nicht einen einzigen vernünftigen Grund weiterzurauchen, wenn Sie schwanger werden wollen. Da die Vorteile des Nikotinverzichts sich erst zwei Monate später zu zeigen beginnen, sollten Sie jetzt aufhören und alles dafür tun, durchzuhalten. Kognitive Verhaltenstherapie (KVT), bei der schädliche Denk- oder Verhaltensmuster verändert werden, und Hypnotherapie (s. Seite 133) gehören zu den zahlreichen, sehr wirksamen Anti-Rauch-Strategien. Manche Hausärzte bieten Entwöhnungskurse in ihrer Praxis an. Fragen Sie Ihren Hausarzt – vielleicht kann er Ihnen noch weitere Ratschläge geben. Nikotinpflaster und Nikotinkaugummis aus der Apotheke können ebenfalls eine Hilfe sein.

> **Mein Tipp**
> **Hören** Sie beide mit dem **Rauchen auf.** Und scheuen Sie sich nicht, sich dabei **helfen** zu lassen.

F Warum sind wir so gestresst?

Stress entsteht dann, wenn wir das Gefühl haben, einen Bereich unseres Lebens nicht unter Kontrolle zu haben. Wenn Ihnen Ihre Arbeit Spaß macht, wird daraus kaum Stress entstehen. Wenn Sie sich aber zu selten eine Auszeit gönnen, immer zu wenig schlafen, weil Sie Schulden haben oder die Arbeit Ihnen Sorgen macht, sind die Stresshormone in Ihrem Blut wahrscheinlich erhöht.

Zu erhöhtem Stress kommt es auch häufig, wenn Paare probieren, ein Kind zu bekommen. Von Monat zu Monat zu hoffen und dann enttäuscht zu werden ist eine große Belastung. So groß, dass dieser Stress die Empfängnisbereitschaft der Frau verringern kann. Ich kenne viele Frauen, die eine sehr gute Ausbildung haben, sehr gut organisiert sind, die ihr Leben im Griff haben und die Früchte ihrer Arbeit genießen. Wenn sie dann schwanger werden wollen, merken sie plötzlich, dass ihre Fruchtbarkeit, die sie so lange so gut

Mit Stress umgehen

Unser Körper ist bestens darauf vorbereitet, mit körperlichem Stress umzugehen: Er setzt ein ganzes Arsenal von Gegenmaßnahmen nach dem Motto »Kämpfen oder fliehen« in Gang. Probleme treten jedoch auf, wenn unser Körper ebenso hochtourig auf psychischen Stress reagiert. Passiert das immer wieder, leidet der Körper darunter.

Unser Nervensystem ist ein riesiges Netz aus Nerven, die jeden Teil unseres Körpers erreichen. Es ist der Sitz unseres Bewusstseins und gibt den Anstoß für alle unsere Handlungen. Darüber hinaus hat es automatische Funktionen, mit denen es die »innere Umgebung« unseres Körpers und unbewusste Prozesse, wie die Atmung, steuert und kontrolliert. Im autonomen Nervensystem arbeiten Sympathikus und Parasympathikus zusammen. Mit ihren entgegengesetzten Wirkungen halten sie einander die meiste Zeit im Gleichgewicht. Der Sympathikus sorgt dafür, dass wir in Notfällen richtig reagieren und mit Stress, Ärger und Frustrationen umgehen können, indem er unsere Reaktionsgeschwindigkeit erhöht und uns bereit für Taten macht (s. u.). Der Parasympathikus dagegen stellt den Ruhezustand wieder her – wichtig für unser Wohlgefühl und unsere Fruchtbarkeit.

Stressfaktoren

- Einschneidende Lebensveränderungen, Krankheit oder Tod eines geliebten Menschen
- Wichtige Ziele, z. B. ein Kind zu bekommen, nicht zu erreichen
- Beziehungsprobleme und Geldsorgen
- Ängste wegen globaler Veränderungen und deren medialer Verbreitung

Reaktionen des autonomen Nervensystems		
Körperteil	**Antwort des Sympathikus**	**Antwort des Parasympathikus**
Augen	Die Pupillen weiten sich, um das Ziel schärfer zu sehen.	Die Pupillen ziehen sich wieder zusammen.
Lungen	Die Bronchien erweitern sich, damit mehr Sauerstoff aufgenommen werden kann.	Die Bronchien ziehen sich zusammen, und die Atmung wird wieder normal.
Herz	Häufigkeit und Stärke des Pulsschlags nehmen zu, Blut erreicht die Muskelfasern.	Häufigkeit und Stärke des Pulsschlags normalisieren sich.
Magen	Die Produktion von Enzymen sinkt.	Die Enzymproduktion wird wieder normal.
Leber	Schüttet Glukose aus und fördert Energie	Speichert Glukose

im Griff hatten (um nicht schwanger zu werden), sich ihrer Kontrolle entzieht. Das erleben sie als Schock, sind zutiefst verunsichert, und die Stresshormone schnellen nach oben.

F Schadet Stress der Fruchtbarkeit?

Die meisten von uns haben in irgendeinem Bereich ihres Lebens Stress. Worin wir uns unterscheiden, ist die Art, wie wir damit umgehen. Unser Umgang mit Stress ist dafür verantwortlich, wie viele Stresshormone wir im Blut haben. Wenn der Körper einer Frau massiv Stresshormone freisetzt, wirkt sich das auch auf die Sexualhormone aus: Bei manchen Frauen sind Zyklus- oder Eisprungstörungen die Folge. Das erschwert eine Empfängnis (s. Seite 84).

Und natürlich beeinträchtigt Stress das Leben eines Paares in vielerlei Hinsicht – soziale Beziehungen, Sex, Geborgenheit und Glück. Kein Wunder, dass Stress einem Kinderwunsch nicht gerade förderlich ist!

Ständig unter Strom

In Stresssituationen löst der Hypothalamus in unserem Gehirn nervliche und hormonelle Signale aus, die die Nebennieren dazu anregen, eine Welle von Hormonen (darunter Kortisol und Adrenalin) auszuschütten. Kortisol hebt den Glukosespiegel im Blut und steigert den Glukoseverbrauch des Gehirns. Darüber hinaus kann es andere Körperfunktionen, die im Moment weniger lebensnotwendig (Verdauung, Fortpflanzung) sind, herunterfahren. Gleichzeitig erhöhen sich Herzfrequenz und Blutdruck, um Energie für körperliche Aktionen bereitzustellen. Wir spüren das als Herzklopfen, schnelle Atmung und Schwitzen – wichtige Reaktionen, wenn es darum geht, die Flucht zu ergreifen oder zu kämpfen; ungeeignet jedoch als Antwort auf Zeitknappheit oder für eine E-Mail am Arbeitsplatz. Eine Überproduktion von Stresshormonen, v. a. von Kortisol, kann die Nebennieren erschöpfen (s. Seite 84). Ein Zuviel dieser Hormone im Blut kann dazu führen, dass andere Körperfunktionen beeinträchtigt werden. Übergewicht, Schlaflosigkeit, Verdauungs- und Fruchtbarkeitsprobleme, Herzbeschwerden und Depressionen können die Folge sein.

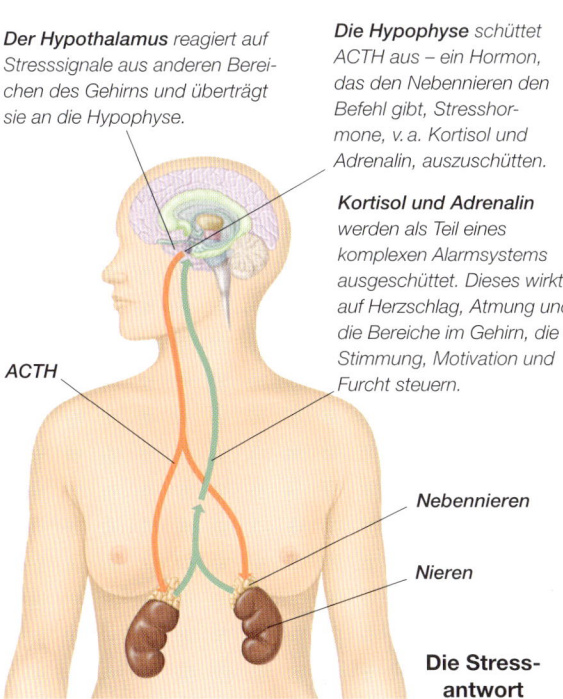

Der Hypothalamus reagiert auf Stresssignale aus anderen Bereichen des Gehirns und überträgt sie an die Hypophyse.

Die Hypophyse schüttet ACTH aus – ein Hormon, das den Nebennieren den Befehl gibt, Stresshormone, v. a. Kortisol und Adrenalin, auszuschütten.

Kortisol und Adrenalin werden als Teil eines komplexen Alarmsystems ausgeschüttet. Dieses wirkt auf Herzschlag, Atmung und die Bereiche im Gehirn, die Stimmung, Motivation und Furcht steuern.

ACTH

Nebennieren

Nieren

Die Stressantwort

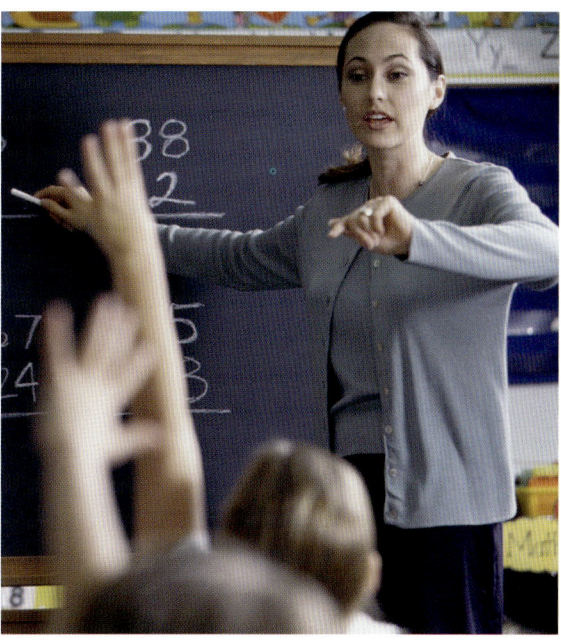

Stressquellen gibt es viele – Menschen gehen unterschiedlich damit um. Man kann lernen, Stress in den Griff zu kriegen.

F Beeinflusst Stress die weiblichen Hormone?

Der Hypothalamus im Gehirn kontrolliert nicht nur die Stresshormone, sondern auch die Sexualhormone der Frau, indem er zu Beginn des Menstruationszyklus das sogenannte Gonadotropin Releasing Hormon (GnRH) produziert. Dies wiederum stimuliert die Hypophyse, Follikelstimulierendes Hormon (FSH) auszuschütten, das nun seinerseits in den entsprechenden Phasen des Zyklus die Produktion von Östrogen, Luteinisierendem Hormon (LH) und Progesteron anregt. Wenn eine Frau unter starkem oder chronischem Stress leidet, kann Progesteron in das Stresshormon Kortisol umgewandelt werden, das auf dem gleichen biochemischen Weg produziert wird wie die Sexualhormone. So kommt es zu einem Absinken des Progesteronspiegels im Körper. Gleichzeitig bleibt das von der Hypophyse hergestellte Hormon Prolactin erhöht, während das Wohlfühlhormon Dopamin sinkt, was dazu führt, dass nun auch der Sexualhormonspiegel sinkt. Wann immer die Ausschüttung eines Sexualhormons beeinträchtigt ist, kann es zu Störungen des Eisprungs und Menstruationsproblemen kommen.

F Wie beeinflusst Stress die Verdauung?

Wenn Adrenalin ins Blut abgegeben wird, wird auch Glukose ausgeschüttet, um den Körper auf die »Kampf-oder-Flucht-Reaktion« (s. Seite 82) vozubereiten. Wenn Sie sich von dem Adrenalinansturm wieder erholt haben, kann auch der Blutzuckerspiegel wieder auf Normalmaß sinken. Wenn das nicht geschieht, weil der Adrenalin- und Kortisolspiegel konstant hoch sind, beginnen sich die Adrenalindrüsen zu erschöpfen. In diesem Stadium kann es zu Symptomen wie Verstopfung, beeinträchtigter Nährstoffaufnahme und sogar Lebensmittelallergien kommen – alles verursacht durch lang andauernden Stress.

F Wie soll ich mit Stress umgehen?

Wir können nicht sämtliche Stressquellen aus unserem Leben eliminieren. Das wäre auch gar nicht sinnvoll, denn ein gewisses Maß an Stress stimuliert unseren Körper und unsere Gehirnzellen. Trotzdem ist es wichtig, dafür zu sorgen, dass Stress uns nicht seelisch und körperlich schadet.

Die Art, wie Sie als Person, aber auch als Paar mit Stress umgehen, entscheidet, ob er sich negativ auswirkt oder nicht. Stressmanagement beruht auf verschiedenen Faktoren: Ihrer Persönlichkeit, wie Sie aufgewachsen sind, früheren Stresserlebnissen und wie Sie damit umgegangen sind und wie viel Unterstützung Sie erhalten haben. Stress und Ihre bisherigen Reaktionen darauf zu verstehen und einzusehen, dass es angemessenere Verhaltensweisen gibt, ist von vitalem Interesse für Ihre Empfängnisbereitschaft – insbesondere, wenn Sie Probleme mit der Fruchtbarkeit haben und eine IVF durchlaufen. Stressbewältigung gibt Ihnen das Gefühl, wieder Kontrolle über Ihre Emotionen zu haben.

Herauszufinden, welche Lebensbereiche Ihnen Stress verursachen, und zu lernen, entspannt damit umzugehen, ist der Hauptweg, auf dem Sie Einfluss auf Ihre Stimmungen nehmen, Ihre Hormone ausgleichen und Ihre Gesundheit allgemein stärken können. Damit verbessern Sie auch Ihre Aussichten auf eine Empfängnis.

Die Traditionelle Chinesische Medizin geht davon aus, dass man Reserven aufbauen kann, um schwierigen Situationen im Leben zu trotzen. Ich bin fest davon überzeugt, dass man Reserven bilden kann, indem man gesund lebt, genügend schläft, sich abwechslungsreich ernährt, regelmäßig Sport treibt und Entspannungstechniken anwendet.

Gefühle wie Frustration, Angst, Trauer und Konflikte führen zu Stressreaktionen in unserem Körper. Zu lernen, mit solchen Gefühlen umzugehen, ist der Schlüssel zu seelischer und körperlicher Gesundheit und entscheidet darüber, wie viel Einfluss negative Erlebnisse und Gefühle auf uns haben.

Ihre Fruchtbarkeit hängt zu einem Gutteil vom reibungslosen Funktionieren Ihres Hormonsystems ab. Wer begriffen hat, wie sehr Lebensweise oder Ernährung unsere Stresslevel und hormonelle Balance beeinflussen, findet leicht heraus, was er ggf. ändern muss, um die Chancen auf ein Kind zu erhöhen. In Schritt 7 werden verschiedene Möglichkeiten – u. a. Entspannungsübungen und Visualisierungstechniken – vorgestellt, die Ihnen zu einem entspannten Umgang mit stressigen Situationen verhelfen.

F Warum ist Schlaf so wichtig?

Alle physiologischen Prozesse in unserem Körper werden vom Schlaf-Wach-Rhythmus reguliert. Je mehr dieser aus dem Gleichgewicht geraten ist, umso mehr Störungen können auftauchen. Nachts wird Gewebe erneuert, damit wir schneller gesund werden; unser Bewusstsein ist ausgeschaltet, damit wir frisch und hellwach in den nächsten Tag starten können. Der Kortikoidspiegel im Blut sinkt, die Temperatur fällt, und beides steigt erst gegen

Morgen wieder an. Auch unser Immunsystem und unsere Hormone verändern sich im Tag-Nacht-Rhythmus – der Melatoninspiegel – steigt nachts an und fällt tagsüber wieder ab (s. Seite 86). Melatonin, ein Abkömmling des Wohlfühlhormons Serotonin, ist für den Tag-Nacht-Rhythmus zuständig. Sobald es dunkel wird, wird Melatonin ausgeschüttet, und wir werden müde.

Wenn die Hormone wegen Schlafmangels aus dem Gleichgewicht geraten, können die Zyklen unregelmäßig werden. Damit sinkt die Chance, ein Kind zu bekommen.

F Ich bin immer zu müde für Sex. Was kann ich dagegen tun?

Wir alle brauchen eine bestimmte Menge an Schlaf, um über genügend Energie zu verfügen. Vielen Paaren, die ich kenne, scheint es jedoch an Vitalität zu mangeln. Sie schaffen es gerade so durch den Tag, gegen Abend schlaffen sie merklich ab, und später sind sie schlicht zu müde für Sex. Andere gehen so spät zu Bett, dass sie dann zu erschöpft sind, um noch miteinander zu schlafen. Wie auch immer – diese Paare verpassen eine ganze Menge Gelegenheiten, ein Kind zu zeugen, weil sie nicht die richtige Menge Schlaf kriegen oder falsche Schlafgewohnheiten haben.

Wenn Sie oft zu müde für Sex sind, sollten Sie herausfinden, wie viel Sie tatsächlich schlafen, wie viel Schlaf Sie brauchen, und dann eventuell früher zu Bett gehen. Verlegen Sie Ihre Schlafenszeit aber nicht gleich eine ganz Stunde nach vorne, weil sich sonst Ihre innere Uhr nicht schnell genug anpassen kann (s. Seite 86–87). Gehen Sie behutsam vor: Gehen Sie eine Woche lang 15 Minuten früher ins Bett, in der nächsten noch einmal weitere 15 Minuten – so lange, bis Sie das Gefühl haben, müde zu sein, aber nicht zu müde

für Sex. Sie sollten entspannt genug sein, um kurz danach einschlummern zu können.

F Welches sind die besten Mittel, um gut zu schlafen?

Da gibt es eine ganze Reihe, z. B.:

■ Arbeiten Sie nicht bis spät in die Nacht. Das Gehirn braucht Zeit, um zur Ruhe zu kommen. Sie sollten Ihre Sorgen nicht mit ins Bett nehmen. Statt fernzusehen, lesen Sie lieber ein Buch.

■ Essen Sie die letzte Mahlzeit des Tages mindestens zwei Stunden, bevor Sie zu Bett gehen. Verzichten Sie auf zu üppige Abendessen. Trinken Sie abends keinen Alkohol, keine koffeinhaltigen Getränke oder solche, die viel Vitamin C enthalten, z. B. Orangensaft – diese Art von Getränken wirkt stimulierend. Trinken Sie lieber Kräutertee, z. B. Kamillentee.

■ Frauen tut ein warmes Bad am Abend gut. Männer sollten darauf verzichten, weil zu heißes Baden die Temperatur in ihren Hoden erhöht – was nicht besonders vorteilhaft für die Spermienproduktion ist.

■ Gehen Sie abends möglichst immer zur selben Zeit zu Bett, und stehen Sie morgens zur selben Zeit auf – auch an den Wochenenden. Achten Sie darauf, dass Ihr Schlafzimmer dunkel und ruhig ist. Wälzen Sie sich nicht im Bett herum. Wenn Sie nicht schlafen können, spannen Sie alle Muskeln an und lassen dann locker – beginnen Sie mit den Zehen, und arbeiten Sie sich langsam bis zu den Schultern hoch. Wenn Sie dann immer noch nicht schlafen können, stehen Sie auf, trinken Sie etwas Warmes – eine heiße Milch oder einen Kamillentee –, entspannen Sie sich, und lesen Sie ein Buch.

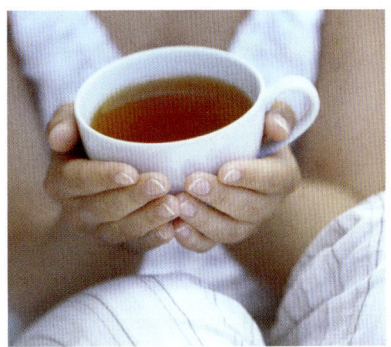

Kräutertees, z. B. Kamillentee, fördern spürbar den Schlaf.

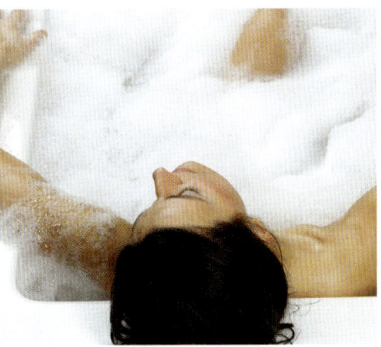

Entspannung ist der Schlüssel zu gutem Schlaf – gönnen Sie sich ein warmes Bad.

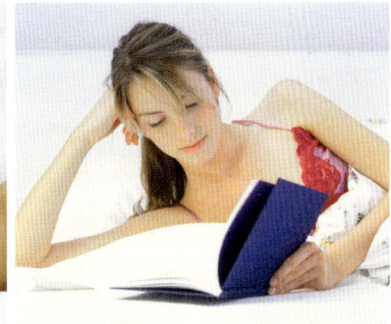

Wenn Sie nicht schlafen können, lesen Sie, bis Sie müde sind.

Der zirkadiane Rhythmus

Unser Körper hat gelernt, seine Aktivitäten mit dem Tag-Nacht-Rhythmus zu koordinieren. Dieses Muster nennt man den zirkadianen Rhythmus.

Das Wort »zirkadian« ist aus den beiden lateinischen Wörtern »circa« (ungefähr) und »dies« (Tag) zusammengesetzt, was so viel bedeutet wie »etwa ein Tag«. Tatsächlich läuft unsere natürliche biologische Uhr etwas länger als 24 Stunden, nämlich beinahe 25. Dank des Tageslichts, das die Netzhaut des Auges und die biologische Uhr stimuliert, stellt sie sich jeden Tag wieder neu ein. Kontrolliert vom Hypothalamus in unserem Gehirn, justiert sich unser Körper nach »Lokalzeit« – Zeitverschiebungen z. B. auf Flugreisen können wir deswegen nicht sofort ausgleichen.

70%
der Menschen
schlafen nicht
genügend.

Schlaf ist existenziell für unsere Lebensqualität, unsere Gesundheit und unsere Fortpflanzungsfähigkeit. Wir brauchen etwa acht Stunden Schlaf pro Nacht.

Mit den **Jahreszeiten** gehen

- Im Winter brauchen wir mehr Schlaf. Die meisten Menschen kommen morgens schwerer aus dem Bett, wenn es noch dunkel ist.
- Im Sommer brauchen viele keinen Wecker, weil sie von alleine aufwachen.
- IVF und ICSI-Zyklen sind im Sommer, wenn die Tage länger sind, erfolgreicher als in den dunklen Wintermonaten. Das kann auch mit Melatonin zusammenhängen (s. Seite 85).

Unsere täglichen Hochs und Tiefs

An unserem zirkadianen Rhythmus liegt es auch, dass wir tagsüber energiereiche und weniger energiereiche Phasen haben. Einige Menschen sind sich dessen bewusster als andere, doch die meisten von uns kennen das Mittagstief. Die meisten Menschen haben ihr Hoch am Vormittag bis etwa um die Mittagszeit. Zwischen 14 und 17 Uhr ist häufig ein Energietief erreicht – viele Kulturen halten deswegen Siesta in dieser Zeit. Zwischen 17 und 20 Uhr erleben viele von uns ein zweites Aufflackern ihrer Produktivität – wenn man sie dann bitten würde zu schlafen, würde ihnen das schwerfallen, während sie ein paar Stunden früher problemlos ein Nickerchen hätten halten können. Nach 20 Uhr beginnt der Stoffwechsel, sich zu verlangsamen, das Hormon Melatonin steigt an, und wir werden müde.

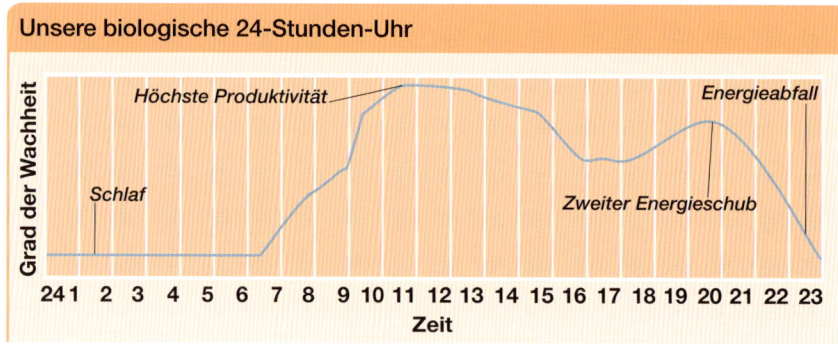

Unsere biologische 24-Stunden-Uhr

Grad der Wachheit

Höchste Produktivität

Energieabfall

Schlaf

Zweiter Energieschub

24 1 2 3 4 5 6 7 8 9 10 11 12 13 14 15 16 17 18 19 20 21 22 23

Zeit

Gute Nacht!

Während wir schlafen, senden Nervenzellen im Gehirn Signale, die man mit dem EEG messen kann. Die dabei aufgezeichneten Kurven zeigen die Aktivitäten unseres Gehirns während der fünf Schlafphasen (s. u.). Diese Phasen bestehen aus der REM-Phase, in der wir träumen und dabei die Augen schnell bewegen (REM = Rapid Eye Movement), und vier tiefen Schlafphasen,

den sogenannten NREM-Schlaf-Phasen (Non Rapid Eye Movement), in denen wir nicht träumen. Wenn der Körper die tiefen Schlafphasen erreicht, sinken Temperatur, Herzschlag, Atemfrequenz und Blutdruck. Ein Schlafzyklus dauert etwa 90 Minuten – Studien haben gezeigt, dass der wichtige »Kernschlaf« sich über etwa sechs Stunden erstreckt.

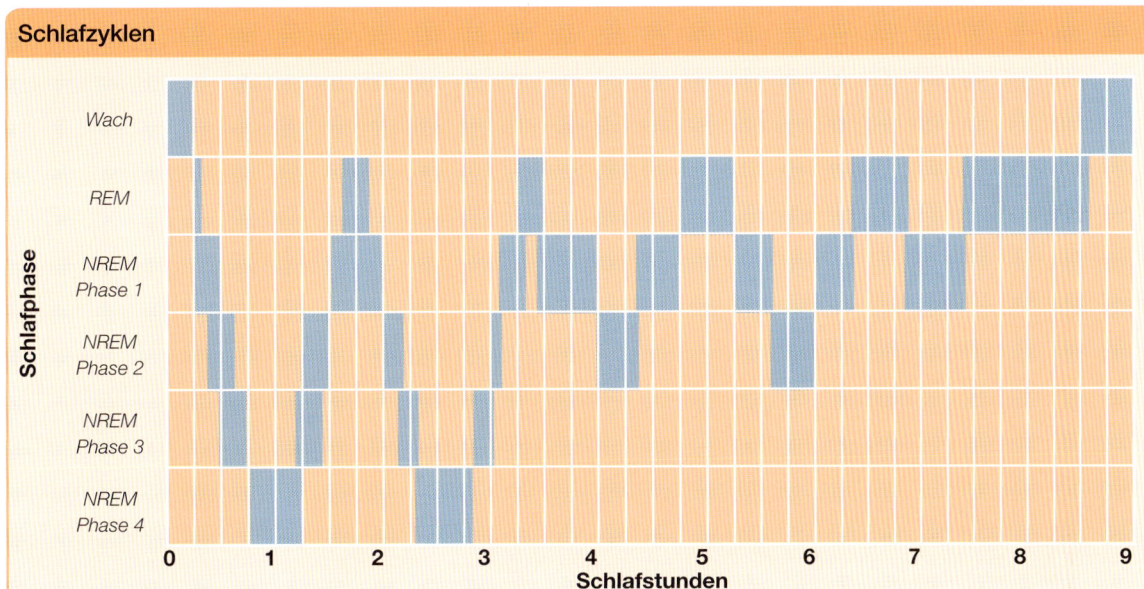

Wochenendstörungen

Störungen unserer biologischen Uhr und unseres Schlafes können allein schon dadurch zustande kommen, dass wir am Wochenende später zu Bett gehen und samstags und sonntags auch später aufstehen. Es kann frustrierend sein, wenn man sonntagabends nicht einschlafen kann und am Montagmorgen wie gerädert aufwacht. Der Grund dafür ist, dass die biologische Uhr aus dem Takt geraten ist – gerade hat sie sich darauf eingestellt, dass morgens lange geschlafen wird, jetzt soll sie sich schon wieder auf frühes Zubettgehen und frühes Aufstehen umstellen. Wenn man sich dann auch noch ein bisschen vor der bevorstehenden Woche graust, ist es kein Wunder, wenn man montags zur Arbeit kommt und die schlechteste Nacht der ganzen Woche hinter sich hat.

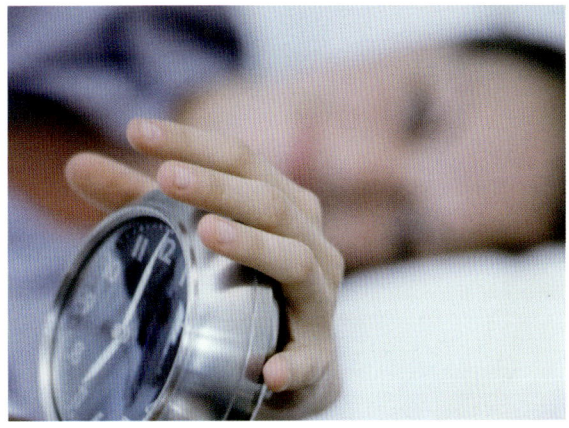

Wenn Sie immer zu unterschiedlichen Zeiten zu Bett gehen und aufstehen, fällt es Ihrer biologischen Uhr schwer, sich anzupassen.

F Ist Sport wichtig?

Regelmäßiger Sport ist für die Fruchtbarkeit und als Vorbereitung für eine Schwangerschaft zu empfehlen. Wenn zu exzessiv, zu hart und zu häufig trainiert wird, kann das allerdings für die Hormone, den Menstruationszyklus und das Immunsystem (s. Seite 89) von Nachteil sein. Sprechen Sie mit Ihrem Arzt darüber, wie viel Training Ihnen guttut. Es ist kein Problem, um den Zeitpunkt des Eisprungs herum oder in den letzten beiden Zykluswochen, wenn sich eine befruchtete Eizelle eingenistet haben könnte, Sport zu treiben. Es gibt keinerlei Hinweis darauf, Frauen, die an Sport gewöhnt sind, zum Verzicht zu raten.

F Welche Sportarten eignen sich?

Die Frage nach der richtigen oder der falschen Sportart stellt sich nicht, wenn es darum geht, Ihre Chancen auf eine Empfängnis zu erhöhen. Ich rate immer, verschiedene Sportarten zu praktizieren, damit es nicht langweilig wird. Unterschiedliche Sportarten trainieren unterschiedliche Muskelgruppen und haben daher auch unterschiedliche Wirkungen.

Ganz allgemein kann man zwei Arten von Sport unterscheiden: Sport im aeroben und Sport im anaeroben Bereich. Optimal ist, wenn Sie beide miteinander kombinieren. Aerob bedeutet »mit Sauerstoff« und kann als eine Aktivität definiert werden, die die großen Muskelgruppen und die Lungen trainiert und den Puls erhöht. Solche Sportarten sollten bei mäßiger Intensität über eine längere Dauer ausgeübt werden. Typische aerobe Sportarten sind Walking, Joggen, Fahrradfahren und Schwimmen.

Anaerobes Training ist »ohne Sauerstoff« und meint kurze, anstrengende Übungen, bei denen die Muskeln kurz und sehr intensiv angesprochen werden. Sprinten oder Training mit Gewichten sind typische Formen des anaeroben Trainings.

Viele Sportarten verbinden aerobe und anaerobe Teile: Tennis, Badminton, Skifahren oder Fußball z. B. erfordern schnelle Beschleunigungen oder eine intensive Beanspruchung bestimmter Muskelgruppen, beinhalten aber auch langsamere Anteile, in denen Herz, Lungen und die großen Muskelgruppen angesprochen werden. Sportarten wie Yoga oder Pilates eignen sich hervorragend zur Steigerung von Beweglichkeit und Spannkraft, fördern eine korrekte Atmung und bauen Spannungen ab.

Wenn Sie nicht daran gewöhnt sind, regelmäßig Sport zu treiben, gehen Sie es langsam an, und beginnen Sie z. B. mit dreimal die Woche 20 Minuten Walking, Schwimmen oder Radfahren.

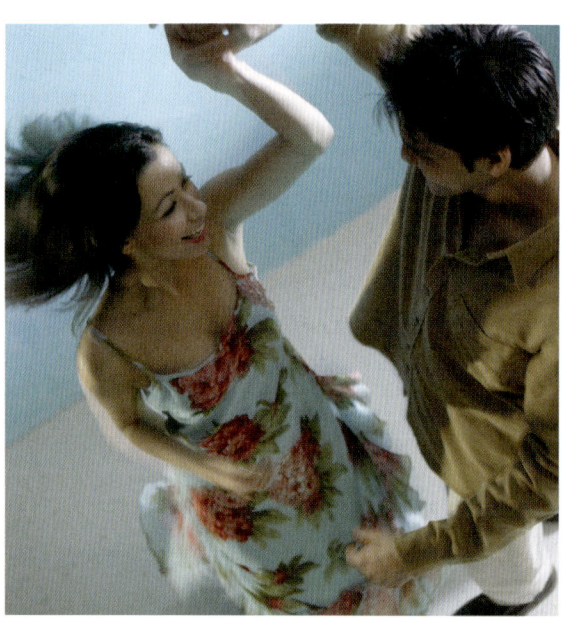

Salsatanzen ist eine wunderbare Beschäftigung – nicht nur für Ihre Fitness, sondern auch, um zusammen Spaß zu haben.

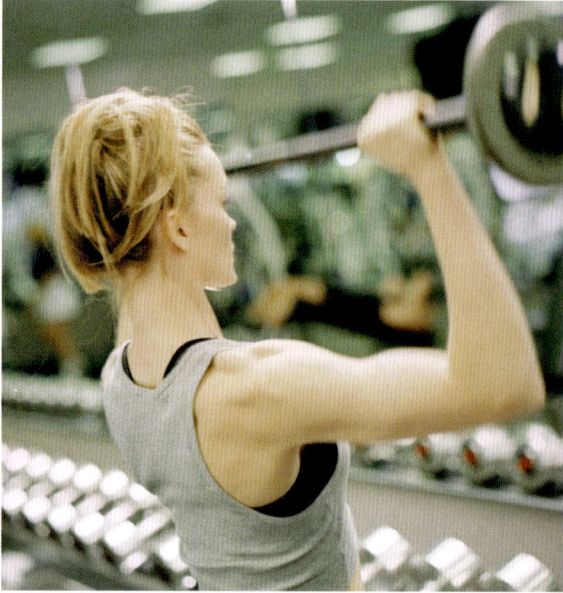

Krafttraining gehört zu den anaeroben Sportarten. Lassen Sie sich anleiten, wenn Sie keine Übungserfahrung haben.

F Wie unterstützt **Sport** die Fruchtbarkeit?

Unabhängig davon, ob Sie schwanger werden wollen oder nicht: Sport tut Ihrer Gesundheit rundum gut und kann auch Ihre Fruchtbarkeit steigern.

Sport führt zur Ausschüttung von Endorphinen

Bei aerobem Training werden Endorphine – Glückshormone, die aus der Hypophyse stammen – ausgeschüttet. Weil Endorphine unser Schmerzempfinden herabsetzen, werden sie auch als »natürliche Schmerzkiller« des Organismus bezeichnet. Wenn Sie regelmäßig trainieren, spüren Sie die Wirkung der Endorphine: Nach einer Trainingseinheit fühlen Sie sich energiegeladen und optimistisch, auch wenn Sie davor müde und lustlos waren. Davon profitiert auch Ihre Fruchtbarkeit: Sie haben mehr Energie und Lust auf Sex.

Sport reduziert Stress

Wenn nach dem Sport Endorphine durch Ihre Blutbahn rauschen, senken diese den Stresslevel und steigern Ihre Stimmung. Dieses Hochgefühl kann einige Stunden oder sogar den ganzen Tag anhalten. Je häufiger das geschieht, umso weniger werden Sie unter Stress leiden (s. Seite 82)

Sport fördert die Verdauung

Weil Sie sich beim Sport mehr bewegen, kommt es deutlich seltener zu Verdauungsproblemen wie Verstopfung und Völlegefühl – Probleme also, die bei Darmträgheit auftauchen. Wenn die Nahrung schneller verdaut wird, fühlen Sie sich besser und leiden seltener unter Sodbrennen oder Magenproblemen. Trainieren Sie aber nicht kurz nach einer Mahlzeit, weil dann die Verdauung in vollem Gang ist und das Blut sich im Verdauungstrakt sammelt.

Sport kontrolliert den Blutzucker

Sport hilft dabei, den Blutzuckerspiegel stabil zu halten. Denn die Ausschüttung von Insulin aus der Bauchspeicheldrüse ist bei körperlicher Aktivität viel effektiver. Regelmäßiger Sport erhöht sogar die Zahl der Insulinrezeptoren in den Zellen. Insulin heftet sich an diese Rezeptoren, sodass Zucker aus dem Blut in die Körperzellen aufgenommen werden kann. Mehr solcher Rezeptoren zu haben macht unseren Körper ansprechbarer für Insulin – so kann das Insulin besser wirken, und man braucht weniger davon. Deswegen beugt Sport auch Diabetes vor.

Natürlich erhöht die Ausschüttung von Adrenalin während des Sports vorübergehend auch den Blutzuckerspiegel, weil Zucker in Form von Glykogen aus den Speichern in Muskeln und Leber freigesetzt wird. Dann kommt es aber nicht zu Blutzuckerspitzen und dem anschließenden Abfallen, wie das der Fall ist, wenn Sie Süßes essen. Der Blutzuckerspiegel passt sich allmählich an. Je fitter Sie sind, umso langsamer geschieht das.

Sport fördert die Durchblutung

Sport erhöht die Lungenkapazität und stärkt Herzmuskel und Muskulatur – dadurch kann auch das Blut effektiver durch den Körper gepumpt werden. Das hat zur Folge, dass alle Bereiche Ihre Körpers gut mit Nährstoffen und Sauerstoff versorgt werden und er beides besser nutzen kann; Abfallprodukte von toten Zellen werden schneller abtransportiert. Der Körper regeneriert sich schneller. Sport belastet unser Organsystem nicht. Im Gegenteil: Er sorgt für besseres und reibungsloseres Funktionieren – und das tut Ihrer Gesundheit wie auch Ihrer Fortpflanzungsfähigkeit gut.

Sport ist gut für die Gewichtskontrolle

Ob Sie nun aeroben oder anaeroben Sport betreiben – Sie bauen mehr Muskulatur auf und erhöhen in der Belastungsphase Ihre Pulsfrequenz. Dadurch werden mehr Kalorien verbrannt, und das Gewicht ist leichter zu kontrollieren – auch wenn Sie mehr als sonst essen. Deswegen eignet sich Sport wunderbar, um dem Jo-Jo-Effekt zu entkommen, der bei so vielen Frauen auftritt. Der Gewichtsverlust ist dauerhaft, und auch Ihre Gesundheit profitiert langfristig davon.

Sport unterstützt das Immunsystem

Mäßiger Sport wirkt sich nachweislich positiv auf das Immunsystem und seine Fähigkeit aus, Zellen zu produzieren, die Bakterien angreifen. Regelmäßiges Training stärkt daher das Immunsystem. Exzessiver Sport hat allerdings einen gegenteiligen Effekt: Weil der Körper massenhaft die Stresshormone Kortisol und Adrenalin freisetzt, steigen Blutdruck und Cholesterinspiegel – und das Immunsystem wird geschwächt.

Wie viel Sport ist gut?

Ideal sind dreimal wöchentlich 30 Minuten aerober Sport plus zweimal die Woche Widerstandstraining, z. B. Gymnastik. Aber ich weiß natürlich, dass das für viele nicht machbar ist. Dreimal wöchentlich 20 Minuten trainieren hat bereits eine positive Wirkung auf Fitness und Spannkraft, Muskeltonus und Ihre allgemeine Gesundheit. Wenn Sie trainieren, tun Sie das mit mäßiger Intensität. Über den Daumen gepeilt, heißt das: Trainieren Sie so, dass Sie warm werden, ein bisschen schwitzen und etwas aus der Puste kommen, wenn Herz- und Atemfrequenz ansteigen.

Welchen Sport Sie auch immer betreiben – er sollte Ihnen Spaß machen, damit Sie ihn regelmäßig betreiben und Ihre guten Vorsätze eine Chance haben. Es ist egal, ob Sie modernen Tanz betreiben, einen Gymnastikkurs besuchen oder reiten gehen – solange der Sport Ihnen Spaß macht, haben Sie Lust weiterzumachen. Wir alle haben schon einmal etwas mit den besten Absichten angefangen und es nach ein paar Wochen wieder aufgegeben, weil es doch nicht das Richtige war. Probieren Sie also aus, bis Sie etwas finden, was Ihnen wirklich Spaß macht.

66%
treiben nicht **regelmäßig Sport.**

Denken Sie daran: Zu Fuß zur Bushaltestelle gehen, die Treppe zu nehmen (und nicht den Lift) oder ein ausgiebiger Hausputz kann bereits als eine Sporteinheit pro Woche gerechnet werden.

Maß **halten**

- Trainieren Sie nicht bis zum Umfallen.
- Vermeiden Sie Überhitzung durch zu anstrengendes Training oder Saunieren.
- Achten Sie darauf, dass Ihr BMI (s. Seite 13) normal ist.
- Wenn es Ihnen schwerfällt, weniger zu trainieren, kann das bedeuten, dass Sie bereits zu viel Sport treiben. Wie überall geht es auch beim Sport um das richtige Maß.

Persönlicher Trainingsplan

- Schreiben Sie auf, welche sportlichen Aktivitäten Sie bereits betreiben und wie oft Sie in der Woche trainieren.
- Schreiben Sie alle Sportarten auf, die Sie gerne ausüben würden.
- Unterscheiden Sie zwischen aeroben und anaeroben Sportarten, und stellen Sie sich eine Mischung aus beidem zusammen.
- Entscheiden Sie, welchen Sport Sie wie oft betreiben wollen. Seien Sie realistisch: Passt Ihr Vorhaben zu Ihrer Arbeit, Ihrem Wohnort und Ihrem Lebensstil?
- Überlegen Sie, wie Sie vorgehen wollen.
- Setzen Sie sich ein Datum, zu dem Sie beginnen wollen.

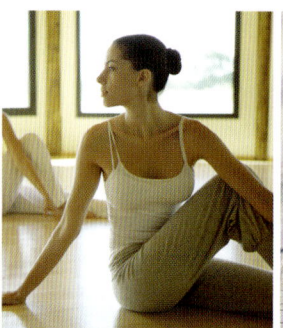 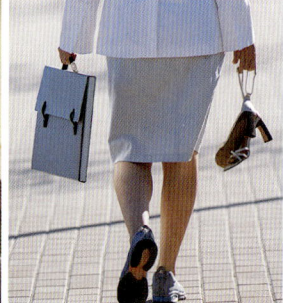 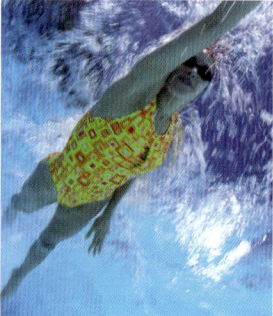

Finden Sie heraus, welche Sportart Ihnen Spaß macht und in Ihr Leben passt.

F Ich arbeite sehr viel. Kann das meiner Fruchtbarkeit schaden?

Ich kenne viele Paare, die jeden Tag viel arbeiten, permanent ausgepowert sind und deswegen unter Stress stehen. Zu wenig Schlaf, zu viele Stresshormone im Blut, zu wenig Bewegung und ungesunde Ernährung wirken sich negativ auf die Fruchtbarkeit aus. Ich habe keine Zweifel daran, dass zu harte Arbeit die Chance, ein Kind zu bekommen, verringert.

Eine Studie bestätigt das: Danach hatten Frauen, die unter Arbeitsstress litten, kürzere Zyklen. Ihre Follikelphase (s. Seite 36) war verkürzt, der Eisprung entsprechend früher, und die Paare hatten oft nicht früh genug im Zyklus Sex.

Wenn Ihre Arbeit Ihr Leben beherrscht, Sie nicht den Urlaub nehmen, der Ihnen zusteht, Sie bis in den Abend hinein und an den Wochenenden arbeiten, sollten Sie Ihr Leben überdenken (s. Seite 92).

F Wie kann ich mich entscheiden, ob ich in meinem Job bleiben will oder nicht?

Wenn Ihr Job Ihre Gesundheit ruiniert und Ihre Chancen auf eine Empfängnis reduziert, beantworten Sie folgende Fragen:
- Warum mache ich diesen Job?
- Ist er gut bezahlt (inkl. Altersversorgung, Weihnachts- und Urlaubsgeld)?
- Gibt es arbeitnehmerfreundliche Regelungen im Falle einer Mutter- bzw. Vaterschaft? (Das ist für Frauen oft ein Grund, einen Arbeitsplatz nicht aufzugeben.)
- Ist das Unternehmen familienfreundlich?
- Gefallen mir die Arbeitsbedingungen?
- Kann ich Karriere machen?
- Wo sehe ich mich beruflich in fünf Jahren?

Wenn Sie zu dem Schluss kommen, dass es sich lohnt, Ihren Arbeitsplatz zu behalten, sollten Sie mit Ihrem Vorgesetzten sprechen, wie sich der Stress reduzieren lässt.

F Wie können wir unsere Finanzen in den Griff kriegen?

Untersuchungen weisen darauf hin, dass eines der Haupt(streit-)themen zwischen Paaren Geld ist. Das heißt nicht, dass Paare, die finanzielle Sorgen haben, unter größerem Stress stehen als Paare ohne Geldprobleme. Aber wenn die Partnerschaft plötzlich vor der Tatsache steht, dass z.B. eine teure Fruchtbarkeitsbehandlung ansteht, kann diese zusätzliche Ausgabe die Beziehung belasten. Das ist insbesondere dann schwer zu tragen, wenn man ohnehin schon mit den körperlichen und seelischen Belastungen, die eine solche Behandlung mit sich bringt, zu kämpfen hat.

Aus welchem Grund auch immer: Bei Geldsorgen ist es hilfreich, eine Liste mit allen Einnahmen und Ausgaben anzulegen. Wenn Sie und Ihr Partner in den letzten Jahren Ihr Geld zusammengelegt haben, haben Sie möglicherweise gar keine genaue Vorstellung darüber, was Sie regelmäßig einnehmen und ausgeben und was Sie sich jeden Monat leisten können. Mit großer Wahrscheinlichkeit wird eine Aufstellung dessen, was Sie brauchen und was Ihnen zur Verfügung steht, aufzeigen, wo Einsparungen möglich sind.

Auch professionelle Unterstützung bei der Organisation Ihrer Finanzen kann hilfreich sein. Hauptsache, Sie kriegen die Situation in den Griff. Wann immer eine Situation unter Kontrolle ist, wird man ruhiger und gelassener. Weil Sie etwas Sinnvolles für sich tun. Die positive Wirkung auf Körper und Geist wird dann nicht lange auf sich warten lassen.

F Ich hasse es, Zeit zu verschwenden. Warum sollte man Dinge tun, nur weil man Spaß daran hat?

Die meisten meiner Patienten, Männer wie Frauen, haben so viel Arbeit und soziale Verpflichtungen, dass sie kaum Zeit für sich selbst zur Verfügung haben. Es ist aber wichtig, sich selbst regelmäßig eine Auszeit zu gönnen. Für drei Tage einmal in irgendeine Idylle auszubrechen ist zwar wunderbar, was Sie aber langfristig brauchen – auch im Hinblick auf eine Schwangerschaft –, sind regelmäßige, am besten wöchentliche, Gelegenheiten, sich völlig zu entspannen.

Um herauszufinden, ob Sie sich genug Zeit für sich nehmen, denken Sie einmal über folgende drei Punkte nach: Was tun Sie sich regelmäßig Gutes – Kosmetikbehandlungen, Wellness etc. –, nur weil es Ihnen Freude macht, und wie oft nehmen Sie sich die Zeit dafür? Was würden Sie darüber hinaus gerne für sich tun und wie häufig? Was würde das kosten? Überlegen Sie nun, auf welche Tage der Woche Sie das legen könnten, und setzen Sie sich einen Starttermin. Seien Sie aber realistisch – sowohl finanziell als auch im Bezug auf die Zeit. Sie schaden sich nur, wenn Sie durch unrealistische Zeitplanung in Stress geraten.

F Wie kann ich mein Leben wieder ins Gleichgewicht bringen?

Um sich Klarheit darüber zu verschaffen, ob Ihr Leben im Gleichgewicht ist, zeichnen Sie ein Tortendiagramm wie unten. Schätzen Sie, wie viel Zeit Sie wöchentlich für jeden einzelnen Teilbereich haben. Wenn Sie Ihr Tortendiagramm ausgefüllt haben, überlegen Sie, ob alles im Gleichgewicht ist. Wenn nicht, sollten Sie mehr Zeit in die Bereiche investieren, die es nötig haben.

F Wie können wir das Beste aus der Zeit machen, die wir zusammen verbringen?

Wenn man zusammenlebt, gerät man leicht in die Tretmühlen der Routine und verliert gemeinsame Aktivitäten aus den Augen. Für eine Beziehung ist es jedoch belebend und erfrischend, sich in Situationen zu begeben, die neu und voller (wieder-)entdeckter Freuden sind. Langeweile und zu viel Vertrautheit führen oft dazu, dass die Freude aneinander nachlässt. Erinnern Sie sich daran, wie Sie das erste Mal mit Ihrem Partner shoppen waren – und sei es nur im Supermarkt: Sich gegenseitig, die jeweiligen

Vorlieben und Abneigungen kennenzulernen, hat die ganze Sache zu einem Riesenspaß gemacht. Irgendwann ist daraus eine ganz alltägliche Verpflichtung geworden. Jedes Paar profitiert aber davon, wenn wieder frischer Wind durchs Leben weht. Man muss sich nur entscheiden, aus welcher Richtung dieser frische Wind kommen soll.

Viele Paare klagen über Zeitmangel. Es stimmt zwar in der Tat, dass vielen die Zeit fehlt, um mehr zu tun als essen, schlafen und arbeiten. Dann müssen Sie an den Punkt kommen, an dem Sie Ihr Leben ändern wollen, damit Ihre Gesundheit, Ihre Beziehung und auch Ihre Fruchtbarkeit davon profitieren.

Wenn Sie zu den Menschen gehören, die scheinbar chronisch unter Zeitmangel leiden, rate ich Ihnen: Führen Sie für kurze Zeit ein Tagebuch, in dem Sie alles notieren, was Sie in der Woche unternommen haben, und wann das war. Müssen Sie wirklich so viel arbeiten? Könnten Sie nicht im Supermarkt um die Ecke oder im Internet einkaufen? Hier und da ein bisschen Zeit einzusparen könnte Ihnen und Ihrem Partner Zeit schenken, um gemeinsam etwas zu unternehmen. Z.B. ins Kino zu gehen oder einen Spaziergang im Stadtpark statt durch die Gänge im Supermarkt zu machen.

Leben in Balance

Wenn die Arbeit unser Leben beherrscht und man abends nur noch vor dem Fernseher abhängen kann, bleibt wenig Zeit für Dinge, die Spaß machen und der Gesundheit und der Fruchtbarkeit guttun.

Kleine Kompromisse zugunsten eines Lebens in Balance: Mehr Zeit für Sport und Erholung verbessert Ihre Gesundheit und erhöht damit Ihre Chancen auf ein Kind.

F Sollen wir gemeinsame Unterneh-
mungen im Voraus planen?

Nehmen Sie sich die Zeit, und notieren Sie, was Sie
beide gerne tun. Schreiben Sie auch Aktivitäten auf, die Sie
noch nicht gemeinsam unternommen haben, die Sie aber
gern zusammen tun würden. Jeder von Ihnen sollte seine
eigene Liste machen – und dann vergleichen Sie die Resul-
tate. Möglicherweise gibt es da einige Überraschungen. Ob
das gute oder schlechte sind – sprechen Sie sie durch. Sie
werden so eine ganze Menge darüber herausfinden, was
Ihr/e Partner/in wirklich mag und was nicht.

Ob Ihre Beziehung langfristig funktioniert, hängt
nicht nur davon ab, wie Sie miteinander kommunizieren,
sondern auch, wie Sie Ihre Zeit miteinander verbringen.
Beides kann verhindern, dass sich Unmut und Langeweile
breitmachen, zwei Leidenschaftskiller, die nur zu schlech-
tem oder gar keinem Sex führen. Und das ist natürlich gar
nicht gut, wenn Sie ein Kind wollen ...

F Spielt es eine Rolle, dass wir es schwierig finden, einen Urlaub einzuplanen?

Ich bin immer wieder überrascht darüber, wie
viele meiner Klienten nicht in der Lage sind, einen längeren Urlaub anzutreten. Ich rate ihnen immer, selbst wenn
sie nicht verreisen wollen oder können, den gesamten
Jahresurlaub zu nehmen. Mental und körperlich Abstand
vom Büroalltag zu gewinnen wirkt Wunder. Es hebt die
Stimmung und verleiht Energie. Nach dem Urlaub sollte
man sofort die nächste Auszeit planen, sodass man etwas
hat, worauf man sich freuen kann, und damit man weiß:
Die nächste freie Zeit kommt bestimmt!

F Ist man im Urlaub fruchtbarer?

Ich habe aufgehört zu zählen, von wie vielen Paaren
ich schon gehört habe oder wie viele ich wegen Fruchtbarkeitsproblemen behandelt habe und die dann aus dem
Urlaub zurückkamen, und prompt war ein Kind unterwegs!
Wissenschaftlich ist es nicht zu belegen, dass der Urlaub
eine fruchtbare Zeit ist. Zahllose Fälle scheinen aber darauf
hinzuweisen, dass dem so ist. Für mich steht fest, dass es
eine enge Geist-Körper-Verbindung gibt. Paare sind im
Urlaub entspannter. Es fehlt der Alltagsstress, und man lebt
gesünder. Nicht zuletzt haben die Partner auch mehr Zeit
für sorglosen oder leidenschaftlichen Sex. Bei den meisten
Paaren ist nämlich der einzige Faktor, der zur Empfängnis
fehlt, Zeit und somit die Gelegenheit zum Sex.

F Was ist besser: kurze oder längere
Urlaube?

Weil es nur Erfahrungswerte darüber gibt, die darauf hindeuten, dass Urlaub eine ausgesprochen positive
Wirkung auf Paare mit Kinderwunsch hat, lässt sich schwer
sagen, ob ein kurzer oder ein langer Urlaub erfolgverspre-
chender ist. Mehrere Kurzurlaube sind für die einen Paare
prima, während andere mehr Zeit brauchen, um abzu-
schalten und sich zu entspannen. Worum es beim Urlaub
geht, ist, dass Sie einander in den Mittelpunkt stellen, Zeit
miteinander verbringen, möglichst oft miteinander schlafen
und dafür sorgen, dass all das Gute nach dem Urlaub nicht
wieder verloren geht. Planen Sie gleich den nächsten Urlaub
– und sei es als Belohnung für all die Mühe, die Sie sich mit
der Veränderung Ihrer Lebensweise geben, um Ihre Chancen auf ein Kind zu erhöhen.

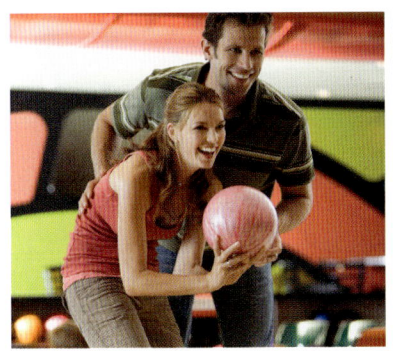

Miteinander etwas zu unternehmen kann
eine Beziehung neu beleben.

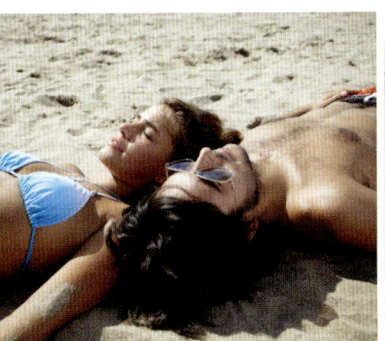

Im Urlaub werden viele Paare mit Kinderwunsch schwanger.

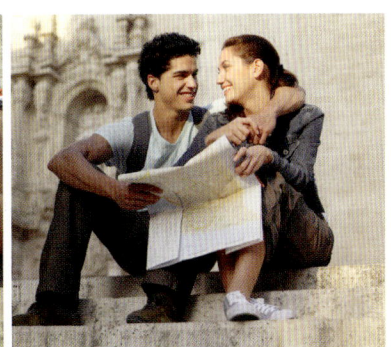

Eine Städte-Kurzurlaub bringt wieder
Romantik in Ihr Leben.

Fragebogen: **Leben in Balance**

" Ihre **Lebensweise kann nicht außen vor bleiben,** wenn Sie wissen wollen, welche Faktoren Einfluss auf Ihre Fruchtbarkeit haben. Wenn Sie Schritt 5 gelesen haben, werden Sie mindestens einen **Bereich** in Ihrem Leben entdeckt haben, der etwas mehr **Aufmerksamkeit** bräuchte. Addieren Sie je einen Punkt für jede mit »Ja« beantwortete Frage – die Summe verrät Ihnen, wie es um Ihren **Lebensstil** steht. "

1 Trinken Sie (als Frau) mehrmals in der Woche mehr als ein kleines Glas Wein (⅛ l) oder (als Mann) mehrmals in der Woche mehr als ¼ l Wein oder ½ l Bier? **Ja** ☐ **Nein** ☐
Wenn Sie mehr Alkohol konsumieren, ist das problematisch (s. Seite 78–79).

2 Trinken Sie Ihr Wochenpensum an ein oder zwei Abenden?
Ja ☐ **Nein** ☐
Für Ihren Stoffwechsel ist es verträglicher, wenn er kleine Mengen zu verarbeiten hat – nicht alles auf einmal.

3 Nehmen Sie oder Ihr Partner Drogen?
Ja ☐ **Nein** ☐
Es gibt keine ungefährlichen Drogen – und keine noch so kleine Menge, die sicher wäre, wenn Sie sich ein Kind wünschen.

4 Rauchen Sie oder Ihr Partner?
Ja ☐ **Nein** ☐
Rauchen und Babys passen nicht zusammen! Lesen Sie auf Seite 80 bis 81.

5 Kochen Sie sich weniger als dreimal in der Woche eine Mahlzeit?
Ja ☐ **Nein** ☐
Das ist oft mit einem hektischen Lebensstil verbunden und ein Zeichen dafür, dass Ihre Ernährung nicht gesund ist (s. Schritt 6).

6 Haben Sie täglich Heißhunger auf Süßigkeiten? **Ja** ☐ **Nein** ☐
Die Hochs und Tiefs, die durch Blutzuckerschwankungen verursacht werden, beeinträchtigen möglicherweise Ihren Hormonhaushalt (s. Seite 78).

7 Haben Sie oft Probleme mit dem Einschlafen, wenn Sie zu Bett gehen oder nachts aufwachen?
Ja ☐ **Nein** ☐
Ebenso wie Erschöpfung sind Schlafstörungen ein Ausdruck von Stress. Lesen Sie Seite 87.

8 Schlafen Sie nachts regelmäßig weniger als sieben Stunden?
Ja ☐ **Nein** ☐
Der Körper braucht Schlaf, um sich zu regenerieren und gut zu funktionieren.

9 Treiben Sie weniger als dreimal die Woche Sport? **Ja** ☐ **Nein** ☐
Sport wirkt sich positiv auf unsere Gesundheit aus und damit auch auf unsere Fruchtbarkeit (s. Seite 88–89).

10 Arbeiten Sie sehr viel (mehr als 50 Stunden in der Woche)?
Ja ☐ **Nein** ☐
Finden Sie heraus, warum Sie so viel arbeiten, und versuchen Sie, die Situation zu verbessern (s. Seite 91).

11

Arbeiten Sie regelmäßig abends oder an den Wochenenden?
Ja ☐   **Nein** ☐

Abends zu arbeiten beeinträchtigt Ihren Schlaf enorm. An den Wochenenden zu arbeiten verhindert, dass Sie abschalten können und dass Ihr Kopf wieder frisch für eine neue Arbeitswoche wird.

12

Haben Sie finanzielle Sorgen?
Ja ☐   **Nein** ☐

Geldsorgen belasten viele Paare. Versuchen Sie, Ihre Probleme in den Griff zu kriegen, ehe diese Ihrer Gesundheit und Ihrer Beziehung schaden (s. Seite 91).

13

Graut Ihnen vor dem Wochenbeginn?
Ja ☐   **Nein** ☐

Versuchen Sie, sich zu entspannen, und überlegen Sie, wie Sie Ihre Arbeitssituation verändern können, damit die Arbeit Ihnen wieder Freude macht.

14

Haben Sie wenig Zeit, um sich mit Freunden oder Ihrer Familie zu treffen?
Ja ☐   **Nein** ☐

Zeit mit Menschen zu verbringen, die Ihnen nahestehen, macht gute Laune, entspannt und senkt Stress (s. Seite 92).

15

Finden Sie es schwierig, Urlaub in Ihrem Arbeitsalltag unterzubringen?
Ja ☐   **Nein** ☐

Urlaub ist ganz wichtig, wenn Sie Stress reduzieren wollen – auch einer Empfängnis zuliebe (s. Seite 93).

16

Finden Sie es schwierig, Ihr Handy auszumachen und eine Weile nicht erreichbar zu sein?
Ja ☐   **Nein** ☐

Sie sollten lernen, wie Sie abschalten und sich nur auf sich selbst und Ihren Partner konzentrieren können.

Auswertung

0–4 Sie haben einen ziemlich ausgeglichenen Lebensstil, obwohl Sie vielleicht in dem einen oder anderen Bereich etwas verbessern könnten. Vergewissern Sie sich, dass diese Bereiche nicht Ihre Gesundheit und Fortpflanzungsfähigkeit beeinträchtigen.

5–8 Ihre Lebensweise beeinträchtigt eventuell Ihre Gesundheit und Ihre Fruchtbarkeit. Überprüfen Sie die problematischen Lebensbereiche, und lesen Sie nach, was Sie ändern können, um Ihrer Fruchtbarkeit Gutes zu tun.

9–12 Nur ein paar Bereiche in Ihrem Leben sind derzeit ausgeglichen – Grund genug, herauszufinden, welchen Bereich Sie als Erstes angehen wollen, um Ihre Chancen auf ein Kind zu verbessern.

13–16 Ihre Gesundheit und Fruchtbarkeit leiden unter Ihrem Lebensstil. Aber es ist nie zu spät, das zu ändern! Mit entsprechender Planung und Konsequenz können Sie bald Fortschritte erzielen. Lesen Sie die Schritte 5, 6 und 7, um die schnellsten und effektivsten Wege zur Änderung Ihrer Lebensweise kennenzulernen.

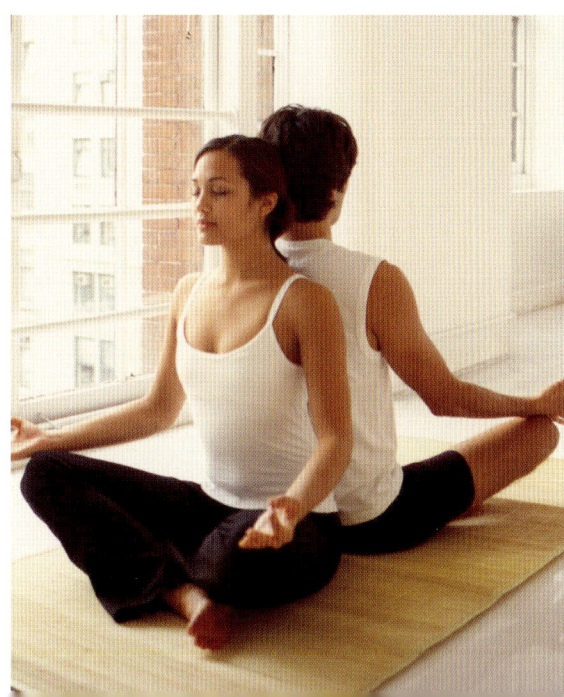

Ihre Ernährung ist von **zentraler Bedeutung,** wenn Sie aktiv etwas für Ihre Gesundheit tun wollen – **achten** Sie darauf, was Sie essen, und Sie werden reich **belohnt**.

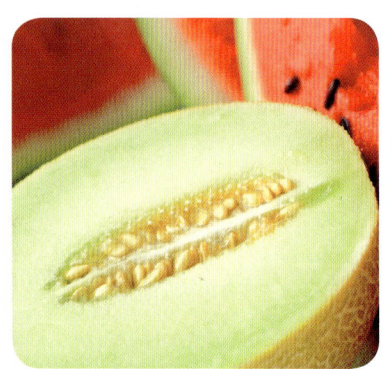
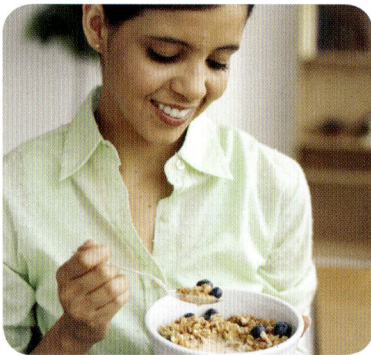
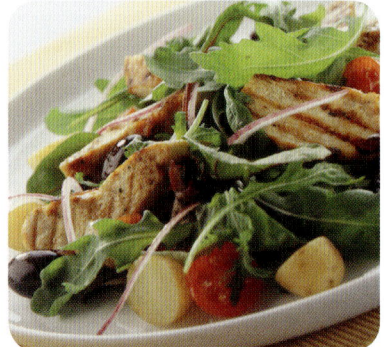

Schritt **sechs**
Gesunde Ernährung

Antworten auf die Fragen:

Schritt 6: **Gesunde Ernährung**

Die richtige Ernährung ist das **Fundament** Ihrer Fruchtbarkeit. Darauf zu achten, was Sie essen, und ungesunde Gewohnheiten zu ändern kann Ihre Chance auf eine Empfängnis radikal erhöhen. Gehen Sie bei einer **Ernährungsumstellung** schrittweise vor, und konzentrieren Sie sich immer auf einen Aspekt. Auf diese Weise **ändern Sie Ihr Leben allmählich,** ohne sich unter Druck zu fühlen.

F Gibt es die ideale Ernährung, die Paaren hilft, ihre Fruchtbarkeit zu erhöhen?

Wenn Frauen schwanger werden wollen, sind sie manchmal regelrecht besessen davon, sich richtig zu ernähren. Dann werden alle möglichen (zuweilen sehr ungesunden) Ernährungskonzepte ausprobiert; bei dem einen soll man dies nicht essen, und bei dem anderen das nicht, ohne dass es irgendeinen Nachweis darüber gäbe, dass es dadurch schneller zu einer Empfängnis käme. Die Frauen werden entweder verunsichert oder sind geradezu auf ihre Ernährung fixiert. Unter Umständen wird die Ernährung dann fade und langweilig, trübt die Laune, beeinträchtigt das Sozialleben und verhindert den Genuss, den Essen eigentlich bereitet.

Essen nährt uns auf verschiedene Weisen – es dient nicht nur der Aufrechterhaltung unserer Körperfunktionen. Was und wie wir essen, ist auch Nahrung für unsere Sinne und unsere Emotionen. Der Geruch, das Aussehen, die Konsistenz und der Geschmack – all das regt an und kann zum Genuss beitragen. Der Verzicht darauf macht niedergeschlagen, frustriert, schlecht gelaunt und kann sogar die Ausschüttung von Stresshormonen erhöhen. Das alles ist schlecht für die Gesundheit und die Fortpflanzungsfähigkeit.

Ich glaube nicht an eine ultimative »Fruchtbarkeitsdiät«. Ich glaube aber, dass wir alle unsere guten und schlechten

> ## Mein **Tipp**
> Statt sich auf einzelne Lebensmittel zu konzentrieren, achten Sie auf **rundum gesunde Ernährung.**

Tage haben, gute und schlechte Wochen, und dass es deswegen wichtig ist, sich genussvoll zu ernähren. Ich habe oft Mühe damit, Paaren aufzuzeigen, inwieweit sie mit ihren Ernährungs- und Lebensgewohnheiten in einen Teufelskreis geraten sind, und sie dabei zu unterstützen, zu einem ausgeglichenen Lebensstil zurückzufinden. Einer der Schlüssel dazu ist, wieder zu lernen, mit Achtsamkeit zu essen.

Mit kleinen Schritten in die richtige Richtung kann viel erreicht werden – auch eine vernünftige Ernährungsweise, der Sie treu bleiben.

F Worauf muss ich achten, damit meine Ernährung wirklich gesund ist?

Ich habe eine ganze Reihe von Empfehlungen:

■ Essen Sie so naturbelassen wie möglich. Ich halte nichts von Fertiggerichten, Speisen, die raffinierten Zucker enthalten, oder Produkten, auf denen »fettarm« oder »fettfrei« steht – sie enthalten normalerweise alle möglichen Zusatzstoffe, um sie schmackhafter zu machen.

■ Essen Sie Nahrungsmittel frisch und nach Saison. Gehen Sie lieber alle paar Tage auf dem Markt einkaufen, als einmal die Woche einen Großeinkauf im Supermarkt zu unternehmen. So behalten Obst und Gemüse ihre Frische und ihre Vitamine und Mineralien. Sie müssen aber keine Bioprodukte essen. Wichtiger ist, dass das Fleisch, das Sie essen, aus Freilandhaltung stammt, weil es dann besser schmeckt. (Es kann Ihnen passieren, dass Sie ein Biohähnchen kaufen, das aus einer Legebatterie stammt!)

■ Essen Sie abwechslungsreich, und achten Sie darauf, dass der Teller »bunt« gefüllt ist. Dann enthält Ihr Essen viele unterschiedliche Vitamine und Mineralien.

■ Wenn Sie bestimmte Dinge nicht essen dürfen – z.B. weil Sie allergisch auf Weizen reagieren –, lassen Sie sich beraten, damit Sie trotzdem alle notwendigen Nährstoffe bekommen. Versuchen Sie nicht, sich selbst zu kurieren, und verbannen Sie keine Lebensmittel aus Ihrem Speiseplan, ohne das mit Ihrem Arzt besprochen zu haben.

■ Essen Sie drei Mahlzeiten am Tag: Frühstück, Mittagessen und Abendbrot. Sie können am Vor- und Nachmittag eine Kleinigkeit zu sich nehmen, etwa frisches oder getrocknetes Obst, Haferkekse oder ungesalzene Nüsse und Samen. Finger weg von Süßigkeiten und Kuchen zwischendurch!

■ Trinken Sie ausreichend Wasser: Viele Menschen trinken zu wenig und fühlen sich dann müde, weil sie schon etwas dehydriert sind. Erwachsene sollten etwa zwei Liter Wasser am Tag trinken – Kaffee und schwarzer Tee zählen nicht, weil sie Wasser aus dem Körper ausschwemmen. Kräuter und Früchtetees sind geeignet.

F Muss ich Idealgewicht haben, um schwanger zu werden?

Nicht unbedingt. Bei der großen Mehrheit der Frauen ist die Empfängnisbereitschaft nicht beeinträchtigt, wenn sie

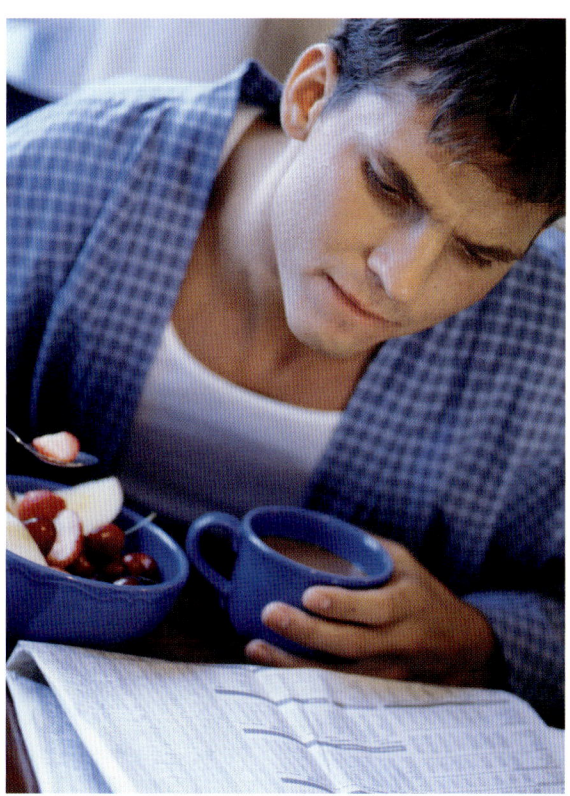

ein paar Kilo zu viel auf die Waage bringen. Wenn das auch auf Sie zutrifft, machen Sie sich wegen dem bisschen Hüftgold keine Sorgen. Das macht Ihnen nur schlechte Laune und verringert langfristig Ihre Chancen auf eine Empfängnis. Bleiben Sie entspannt, und achten Sie darauf, sich gesund und schmackhaft zu ernähren. Die Tipps in diesem Kapitel werden Ihnen dabei helfen.

Wenn Ihr BMI (s. Seite 13) über 25 liegt, könnte Ihr Gewicht allerdings ein Hindernis für eine Empfängnis sein. In diesem Fall sollten Sie sich professionelle Unterstützung holen, statt irgendwelche fragwürdigen Diäten auszuprobieren. Viele Diäten sind nicht ausgewogen und beeinträchtigen die Fruchtbarkeit. Ein erfahrener Ernährungsberater kann Ihnen Wege zeigen, auf gesunde Weise abzunehmen. Das kann zwar ein paar Monate dauern, bei vielen Frauen – sogar solchen, deren BMI weit über 25 liegt – kommen die Hormone wieder relativ schnell ins rechte Lot, die Gesundheit verbessert sich, und die Fruchtbarkeit nimmt zu.

F Mein BMI ist zu niedrig, ich nehme aber nicht zu. Was soll ich tun?

Ein idealer BMI liegt zwischen 20 und 25. Es ist wichtig, über eine gewisse Menge an Körperfett zu verfügen, weil die Sexualhormone Fett für ihre Produktionen und ihren Stoffwechsel brauchen. Bei zu wenig Fett kann es passieren, dass Sie zu wenig Östrogen produzieren und die Eizellen nicht richtig reifen können.

Entscheidend ist – auch in Bezug auf eine Schwangerschaft –, dass Sie sowohl genügend Kalorien als auch genügend Nährstoffe zu sich zu nehmen. Nährstoffarmes, aber kalorienreiches Junkfood ist nicht der richtige Weg, um zuzunehmen. Essen Sie drei Mahlzeiten am Tag plus eine Zwischenmahlzeit vormittags, nachmittags und, wenn nötig, abends. Wichtig ist, dass Sie mit jeder Mahlzeit viele komplexe Kohlenhydrate (s. Seite 102) und hochwertiges Eiweiß zu sich nehmen.

Verzichten Sie auf Getränke mit viel Kohlensäure, Säfte, Tee und Kaffee, die ein Gefühl von Völle geben. Verwenden Sie hochwertige Öle und Fette, z. B. Olivenöl, Avocados, unbehandelte Nüsse und Samen, vollfetten Biojoghurt und Hummus. Achten Sie auf eine gute Verdauung, damit alle Nährstoffe von Ihrem Körper aufgenommen werden. Wenn Sie Verdauungsprobleme haben, gehen Sie zum Arzt.

Sie und Ihr Partner sollten wenigstens fünf verschiedene Obst- und Gemüsesorten am Tag essen, um gesund und fit zu bleiben.

Eine gesunde Ernährung

Nehmen Sie eine **möglichst große Vielfalt** von Produkten der wichtigen Nahrungsmittelgruppen zu sich: Kohlenhydrate, Proteine, Fette und Ballaststoffe.

Stärkehaltige Kohlenhydrate wie Brot, Nudeln und Kartoffeln sollten die Grundlage unserer täglichen Ernährung bilden. Kohlenhydrate werden vom Körper in Glukose umgewandelt, die alle Zellen mit Energie versorgt. Es gibt allerdings einige ganz erhebliche Unterschiede zwischen den einzelnen Arten von Kohlenhydraten (s. Seite 102).

Ballaststoffe sind unerlässlich für ein gut funktionierendes Verdauungssystem, eine langsame und kontinuierliche Aufnahme der Kohlehydrate und gewährleisten damit einen ausgeglichenen Blutzuckerspiegel. Frisches Obst und Gemüse sind die besten Ballaststofflieferanten, ebenso wie unraffinierte Kohlenhydrate aus Vollkornbrot. Zu viele Ballaststoffe können aber zu Verdauungsproblemen und einer geringeren Aufnahme von Nährstoffen führen.

Verteilung der Nahrungsmittelgruppen

Als generelle Regel für eine gesunde Nahrungszusammensetzung gilt:

- 55 % komplexe Kohlenhydrate
- 30 % Fett
- 15 % Eiweiß (inklusive der fünf Portionen Obst oder Gemüse täglich für genügend Ballaststoffe)
- Zwei Liter Wasser (auch in Form von Kräutertees)

Eiweiß (Protein)

Der Grundbaustein unseres Körpers ist Eiweiß. Eiweiße sind Moleküle aus Aminosäuren, die für Zellwachstum und -reparatur notwendig sind. Von den 20 Aminosäuren sind acht »essenziell«, weil unser Körper sie nicht selbst herstellen kann. Wir müssen sie mit der Nahrung zuführen. Tierisches Eiweiß und Soja enthalten all diese Aminosäuren. In pflanzlichen Produkten sind nicht alle Eiweiße enthalten, sodass Veganer die fehlenden Proteine entweder durch zusätzliche Vitamine und Mineralien zuführen oder durch eine Mischung aus Hülsenfrüchten, Nüssen und Samen, die reich an komplexen Kohlenhydraten sind, ergänzen müssen. Quinoa und Avocados enthalten vollständige Proteine.

Etwa 15 Prozent der täglich aufgenommenen Nahrungsmenge sollte aus Eiweiß bestehen. Muskeln, Bindegewebe und Knochen werden dann gut versorgt, Immunsystem und die Hormonproduktion funktionieren, und es werden gesunde Eizellen und Spermien produziert. Gute Eiweißquellen sind Geflügel, Fisch, fettarmer Joghurt, Hüttenkäse, Hülsenfrüchte, Tofu und Avocados.

Eine der ganz wichtigen Aminosäuren für Frauen ist Tryptophan. Diese Substanz unterstützt die Bildung des Hormons Serotonin, das den Blutzucker- und Hormonspiegel reguliert (s. Seite 65 und 78). Frauen tendieren zu niedrigeren Serotoninspiegeln als Männer und brauchen deswegen Nahrungsmittel, die den Serotoninspiegel erhöhen. Reich an Tryptophan sind Eier, Milch und Vollkornprodukte. Weil Serotonin morgens in größeren Mengen produziert wird, ist es für Frauen wichtig, immer zu frühstücken.

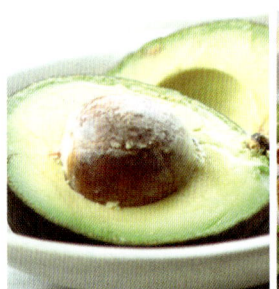 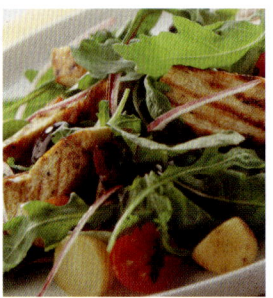

Avocados und Geflügel sind gute Eiweißquellen.

Das Fett-Märchen

Fett ist nicht grundsätzlich »schlecht«. Der Körper braucht Fett, um Zellwände aufzubauen, Vitamine und Nährstoffe aufnehmen zu können und den Hormon- und Blutzuckerspiegel auszugleichen.

Gesättigte und ungesättigte Fette Die Sättigung gibt Auskunft über die Zahl der Wasserstoffatome eines Fettmoleküls. Wenn ein Fettmolekül die maximale Anzahl an Wasserstoffatomen enthält, ist es »gesättigt«. Oft spricht man dann von »harten« Fetten, weil sie auch bei Zimmertemperatur fest bleiben. Gesättigte Fettsäuren stammen aus tierischer Nahrung und sind am ungesündesten. Wenn ein Wasserstoffatom-Paar fehlt, ist das Molekül

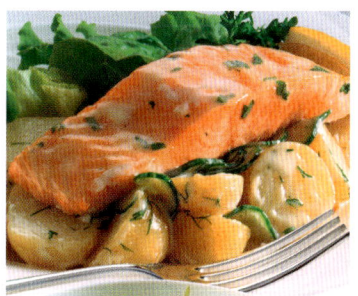

Fettreiche Fischsorten wie Makrele, Lachs, Hering und Sardine sind die beste Quelle für Omega-3-Fettsäuren.

einfach ungesättigt – solche Fette sind meist pflanzlichen Ursprungs. Olivenöl ist einfach ungesättigt. Wenn mehr als ein Paar Wasserstoffatome fehlt, ist das Fett mehrfach ungesättigt – Öle zum Kochen sind mehrfach ungesättigt. Einfach und mehrfach ungesättigte Fette sind »gesunde« Fette.

Essenzielle Fettsäuren Omega-3-, Omega-6- und Omega-9-Fettsäuren sind ungesättigt und essenziell, d.h. unverzichtbar für die Bildung von Prostaglandin, einem Hormon, das bei Männern und bei Frauen für das hormonelle Gleichgewicht sorgt. Diese essenziellen Fettsäuren werden auch für die Bildung von Serotonin benötigt. Olivenöl enthält Omega-6- und Omega-9-Fettsäuren. Fettreiche Fische, Walnüsse, Kürbis und Sesamsamen sind reich an Omega-3-Fettsäuren und wichtig für Zellstoffwechsel, Gehirnfunktion, Spermienproduktion und Herzgesundheit.

Gehärtete Fette und Transfette Wenn ein Wasserstoffatom zu einem ungesättigten pflanzlichen Fett hinzugefügt wird, spricht man von einem »Transfett«. Diese unnatürlichen Fette sind in Junkfood, Gebäck und Kuchen enthalten. Der Körper kann sie nur schwer verdauen. Transfette sind gesundheitsschädlich.

Ein Lob auf Milchprodukte

Milch verfügt über eine Reihe von klaren Ernährungsvorteilen. Sie liefert reichlich Kalzium, besonders, wenn die Milch entrahmt oder teilentrahmt ist, weil sie dann weniger Fett enthält. Kalzium ist wichtig für stabile Knochen und gesunde Muskeln und unterstützt die Funktion der Nerven.

Es gibt auch andere Kalziumquellen – etwa Gemüse, Samen und bestimmte Brotsorten. Milch-Kalzium wird jedoch leichter vom Körper aufgenommen. Man müsste beispielsweise 16 Portionen Spinat essen, um so viel Kalzium aufzunehmen wie von einem viertel Liter Milch. Milch ist auch eine hervorragende Quelle für essenzielle B-Vitamine sowie Eiweiß. Trinken Sie entrahmte oder teilentrahmte Milch, um die Menge an gesättigten Fettsäuren zu reduzieren.

Lebende Joghurtkulturen sind empfehlenswert, weil diese sehr gut verdaulich sind. Auch Käse ist erlaubt – wenn er nicht zu fett ist und nach Möglichkeit vom Biobauern stammt.

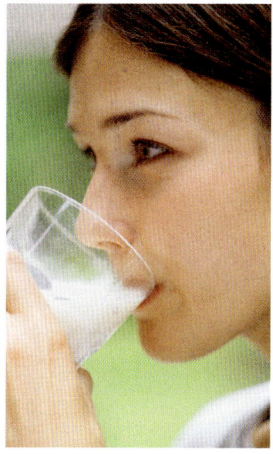

Milch enthält viele essenzielle Nährstoffe. Trinken Sie reichlich davon, wenn Sie schwanger werden wollen.

0,5%
Fettgehalt in **entrahmter Milch**

Je geringer der Fettgehalt, umso mehr Kalzium und Eiweiß enthält die Milch. Das fettlösliche Vitamin D unterstützt die Aufnahme von Kalzium aus der Milch.

F Ich versuche, Kohlenhydrate zu meiden. Ist das eine gute Idee?

Wenn Sie zu wenig Kohlenhydrate zu sich nehmen, können Sie sich niedergeschlagen, depressiv oder lustlos fühlen, weil Ihnen Serotonin fehlt. Serotonin wie auch andere Neurotransmitter, z. B. Endorphine und Enkephaline, finden sich vor allem im Gehirn, im Verdauungstrakt und in der Gebärmutter. Zusammen mit Östrogen unterstützen sie den Aufbau der Gebärmutterschleimhaut und bereiten sie für die Einnistung einer befruchteten Eizelle vor.

F Worin besteht der Zusammenhang zwischen Kohlenhydraten und Adrenalin?

Wenn Ihr Blutzuckerspiegel sinkt, weil Sie zu wenig Kohlenhydrate aufnehmen, wird Adrenalin ausgeschüttet, um gegenzusteuern. Das Stresshormon Adrenalin stört den Hormonhaushalt (s. Seite 84). Darüber hinaus werden bei Stress und Adrenalinausschüttung erhebliche Mengen an Magnesium, Zink und B-Vitaminen, die alle essenziell für Ihre Gesundheit sind, verbraucht. Die Nebennieren benötigen konstant Vitamin C und essenzielle Fettsäuren – die Speicher dafür im Körper werden aber durch zu viel Adrenalin entleert.

F Sollte ich auf Süßigkeiten verzichten?

Um den Teufelskreis zu durchbrechen, sollten Sie wenigstens für zwei Wochen alles, was raffinierten oder einfache Zucker enthält, weglassen. Nehmen Sie stattdessen komplexe Kohlenhydrate (s. u.) zu sich und Produkte mit einem niedrigen GI (s. Seite 103). Am Anfang fühlen Sie sich vielleicht benommen und schwindlig, vielleicht bekommen Sie auch Kopfschmerzen – halten Sie trotzdem durch!

Wichtig ist, dass Sie drei Mahlzeiten am Tag zu sich nehmen, und: Lassen Sie das Frühstück nicht ausfallen. Essen Sie vormittags und nachmittags einen Snack mit einem niedrigen GI, damit Ihr Blutzuckerspiegel stabil bleibt. Nach zwei Wochen merken Sie bestimmt, dass Sie gar nicht so viel an Ihrer Ernährung ändern mussten. Ersetzen Sie weißen Reis und helles Brot durch Naturreis und Vollkornbrot. Damit wird es leichter, solche Änderungen beizubehalten. Sie werden außerdem feststellen, dass wohl die hochkalorischen Süßigkeiten zu Ihren »Energietiefs« geführt haben und dass Sie mit komplexen Kohlenhydraten länger durchhalten.

Wenn Sie Ihren Blutzuckerspiegel wieder ins Gleichgewicht gebracht haben, könnten Sie gelegentlich wieder Süßigkeiten essen. Aber da es auch darum geht, Ihr Geschmacksempfinden (wieder) zu entdecken, ist es besser, alte Ernährungsgewohnheiten nicht erst wieder aufzuwärmen.

F Was sind **»gute«/»schlechte«** Kohlenhydrate?

Den Unterschied zwischen einfachen (»schlechten«) und komplexen (»guten«) Kohlenhydraten zu verstehen hilft Ihnen dabei, sich die richtigen Mengen von den Kohlenhydraten zuzuführen, die Ihr Körper wirklich braucht.

Einfache Kohlenhydrate werden leicht aufgespalten und stellen schnell Energie zur Verfügung. Sie erhöhen rasch den Blutzucker- und Insulinspiegel, der Blutzuckerspiegel sinkt aber auch schnell wieder ab. Das führt zu einem Verlangen nach mehr Zucker, damit die unangenehmen Begleiterscheinungen des Blutzuckerabfalls wie Schwindel, Stimmungsschwankungen, Konzentrationsstörungen und Reizbarkeit ausgeglichen werden. Einfache Kohlenhydrate sind in Zucker, Süßigkeiten, gezuckerten Getränken, Alkohol und in vielen Fertiggerichten enthalten. Raffinierte Kohlenhydrate (Weißbrot, weißes Mehl,

weißer Reis) wurden auch von ihren Ballaststoffen und einigen wichtigen Nährstoffen befreit. Bestimmte Früchte, etwa Bananen, Wassermelonen, und einige Fruchtsäfte haben ebenfalls einen hohen Zuckergehalt und führen zu einem raschen Blutzuckeranstieg.

Komplexe Kohlenhydrate werden langsamer aufgespalten, weil dazu ein bestimmtes Enzym gebraucht wird. Der Blutzuckerspiegel steigt nur langsam an, und es wird auch nur langsam Energie freigesetzt. Der Spiegel sinkt langsam wieder ab, ohne dass Heißhungerattacken entstehen. Bohnen, Hülsenfrüchte, Äpfel, Pfirsiche, Birnen und Pflaumen sind gute Quellen für komplexe Kohlenhydrate. Dasselbe gilt für Naturreis und Vollkornbrot, die neben ihren Ballaststoffen noch all ihre Vitamine und Mineralstoffe enthalten.

Der glykämische Index

Auf einer Skala von 1 bis 100 wird bewertet, wie schnell Nahrung verdaut wird und als Glukose in die Blutbahn gelangt. Der GI ist ein Hilfsmittel, um die Nahrungsmittel zu identifizieren, die langsam zu Glukose umgebaut werden und deswegen den Blutzuckerspiegel stabil halten. Lebensmittel mit einem niedrigen GI setzen die Energie am langsamsten frei. Man sollte so viel wie möglich von ihnen essen. Nahrungsmittel mit einem mittleren GI sollte man nur mäßig verzehren und solche mit einem hohen GI so wenig wie möglich. Die Liste unten ist nicht vollständig, aber Sie erkennen daran, dass manche Früchte einen niedrigeren GI als Gemüse haben – eine wertvolle Information, die den Jo-Jo-Effekt von hohem und niedrigem Blutzuckerspiegel zu vermeiden hilft. Zum Schluss sind Nahrungsmittel aufgeführt, die raffiniert und weiterverarbeitet oder zusätzlich gesüßt wurden – meiden Sie diese möglichst.

Wie man den GI **niedrig hält**

- Überreife Früchte haben einen hohen Zuckergehalt und sollten eher nicht gegessen werden.
- Gekochte Kartoffeln, die abgekühlt sind, haben einen niedrigeren GI als direkt nach dem Kochen.

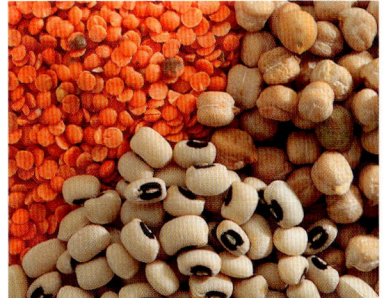 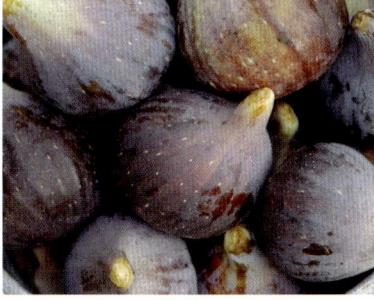 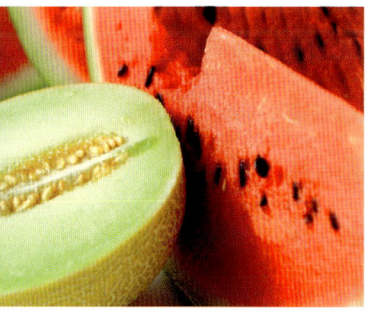

| **Lebensmittel mit niedrigem GI (unter 40)** | **Lebensmittel mit mittlerem GI (41–60)** | **Lebensmittel mit hohem GI (über 60)** |

Lebensmittel mit niedrigem GI (unter 40)

Sie erhöhen den Blutzuckerspiegel nur langsam – essen Sie davon, so viel Sie mögen.

- Äpfel, Pflaumen, Birnen, Pfirsiche, Kirschen, Aprikosen (frisch und getrocknet), Pampelmusen
- alle Hülsenfrüchte: z. B. Linsen, weiße Bohnen, Kichererbsen
- grünes Blattgemüse, Brokkoli, Lauch, Blumenkohl, grüne Bohnen, Zuckererbsen, Pilze, Zwiebeln, Avocados, Zucchini, Paprika
- Vollkorngetreide, Vollkorn- oder Roggenbrot, Graupen, Nüsse, Haferkekse

Lebensmittel mit mittlerem GI (41–60)

Genießen, aber in Maßen.

- Trauben, halbreife Bananen, Mangos, Feigen, Kiwis, Sultaninen
- Zuckermais, Erbsen, rohe Karotten, rote Rüben, Pellkartoffeln
- Vollkornnudeln, brauner Basmatireis, Vollkornspaghetti; Schrotbrot, Pitta-Brot, (ungerröstetes) Müsli
- Orangensaft, Grapefruitsaft, ungesüßter Apfelsaft

Lebensmittel mit hohem GI (über 60)

Die Lebensmittel essen Sie zusammen mit Eiweiß oder Fett, damit die Resorption der Kohlenhydrate verlangsamt wird.

- Bananen, Wassermelone, Rosinen, Ananas, Honigmelonen
- Bratkartoffeln, Kartoffelpüree, gekochte Karotten, Pastinaken, Kohlrüben, Kürbis, Saubohnen

Vermeiden:

- Pommes frites, Couscous, Zucker, Honig, Schokolade, Süßigkeiten, Marmelade, gesüßtes Müsli, Reiskekse, Weißbrot, weißer Reis und Nudeln

F Warum sind Vitamine und Mineralien so wichtig für die Fruchtbarkeit?

Vitamine und Mineralien sind für unsere Gesundheit allgemein und für unsere Fruchtbarkeit im Besonderen unverzichtbar. Gleichwohl habe ich den Eindruck, dass große Unsicherheit darüber herrscht, welche am wichtigsten sind. Vitamine und Mineralien versorgen uns mit lebensnotwendigen Nährstoffen und sorgen dafür, dass unser Körper optimal funktioniert. Sie spielen eine Rolle für einen ausgeglichenen Hormonhaushalt und liefern Energie. Sie unterstützen das Zellwachstum und helfen, Zellschäden zu reparieren; ihre antioxidative Wirkung neutralisiert die gefährliche Wirkung von freien Radikalen.

F Was sind freie Radikale?

Freie Radikale sind ungebundene, instabile Moleküle, die durch Oxidation versuchen, sich zu stabilisieren, und dabei zu Zellschäden führen. Freie Radikale werden für die Entstehung von Krebs und Herzerkrankungen verantwortlich gemacht. Sie treten ganz natürlich auf und spielen auch eine Rolle beim Altern. Schädliche Umwelteinflüsse, z. B. Rauchen, der Genuss von Alkohol und eine ungesunde Ernährung, erhöhen die Zahl der schädlichen freien Radikale, die sowohl die Bildung von Spermien als auch von Eizellen beeinträchtigen. Alkohol und Nikotin verkürzen die Zeit einer Frau, in der sie fruchtbar ist, und reduzieren die Spermienzahl beim Mann.

F Welche sind die wichtigsten **Vitamine?**

Die fünf wichtigsten Vitamine sind Vitamin A, B, C, D und E. Außer Vitamin D müssen sie mit der Nahrung zugeführt werden. Daneben gibt es Mineralien, wie Magnesium, Mangan, Kalium, Coenzym Q10 und Kalzium, die einen wichtigen Beitrag zu Gesundheit und Fruchtbarkeit leisten. Der beste Weg, dafür zu sorgen,

dass es einem an keinem dieser Mineralien und Vitamine mangelt, ist eine abwechslungsreiche und gesunde Kost. Antioxidantien beispielsweise entfalten ihre Wirkung am besten zusammen mit anderen Vitaminen und Mineralien – mit einer abwechslungsreichen und vollwertigen Ernährung kann man das sicherstellen.

Die wichtigsten Mineralien und Vitamine

Mineralien und Vitamine	Vorkommen	Gut für
Vitamin A	Eidotter, ölige Fischsorten, Butter, orangefarbene Früchte und Gemüse (z. B. Pfirsiche, Aprikosen, Karotten, Mangos); Gemüse enthält hohe Mengen an Vitamin A in Form von Betacarotin (wie auch Vitaminergänzungen zur Schwangerschaftsvorbereitung), das bedenkenlos zugeführt werden kann.	Gesunde Haut, Augen, Knochen; Bildung der männlichen und weiblichen Sexualhormone; Unterstützung der Infektabwehr; antioxidative Eigenschaften. **Achtung:** Hohe Dosen an Vitamin A in Form von Retinol können zu Missbildungen des Fetus führen; vermeiden Sie deshalb Leber und Leberprodukte, weil beides diese Form von Vitamin A enthält. Vitamin A in Form von Retinol gehört nicht mehr zu den Vitaminen, die zur Schwangerschaftsvorbereitung empfohlen werden.
Vitamin B_1 (Thiamin)	Kartoffeln, Vollkornprodukte, Hülsenfrüchte, Naturreis	Wandelt Kohlenhydrate und Fette in Energie um. Die B-Vitamine sollten als Vitamin-B-Komplex eingenommen werden.
Vitamin B_6	Bananen, Avocados, mageres Fleisch, Milchprodukte, Eier, Samen, Linsen, Vollkornprodukte	Bringt die weiblichen Sexualhormone ins Gleichgewicht (Vitamin B_6-Mangel führt dazu, dass die Eierstöcke aufhören, Progesteron herzustellen, was dann zu einem Östrogenüberschuss führt).

F Soll ich zusätzlich Vitamin- und Mineralpräparate einnehmen?

Wenn Sie sich gesund und abwechslungsreich ernähren, nicht rauchen und nicht zu viel Alkohol oder Kaffee konsumieren (s. Seite 108), brauchen Sie wahrscheinlich außer Folsäure keine Vitaminpräparate. Trotzdem rate ich Frauen dazu, Multivitaminpräparate speziell zur Schwangerschaftsvorbereitung einzunehmen, und Männern, ihren allgemeinen Vitaminbedarf zusätzlich mit Multivitaminpräparaten zu decken. Damit ist man auf der sicheren Seite, weiß, dass es nicht an wichtigen Vitaminen fehlt, und führt sie sich darüber hinaus in ausreichender Menge und aufeinander abgestimmter Dosierung zu. Wenn Sie auf eigene

Faust Vitamin- und Mineralienpräparate zuführen, nehmen Sie leicht überhöhte Dosen. Führen Sie sich niemals ohne professionelle Beratung Vitamine und Mineralien zu. Fragen Sie Ihren Arzt oder einen Ernährungsberater, der sich mit zusätzlichen Nährstoffen und der richtigen Dosierung auskennt. Auch in der Apotheke kann man Ihnen weiterhelfen. Frauen, die schwanger werden möchten, sollten mindestens zwölf Wochen vor der geplanten Empfängnis und in den ersten zwölf Schwangerschaftswochen 400 mcg Folsäure zuführen. Diese Menge reduziert nachweislich das Risiko, ein Kind mit offenem Rücken (Spina bifida) zur Welt zu bringen. Kontrollieren Sie, ob Ihre Präparate zur Schwangerschaftsvorbereitung die entsprechende Menge an Folsäure enthalten.

Mineralien und Vitamine	Vorkommen	Gut für
Vitamin B_{12}	Tierisches Eiweiß (Fleisch, Fisch und Milchprodukte)	Stärkung der Spermienmenge; Unterstützung bei der Bildung von Zell-DNA und RNA (Ribonukleinsäure, die den Zellen ermöglicht, sich zu teilen); Eisenaufnahme; Eireifung vor dem Eisprung.
Vitamin C	Obst und Gemüse, besonders Zitrusfrüchte, Beeren, Kiwis, Kohl, Brokkoli, Spinat	Antioxidative Eigenschaften; Eisenaufnahme; Unterstützung des Immunsystems; Förderung von Gesundheit, Spermienbeweglichkeit; schützt die Gesundheit der Eierstöcke. **Achtung:** Frauen sollten nicht mehr als 1000 mg Vitamin C am Tag zu sich nehmen, weil höhere Dosen den Zervixschleim »austrocknen« können.
Vitamin D	Fetthaltige Fischsorten, Butter, Eidotter; Tageslicht	Starke und gesunde Knochen und Zähne; Kalziumaufnahme.
Vitamin E	Vollkornprodukte, Nüsse, Samen, Eier	Antioxidative Eigenschaften; gesunde Haut, Nerven, Muskeln und rote Blutkörperchen; Fortpflanzungsfähigkeit.
Eisen	Mageres Fleisch, Brokkoli, Spinat, getrocknete Aprikosen, Backpflaumen, Sardinen, Hafermehl, Eier	Stabilisierung der Menge an roten Blutkörperchen und des Sauerstoffgehalts; Energie; weibliche Fruchtbarkeit. Eisen aus tierischen Quellen wird besser aufgenommen als solches aus Gemüsen – Vitamin-C-reiche Nahrungsmittel unterstützen das.
Zink	Mageres Fleisch, Fisch, Eier, Kürbis- und Sonnenblumenkerne, Erbsen, Roggen, Hafer, Mandeln	Spermien- und Eizellenproduktion; gesunde Zellteilung und Immunsystem; Spermienzahl und -beweglichkeit; normale Menstruationszyklen.
Selen	Paranüsse, Eier, Fleisch, Fisch, Sonnenblumenkerne, Butter, Hafer	Antioxidative Eigenschaften; Fruchtbarkeit; gesunde Spermien; Vorbeugung von Chromosomendefekten.

F Welche **Lebensmittel** sind **am besten?**

Es gibt kein Lebensmittel, mit dem Sie Ihre Chancen auf eine Schwangerschaft erhöhen. Es gibt aber eine ganze Menge leckerer Dinge, die einen positiven Effekt auf Ihre Gesundheit haben. Und einige Lebensmittel verringern anscheinend bestimmte Risiken, die im Zusammenhang mit der Fruchtbarkeit auftreten können.

Essen für Sex und Libido Seit Jahrhunderten werden bestimmte Lebensmittel mit sexuellem Verlangen und Fruchtbarkeit in Verbindung gebracht. Dazu gehören Granatäpfel, Avocados, Bananen, Feigen, Datteln, Spargel, Mandeln, Knoblauch und Austern. Ob sie als Aphrodisiaka wirken, ist noch nicht geklärt. Wie auch immer – sie sind ganz sicher reich an Vitaminen und Mineralien und damit gut für Ihre Fruchtbarkeit.

Essen fürs Gehirn Lebensmittel, die die Aminosäuren Tryptophan und Tyrosin enthalten, können den Serotonin- und Dopaminspiegel im Gehirn erhöhen. Diese Substanzen spielen eine Rolle für die Produktion von Hormonen, die die Gebärmutter auf die Einnistung der befruchteten Eizelle vorbereiten. Tryptophan kommt vor in Petersilie, Papayas, Datteln, Bananen, Sellerie, Süßwasseralgen, Karotten, getrockneten Aprikosen, Süßkartoffeln, Sonnenblumenkernen und Mandeln. Zu den Lebensmitteln mit Tyrosin gehören mageres Fleisch, Truthahn, Fisch – z. B. Kabeljau, Barsch und Sardinen –, Krabben, Mungbohnen und Hafer.

Essen für gesunde Spermien und Eizellen Spermienzellen sind ebenso wie Eizellen hochempfindlich für Schäden durch freie Radikale. Lebensmittel, die viele Flavonoide enthalten, schützen sie davor. Flavonoide sind kraftvolle Antioxidantien, die die schädliche Wirkung von feien Radikalen neutralisieren helfen. Blaubeeren, Himbeeren, Kirschen, Weintrauben, Apfelsinen, Pfirsiche, Pflaumen und Tomaten sind reich an Flavonoiden.

Essen für das Sperma Ein Mangel an bestimmten Nährstoffen kann die Spermaproduktion hemmen. Zink und Vitamin C stärken die Spermienmenge und -zahl. Reichlich enthalten ist Zink in Paranüssen, Eiern, Fisch sowie in Samen und Körnern, Vitamin-C-reich sind u. a. grüne Blattgemüse, Kiwis und Tomaten.

Essen für die Sekretion Die Sekrete, die eine Frau Monat für Monat produziert, sind basisch, das ist eine für die Spermien günstige Umgebung. Eine fruchtbarkeitsfördernde Kost sollte reich an basischen Lebensmitteln sein. Essen Sie Spargel, Bambussprossen, Brokkoli, Karotten, Kohl, Sellerie, Gurken, Lauch, Zwiebeln, Kartoffeln, Äpfel, Avocados, Kirschen, Mangos, Oliven und Pfirsiche.

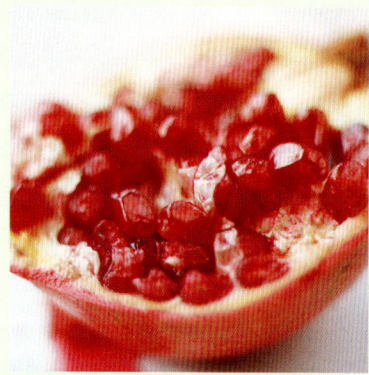

Granatapfel, in vielen alten Kulturen ein Fruchtbarkeitssymbol, enthält Antioxidantien sowie Vitamine und ist reich an Eisen.

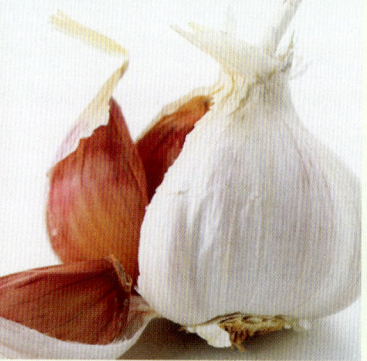

Knoblauch ist reich an Vitamin A, B und C und steckt voller gesunder Mineralien, etwa Zink und Kalium.

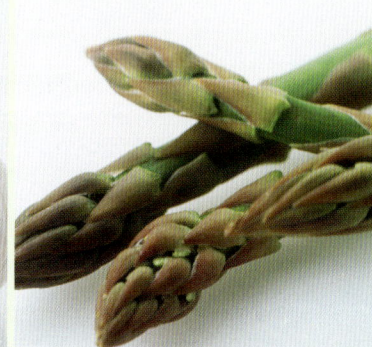

Spargel enthält Folat, das Missbildungen beim Kind vorbeugt, und ist daher ein ideales Gemüse, wenn Sie ein Kind planen.

Frauen, die unter bestimmten Erkrankungen, z.B. Epilepsie, leiden, brauchen eventuell mehr Folsäure. Sprechen Sie mit Ihrem Arzt darüber.

Besprechen Sie grundsätzlich mit Ihrem Arzt, wenn Sie Medikamente verschrieben bekommen haben oder unter irgendeiner Erkrankung leiden, ob Sie Vitamin- und Mineralstoffpräparate einnehmen sollten. Möglicherweise kann es durch die Präparate zu Wechselwirkungen mit den Medikamenten kommen.

F Ich ernähre mich gesund, spüre das aber nicht – woran kann das liegen?

Auch die Lebensweise beeinflusst, wie wirksam eine gesunde Ernährung ist. Großer Stress zum Beispiel entzieht dem Körper Vitamin C. Alkohol und Koffein plündern viele Vitamin- und Mineralstoffspeicher in unserem Körper, z.B. von den B-Vitaminen, Zink und Kalzium. Rauchen entzieht dem Organismus Vitamin C und E. Wenn Sie sich generell leer und ausgebrannt fühlen, könnte es sein, dass Ihre Lebensweise Ihre gesunde Ernährung konterkariert.

F Sind basische oder saure Lebensmittel besser?

Unser Körper sollte eher basisch als sauer sein. Viele von uns nehmen viel zu viele Lebensmittel zu sich, die sauer verstoffwechselt werden, z. B. Mengen von tierischem Eiweiß, Zucker, Fett, Alkohol, Koffein, künstliche Zusatzstoffe und raffinierte Kohlenhydrate. Schlankheitsdiäten, die hauptsächlich aus eiweißreichen Nahrungsmitteln (Fleisch, Fisch, Eier und Milchprodukte) bestehen, schaden Frauen, die sich ein Kind wünschen. Solche Diäten können dem Körper Mineralien wie Kalzium, Magnesium und Kalium entziehen, von denen der Organismus große Reserven braucht, um sich gegen Übersäuerung zu schützen. Auch kohlensäurehaltige Getränke sind nicht zu empfehlen, weil sie Phosphor enthalten und ziemlich säurebildend sind. Dadurch kann den Knochen Kalzium entzogen werden, um einer Übersäuerung gegenzusteuern, was wiederum die Gefahr von Osteoporose birgt. Deswegen viel stilles Wasser trinken und viele basenbildende Nahrungsmittel zu sich nehmen – frisches Obst und Gemüse, bestimmte Nusssorten, Samen und Getreide.

F Welche **Zusatzstoffe** sollte ich vermeiden?

Es ist kaum zu vermeiden, Zusatzstoffe mit der Nahrung aufzunehmen. Aber gehen Sie Ihnen so weit wie möglich aus dem Weg. Lesen Sie immer die Inhaltsstoffe auf der Verpackung. Im Allgemeinen gilt: Je weniger, umso naturbelassener ist das Produkt.

Salz sollte nur begrenzt genossen werden. Eine zu salzreiche Ernährung kann zu hohem Blutdruck führen und besonders bei Männern der Fruchtbarkeit schaden (s. Seite 52). Drosseln Sie die Salzzufuhr, indem Sie auf Kartoffelchips, gesalzene Nüsse, Fastfood und Fertigprodukte verzichten. Sogar scheinbar »unverdächtige« Nahrungsmittel wie Brot und Getreideprodukte enthalten oft viel Salz. Versuchen Sie, beim Kochen ohne Salz auszukommen.

Aspartame und andere Süßstoffe Enthalten sind sie in vielen süßen Diätprodukten und Getränken. Einige Studien lassen einen Zusammenhang zwischen Süßstoff und Depression, Gewichtszunahme und eventuell sogar Unfruchtbarkeit und Fehlgeburten vermuten. Wenn Sie ein Kind wollen, am besten auf Süßstoffe verzichten.

Acrylamid Diese Substanz entsteht, wenn bestimmte stärkehaltige Nahrungsmittel, vor allem Kartoffeln, bei hoher Temperatur frittiert werden. Pommes frites oder Kartoffelchips enthalten Acrylamid, das bei Ratten nachweislich die Fruchtbarkeit herabsetzt und sich bei Tieren als krebsauslösend gezeigt hat. Verzichten Sie auf solche »Leckereien«.

Glutamat, künstliche Farbstoffe und Geschmacksverstärker werden eingesetzt, um Produkte besser aussehen und schmecken zu lassen, oder als Ersatz für natürliche Zutaten. Obwohl die meisten dieser Stoffe als »sicher« gelten, ist nicht auszuschließen, dass bestimmte Kombinationen im Körper zu unerwünschten Effekten führen. Wenn die Liste der Inhaltsstoffe auf einem Produkt sehr viele Namen nennt, die Sie noch nie gehört haben, lassen Sie besser die Finger davon.

F Wie wirkt Koffein auf den Stoffwechsel?

Koffein wirkt stimulierend und erreicht etwa 15 Minuten, nachdem es aufgenommen wurde, das Blut. Es regt die Hypophyse an, Signale an die Nebennieren zu senden, die daraufhin Adrenalin ausschütten. Der Blutdruck steigt an, und das Herz schlägt schneller. Außerdem führt Koffein zu vermehrter Wasserausscheidung aus dem Körper. Wie viel Koffein eine Tasse Kaffee oder Tee enthält, kann ganz erheblich schwanken und hängt nicht nur von der Größe der Tasse ab, sondern auch von der Art der Zubereitung des Getränks und der Kaffee- oder Teesorte. Schokolade, speziell Milchschokolade, und Kakao können – in kleinen Mengen – ebenfalls Koffein enthalten. Etwa eine Stunde nach der Koffeinaufnahme ist der Effekt, Blutdrucksteigerung und Beschleunigung des Herzschlags, verflogen, und die Lust auf ein neues Stimulans steigt an. Manchmal fühlt man sich durch den Wasserverlust matt.

F Was bedeutet Koffein für Fruchtbarkeit und Schwangerschaft?

In einigen Untersuchungen wurde bei Frauen eine Verbindung zwischen ausgiebigem Genuss von Kaffee oder schwarzem Tee und einer verspäteten Empfängnis festgestellt. Frauen, die mehr als 300 mg Koffein – also etwa zwei Tassen frischen Kaffee (s. u.) – am Tag tranken, zeigten eine Tendenz zur verspäteten Empfängnis. Unklar ist, ob es tatsächlich ein Problem ist, vor und während der Schwangerschaft koffeinhaltige Getränke zu genießen, und wenn ja, ab welchen Mengen. Vorsichtshalber sollten Sie den Genuss solcher Getränke so weit wie möglich einschränken. Es gibt Hinweise darauf, dass große Mengen Koffein während der Schwangerschaft die Rate an Fehlgeburten erhöhen.

F Wie reduziere ich die Koffeinaufnahme?

Menschen, die regelmäßig Koffein konsumieren, und besonders diejenigen, die täglich viel Kaffee trinken, leiden manchmal unter Nebenwirkungen, wenn sie damit aufhören. Solche Nebenwirkungen sind z. B. extreme Müdigkeit, Übelkeit, Kopfschmerzen, Schwindel, zitternde Hände und Stimmungsschwankungen. Damit das nicht passiert oder wenigstens in nur ganz geringem Umfang, rate ich dazu, das Koffein nach und nach zu reduzieren, immer eine Tasse weniger am Tag, bis Sie ganz darauf verzichten können.

F Wie überprüfe ich, was ich esse und trinke?

Führen Sie ein Tagebuch, in dem Sie Tendenzen und Veränderungen Ihres Ernährungsverhaltens festhalten. Wenn Sie sieben Tage lang genau aufschreiben, was Sie über den Tag verteilt essen und trinken, werden Sie schnell feststellen, ob Sie sich gesund ernähren bzw. was Sie ändern sollten.

Schreiben Sie alles auf, was Sie zu sich nehmen, auch Alkohol! Selbst wenn es nur eine Handvoll oder ein Schluck war. Wenn Sie z. B. in einer Bar waren und ganz nebenbei in das Schälchen mit den gesalzenen Nüssen gegriffen (und damit ihren Konsum an Salz und gesättigten Fetten erhöht) haben – schreiben Sie es auf. Schreiben Sie auf, wenn Sie über den Tag verteilt hier mal eine ganze und da mal eine halbe Tasse Kaffee getrunken haben oder flaschenweise Cola. Damit haben Sie vielleicht, ohne es zu bemerken, Koffeinmengen in schwindelerregenden Höhen zu sich genommen.

Wenn Sie vergleichen, was Sie an gesunden und ungesunden Lebensmitteln zu sich nehmen – was überwiegt? Die gesunden? Essen Sie tatsächlich mindestens fünf Portionen Obst und Gemüse täglich? Essen Sie wirklich deutlich mehr mageres als fettes Fleisch? Wie oft in der Woche greifen Sie zu Fertiggerichten oder Fastfood? Ist das, was Sie herausgefunden haben, für Sie eine Überraschung?

Wir alle sind keine Engel, wenn es um unsere Ernährung geht, aber vielleicht erkennen Sie jetzt, da es schwarz auf weiß in Ihrem Ernährungstagebuch steht, wie Sie noch etwas für sich tun könnten. Nehmen Sie entsprechende Veränderungen in Angriff, um Ihre Gesundheit und Ihre Chancen auf ein Baby zu steigern.

Wie viel Koffein?

Getränk	Koffein
1 Tasse frisch gebrühter Kaffee (200 ml)	150 mg
1 Tasse Pulverkaffee (200 ml)	100 mg
1 Tasse schwarzer Tee (200 ml)	60–90 mg
1 Glas koffeinhaltiges Sprudelgetränk (300 ml)	35–40 mg
25 g dunkle Schokolade	20 mg

F Was ist der Unterschied zwischen einer Nahrungsmittelallergie und einer Nahrungsmittelintoleranz?

Eine Nahrungsmittelallergie entsteht, wenn der Körper auf etwas an sich völlig Harmloses wie auf eine gefährliche Substanz reagiert. Das Immunsystem bildet Antikörper, die die Ausschüttung von Histamin provozieren. Glücklicherweise ist es ziemlich selten, dass jemand allergisch auf ein bestimmtes Nahrungsmittel oder Nahrungsmittelgruppen ist. Menschen, die daran leiden, kennen ihre Reaktionen: Innerhalb von Minuten, nachdem sie das Allergen aufgenommen haben, reagiert das Immunsystem mit juckendem Hautausschlag, Schwellungen, sogar Atemnot und/oder massivem Blutdruckabfall. In schweren Fällen kann die Immunreaktion zum Tode führen. Die häufigsten Auslöser einer Nahrungsmittelallergie sind Erdnüsse und andere Nusssorten, Fisch, Schalentiere und Eier.

Immer mehr Menschen entwickeln eine Intoleranz gegen bestimmte Nahrungsmittel, insbesondere Weizen und Milchprodukte. Über die Ursachen bestehen Unklarheiten. Die Umweltverschmutzung könnte dazu zählen, chemische Zusätze in den Nahrungsmitteln selbst, unser Immunsystem oder unsere zunehmend antiseptische Umwelt. Typisch für Nahrungsmittelintoleranzen sind verzögerte Symptome, die von Verdauungsproblemen über Kopfschmerzen und Müdigkeit bis hin zu Asthma, Ekzemen und Migräne reichen können. Wenn Sie vermuten, dass Sie eine Nahrungsmittelintoleranz haben, suchen Sie Ihren Arzt auf, oder wenden Sie sich an einen Ernährungsberater.

F Beeinträchtigt eine Nahrungsmittelallergie oder -intoleranz die Fruchtbarkeit?

Nahrungsmittelintoleranzen oder -allergien können die Art und Weise, wie der Körper Nährstoffe aufnimmt, beeinflussen, sodass Vitamine und Mineralien, die gut für die Fruchtbarkeit sind, verloren gehen. Wenn Sie wissen, was Sie nicht vertragen, ist es wichtig, das entsprechende Nahrungsmittel zu meiden. Wenn Sie den Verdacht haben, an einer Intoleranz zu leiden, lassen Sie sich testen, ehe Sie irgendetwas von Ihrem Speiseplan streichen. Lassen Sie keine Nahrungsmittel weg, ohne dass sicher ist, wer der wirkliche Missetäter ist.

F Was sind typische **Nahrungsmittelintoleranzen?**

Jede Art von Nahrungsmittel, von Zitrusfrüchten bis zu Schokolade, kann ein Auslöser sein; am häufigsten führen Milch (und Molkereiprodukte) und Gluten zu Nahrungsmittelintoleranzen.

Kuhmilch Manche Menschen haben eine Kuhmilchintoleranz. Wir Menschen werden mit einem Enzym geboren, das dafür da ist, die Laktose in der Muttermilch und in der Milch von Säugetieren zu verdauen. Wenn unsere Ernährung nach dem Abstillen keine Milch mehr enthält (wie das bei vielen Ernährungsformen in Asien der Fall ist), entscheidet der Körper, dass er das dafür nötige Verdauungsenzym nicht mehr braucht. Es wird im Darm nicht mehr produziert, und eine Intoleranz gegen Milchprodukte kann sich entwickeln. Wenn sich eine Kuhmilchintoleranz entwickelt, wird das meist früh bemerkt. Kuhmilch durch Ziegenmilch zu ersetzen hilft nichts, denn beide enthalten dasselbe Allergen. Deswegen gewinnt Sojamilch als Ersatz für Kuhmilch zunehmend an Bedeutung. Aber leider sind auch Unverträglichkeitsreaktionen und Allergien gegen Sojaprodukte in der westlichen Welt auf dem Vormarsch. Diese können sich entwickeln, wenn Soja zum festen Bestandteil der Ernährung wird, deswegen eignet sie sich auf lange Sicht nicht unbedingt als Alternative.

Gluten Gluten ist ein Eiweiß, das in Weizen, Roggen, Gerste und, in kleineren Mengen, in Hafer enthalten ist. Menschen, die immer wieder unter Symptomen wie Diarrhö, Völlegefühl, Bauchschmerzen und Trägheit leiden, haben unter Umständen eine Glutenintoleranz. Deswegen sollten derartige Beschwerden unbedingt ärztlich abgeklärt werden. Ziemlich ungesund wäre es allerdings, rein auf Verdacht Weizen, Roggen, Gerste und Hafer wegzulassen, denn damit würden dem Körper essenzielle Nährstoffe fehlen – mit möglichen negativen Folgen für eine Empfängnis.

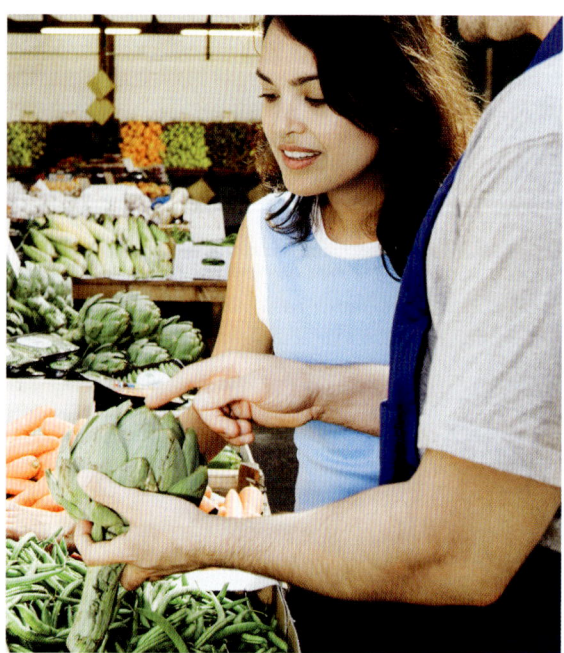

Kaufen Sie Obst und Gemüse immer frisch. Wenn es auch noch aus biologischem Anbau stammt – umso besser.

F Sollte ich mich »bio« ernähren?

Biokost ist teurer, und nicht jeder kann es sich leisten, sich ausschließlich davon zu ernähren. Am wichtigsten ist, dass frisch ist, was Sie kaufen. Machen Sie nicht einmal in der Woche einen Großeinkauf im Supermarkt, sondern gehen Sie alle paar Tage zum Einkaufen. Wenn Sie Biokost kaufen wollen, wählen Sie vor allem Fleisch und Milchprodukte. Ernähren Sie sich lieber abwechslungsreich und möglichst bunt, wenn es um Obst und Gemüse geht, als sich auf ein oder zwei Bioprodukte zu konzentrieren. Waschen Sie Gemüse und Obst gründlich, bevor Sie es verzehren.

F Spielt schlechte Verdauung eine Rolle für Gesundheit und Fruchtbarkeit?

Ich bin davon überzeugt, dass Fruchtbarkeit und Hormonhaushalt von der Verdauung beeinflusst werden. Schlechte Verdauung führt dazu, dass wichtige Nährstoffe nicht vollständig vom Körper aufgenommen werden können und wir müde und antriebslos sind. Auch unsere Abwehrkräfte können darunter leiden, sodass wir für Infektionen und Krankheiten anfälliger sind. Auch die

Gefahr, eine Nahrungsmittelintoleranz zu entwickeln, ist höher, wenn das Immunsystem geschwächt ist. Zudem beeinträchtigt eine mangelhafte Nährstoffzufuhr die Hormonsekretion und kann damit die Chance auf Empfängnis verringern.

F Welche Ursachen hat eine schlechte Verdauung?

Zu den typischen Symptomen für eine schlechte Verdauung gehören Verstopfung, Völlegefühl, Blähungen, Durchfall und Sodbrennen. Dafür kann es verschiedene Ursachen geben – die Lebensweise, eine Erkrankung oder eine Nahrungsmittelmittelintoleranz.

Beantworten Sie folgende Fragen:
- Essen Sie noch am späten Abend?
- Essen Sie abends große Mengen?
- Sind Sie immer in Eile, wenn Sie essen?
- Essen Sie zu viele fette Produkte?
- Trinken Sie zu viel Alkohol?
- Stehen Sie unter Stress?
- Essen Sie regelmäßig Fertiggerichte oder Fastfood?
- Essen Sie weniger als drei Portionen Obst oder Gemüse am Tag?

Wenn Sie eine dieser Fragen mit »Ja« beantwortet haben: In Schritt 5 erfahren Sie, wie Sie Ihre Gewohnheiten ändern, um Ihre Verdauung zu verbessern. Stellen Sie Ihre Ernährung so zusammen, dass Ihre Gesundheit und nicht zuletzt auch Ihre Fruchtbarkeit davon profitieren.

Wenn Ihre Probleme weiterhin bestehen, gehen Sie zum Arzt, damit abgeklärt wird, woran Ihre schlechte Verdauung liegt. Das gilt auch, wenn Sie den Verdacht haben, an einer Lebensmittelintoleranz zu leiden. Man kann herausfinden, durch welches Lebensmittel die Intoleranz ausgelöst wird.

F Warum fällt es mir schwer, konsequent zu sein?

Das Ernährungsverhalten von Frauen ist viel mehr von ihren Stimmungen und ihrem Energielevel abhängig als das von Männern. Wenn Frauen müde sind, unter Stress stehen, ängstlich oder wütend sind, entwickeln sie oft Heißhunger auf Süßes und/oder stärkehaltige Nahrungsmittel. Die Phase, in der Frauen besonderes anfällig dafür sind, ist die Zeit vor ihrer Periode. Etwa 40 Prozent der Frauen leiden unter prämenstruellem Syndrom (PMS) – es scheint so, dass Hormone, vor allem Progesteron, Östrogen und Testosteron, aber auch Serotonin zu Veränderungen im Gehirn führen, die bei Frauen zu Heißhunger auf Kohlenhydrate führen (s. Seite 102). Die Lust auf Süßigkeiten ist so groß, weil sie so schnell den Serotonin- und den Endorphinspiegel, die für bessere Stimmung sorgen, nach oben treiben. Leider hält diese Wirkung nicht lange an (s. Seite 106).

F Wie vermeide ich Heißhungerattacken?

Es ist in Ordnung, gegen Heißhunger Kohlenhydrate zu sich zu nehmen – aber nicht die einfachen oder raffinierten, die noch mehr Hunger auf Süßes machen und zu Gewichtszunahme und Störungen des Hormonhaushalts führen. Greifen Sie zu komplexen Kohlenhydraten und Eiweiß, um die Absorption zu verlangsamen, den Blutzuckerspiegel stabil zu halten und weiteren Heißhungeranfällen vorzubeugen. Essen Sie Nüsse oder Käse mit Obst oder eine Handvoll Aprikosen und trinken ein Glas Milch dazu.
- Eine andere Methode ist, über den Tag verteilt mehrere Snacks zu essen. So bleibt der Blutzuckerspiegel konstant.

- Essen Sie regelmäßig, und lassen Sie keine Mahlzeiten aus.
- Ihre Ernährung sollte genügend Kalzium und Magnesium enthalten – gute Quellen sind Milchprodukte (für Kalzium), Hülsenfrüchte (für Magnesium) und grüne Blattgemüse (für beides).
- Trinken Sie viel Wasser, und treiben Sie mindestens dreimal in der Woche Sport (s. Seite 90).
- Versuchen Sie, Situationen, in denen die Heißhungerattacken auftreten, aus dem Weg zu gehen. Wenn Ihnen auf dem Nachhauseweg immer nach Süßem ist, bauen Sie der Versuchung vor, indem Sie einen kleinen Snack essen, bevor Sie sich auf den Weg machen.

F Warum haben Frauen so oft ein schwieriges Verhältnis zum Essen?

Mindestens 30 Prozent aller Frauen sind ständig irgendwie auf Diät. Wenn Sie schwanger werden wollen, sollten Sie auf eine Schlankheitskur verzichten – es sei denn, Sie möchten abnehmen, um Ihre Fruchtbarkeit zu fördern

Wie man die **Verdauung verbessert**

Man kann auf verschiedenen Wegen etwas für seine Verdauung tun.
- Frühstücken Sie. In der Traditionellen Chinesischen Medizin glaubt man, dass zwischen 7 und 9 Uhr unser »Verdauungshöhepunkt« erreicht ist.
- Essen Sie mittags keine komplexen Kohlenhydrate aus Naturreis und Hülsenfrüchten, weil sie müde machen. Wenn doch, z. B. wenn Sie regelmäßig etwas Kleines am späten Nachmittag essen, achten Sie darauf, dass Sie sie immer zusammen mit viel magerem Eiweiß genießen. Eiweiß (Protein) enthält die Aminosäure Tryptophan, die an der Produktion von Serotonin beteiligt ist (s. Seite 100). Kohlenhydrate andererseits stimulieren die Ausschüttung von Serotonin, unserem »Wohlfühlhormon«, das auch wichtig für den Aufbau der Gebärmutterschleimhaut ist.
- Lassen Sie sich zwei bis vier Stunden Zeit, um Ihre Abendmahlzeit zu verdauen. Essen Sie abends nicht zu viel, denn dann fällt die Verdauung unserem Organismus am schwersten, weil der Stoffwechsel sich verlangsamt, um sich auf den Schlaf vorzubereiten.

- Der Magen verdaut Nahrung nachts nur halb so schnell wie tagsüber, deswegen sollte man nie mit vollem Magen zu Bett gehen.
- Rohe Nahrungsmittel sind schwerer verdaulich und sollten abends nicht genossen werden.
- Schlingen Sie Ihr Essen nie herunter oder essen, wenn Sie mit anderen Dingen beschäftigt sind. Ich bin immer wieder erstaunt, welche Mengen die Leute zu sich nehmen, während sie dabei etwas anderes tun (lesen, fernsehen).
- Essen Sie nur, wenn Sie Hunger haben, und hören Sie auf, wenn Sie satt sind. Sie brauchen Ihren Teller nicht immer leer zu essen – am Ende fühlen Sie sich nur unangenehm voll.
- Kauen Sie langsam! Nehmen Sie sich Zeit zum Essen. Ein Teil der Verdauungsarbeit beginnt schon im Mund – mit den verschiedenen Verdauungsenzymen unseres Speichels. Wenn Sie zu schnell essen, kann das nur ungenügend geschehen. Hinzu kommt, dass Sie mehr Zeit zum Essen brauchen, wenn Sie langsam kauen. Das Sättigungsgefühl stellt sich so schneller ein, und Sie essen automatisch weniger.

(s. Seite 13 und 99) und weil Sie erkannt haben, dass eine gesunde Ernährung höchste Priorität für Sie hat.

Viele Frauen haben ein emotionales Verhältnis zum Essen: Entweder essen sie zu viel, oder sie essen das Falsche, weil sie deprimiert und ängstlich sind, unter Stress stehen oder ihre Hormone – besonders, wenn PMS der Grund ist – durcheinandergeraten sind.

Wenn Ihre Ernährungsgewohnheiten regelmäßig unter Ihren Stimmungen leiden, wird es Zeit herauszufinden, was die Ursachen dafür sind.

F Schaden Essstörungen der Fruchtbarkeit?

Manche Frauen haben Probleme mit dem Essen, die über die üblichen Gewichtssorgen hinausgehen. Diese soge-nannten Essstörungen – vor allem die Magersucht (Anorexie) und die Ess-und-Brech-Sucht (Bulimie) – nehmen zu. Ihre Auswirkungen auf die Fruchtbarkeit einer Frau können katastrophal sein. In diesem Buch geht es nicht darum, Frauen zu beraten, wie sie mit solchen Störungen umgehen, weil diese meist auf tiefe seelische Konflikte zurückgehen. Wenn Sie an einer Essstörung leiden, brauchen Sie professionelle Hilfe. Es könnte für Sie ein Problem sein, Kinder zu bekommen, weil auch der Hormonhaushalt gestört sein kann. Wenn Ihr Köpergewicht und Körperfettanteil sehr niedrig sind, hat bei Ihnen vielleicht auch schon die Periode ausgesetzt, oder sie ist unregelmäßig. Die Chancen auf eine Schwangerschaft werden damit kleiner. Und wenn Sie trotzdem schwanger werden, könnte es passieren, dass wichtige Nährstoffspeicher komplett geplündert werden und damit Ihre und die Gesundheit des Kindes in Gefahr sind.

Fall**studie**

Amanda und David versuchten seit 18 Monaten, ein Kind zu bekommen. Amanda hat früher unter Magersucht gelitten, ihr BMI liegt heute bei 17.

Amanda Ich habe Probleme mit dem Essen, seit ich in der Pubertät war. Meine Eltern mussten sich um professionelle Hilfe für mich kümmern. Heute, wo ich so gern ein Kind hätte, wird mir klar, welchen Schaden das in meinem Körper angerichtet hat. Ich bin immer noch sehr kontrolliert, wenn es ums Essen geht, und ich treibe auch ein bisschen zu viel Sport – ich gehe fünf- oder sechsmal in der Woche joggen. Wenn ich schwanger werden will, muss ich mich in jeder Beziehung ändern. Doch wenn ich mir vorstelle, in der Schwangerschaft zuzunehmen, werde ich panisch, obwohl ich weiß, dass das ganz normal ist.

Ich finde es frustrierend, wenn meine Familie und meine Freunde mir dauernd erzählen, dass ich nie ein Kind kriegen werde, weil ich zu dünn bin, und das meinem Zyklus schadet. David ist wegen meiner Essgewohnheiten auch ziemlich angenervt, besonders, wenn wir abends zum Essen ausgehen. Dann gibt es immer wieder Spannungen zwischen uns.

Als ich selbst befürchtete, dass ich nie schwanger werden würde, sind wir zusammen in die Klinik gegangen. Langsam verstehe ich, wie Körperfett und Fruchtbarkeit miteinander zusammenhängen. Meine Periode war zwar immer unregelmäßig, aber ich dachte, weil ich überhaupt eine hätte, hätte ich auch einen Eisprung und könnte schwanger werden. Inzwischen ist mir klar, dass das nicht der Fall ist.

Ich hatte Bedenken, an einem Ernährungsprogramm teilzunehmen. Dass ich dann aber ganz einfachen Schritten folgen musste, hat es mir leichter gemacht, mich Woche für Woche mehr umzustellen. Ich jogge nicht mehr so oft und lasse mich beraten, um meine Ernährung in den Griff zu kriegen.

David bemüht sich wirklich darum, mich zu verstehen und zu unterstützen, und zeigt mir, dass er meine Bemühungen gut findet.

Inzwischen ist mein BMI etwas nach oben gegangen, meine Perioden sind nicht mehr so unregelmäßig, und ich fühle mich schon viel ausgeglichener. Außerdem bin ich optimistisch, bald schwanger zu werden.

Hinter Essstörungen stecken immer seelische Probleme, die man untersuchen muss.

F Ab wann spüre ich die Veränderungen in meiner Ernährung?

Welche Veränderungen Sie auch vorgenommen haben – mir ist es wichtig, zu zeigen, dass jede Frau eine Ernährungsform finden kann, die nicht nur gesund ist, sondern auch abwechslungsreich und wohlschmeckend. Und dass sie so alles für ihre Fruchtbarkeit tun kann.

Wenn Sie versuchen, etwas zu ändern – nicht alles auf einmal. Gehen Sie schrittweise vor, dann halten Sie leichter durch. Nach drei bis vier Monaten können Sie Auswirkungen auf Ihre Fruchtbarkeit bemerken. In Ihrem allgemeinen Wohlbefinden werden Sie schon nach ein paar Wochen Besserungen verspüren. Es kommt darauf an, dass die Veränderungen von Dauer sind. Das wird auf jeden Fall langfristig Ihrer Gesundheit zugutekommen.

F Wie kauft man am besten ein?

Sie können sich natürlich nur gesund ernähren, wenn Sie die richtigen Lebensmittel zu Hause haben. Viele Menschen sind schon bei dem Gedanken, Woche für Woche einkaufen zu müssen, genervt und kaufen immer dasselbe ein. Man verfällt leicht in Routine, wenn es um (Ernährungs-)Gewohnheiten geht. Leider sind Langeweile und Gewohnheit Todfeinde einer gesunden Ernährung, ebenso wie schlechte Planung.

Machen Sie sich Gedanken darüber, was Sie essen wollen. Schreiben Sie sich einen Einkaufszettel, und setzen Sie sich zum Ziel, häufiger kleine Einkäufe zu machen, damit alles frisch ist. Versuchen Sie z. B., jede Woche ein neues Rezept auszuprobieren und die dafür erforderlichen Zutaten einzukaufen. Das verschafft nicht nur mehr Lust am Essen, es motiviert Sie auch, gesünder zu essen.

Wenn es in Ihrer Nähe eine Metzgerei gibt, kaufen Sie dort ein, damit Sie ein Gefühl für die unterschiedlichen Fleischsorten bekommen. So lernen Sie zu unterscheiden, welche Sorten mager sind, und werden dazu angeregt, öfter mal etwas Neues auszuprobieren. Im Supermarkt bekommen Sie immer nur das gleiche abgepackte Fleisch. Auch in einem Fischgeschäft finden Sie eine viel reichhaltigere Auswahl als im Supermarkt. Außerdem gibt man Ihnen dort gerne Tipps für die richtige Zubereitung der verschiedenen Fische und Meeresfrüchte.

Wenn Sie Obst und Gemüse kaufen, achten Sie darauf, möglichst viele unterschiedliche Sorten und Farben zu wählen. Greifen Sie nicht immer zu dem, was Sie schon immer gekauft haben, denn je größer die Bandbreite an Vitaminen und Mineralien, umso besser für Ihre Gesundheit. Tatsächlich ist einer der Schlüssel für mehr Gesundheit ein möglichst abwechslungsreicher Speiseplan. Auf diese Weise ist gewährleistet, dass Sie alle Nährstoffe bekommen, die Sie brauchen.

Und schließlich: Gehen Sie nicht mit leerem Magen, oder wenn Sie müde sind, einkaufen. Sonst kaufen Sie womöglich alle möglichen ungesunden Produkte und beginnen zu naschen, noch bevor Sie zu Hause sind.

Die zwölf **goldenen Regeln**

Sie haben begonnen, sich gesund zu ernähren, und sind überrascht, wie sehr Sie Ihr Essen genießen. Ein paar Ihrer Einkaufsgewohnheiten haben Sie vielleicht auch schon verändert:

- Sie kaufen wenig und dafür öfter ein, um möglichst viel Frisches zu bekommen.
- Sie essen, was die Jahreszeit zu bieten hat.
- Sie haben aufgehört, sich mit Fertiggerichten und Fastfood zu ernähren.
- Sie essen fünf Portionen Obst oder Gemüse am Tag.
- Die Kohlenhydrate, die Sie zu sich nehmen, sind unraffiniert und komplex.
- Sie essen nicht öfter als zweimal in der Woche rotes Fleisch.
- Sie vermeiden fettes Fleisch, etwa Lamm, und kaufen nur noch mageres Fleisch, z. B. Wild und Geflügel.
- Anstelle von Süßigkeiten und Gebäck essen Sie Nüsse und Samen, aber auch getrocknetes (ungeschwefeltes) Obst. All das ist reich an Nährstoffen, sättigt lange und hält den Blutzuckerspiegel ausgeglichen.
- Sie essen eher Butter als Margarine. Butter ist reich an Vitamin D, während Margarine oft gehärtete Fette enthält. Außerdem schmeckt Butter besser!
- Sie essen Roggen- oder Vollkornbrot (komplexe Kohlenhydrate).
- Sie trinken Biomilch, die reicher an Omega-3-Fettsäuren ist als normale Milch.
- Sie trinken eher Kräutertees als Kaffee oder schwarzen Tee.

Fragebogen: **Gesunde Ernährung**

Am Ende dieses Kapitels haben Sie eine ziemlich genaue Vorstellung davon, ob Ihre Ernährung einen **positiven oder negativen Effekt** auf Ihre Fruchtbarkeit und Ihre Gesundheit hat. Beantworten Sie die Fragen, und lesen Sie noch einmal **unter dem entsprechenden Thema** nach, wenn sich herausstellt, dass der eine oder andere Bereich Ihrer **Ernährung verbessert** werden könnte.

1 Essen Sie weniger als fünf Portionen Obst oder Gemüse am Tag? **Ja** ☐ **Nein** ☐
Der Köper braucht viele der darin enthaltenen Nährstoffe.

2 Lassen Sie häufig das Frühstück weg? **Ja** ☐ **Nein** ☐
Für Frauen ist das Frühstück die wichtigste Mahlzeit am Tag. Es wegzulassen bringt Ihren Blutzuckerspiegel und Ihren Hormonhaushalt durcheinander. (s. Seite 102).

3 Lassen Sie öfter das Mittag- oder Abendessen ausfallen? **Ja** ☐ **Nein** ☐
Eine Mahlzeit auszulassen gaukelt Ihrem Körper Hunger vor. Es kommt zum Abfallen des Blutzuckers – der Hormonhaushalt gerät aus dem Gleichgewicht.

4 Haben Sie oft Heißhunger auf Süßigkeiten? **Ja** ☐ **Nein** ☐
Ihr Blutzuckerspiegel muss wieder ins Lot gebracht werden. Lesen Sie auf den Seiten 102 bis 103 nach.

5 Trinken Sie mehr als 2 Tassen Kaffee (oder 4–5 Tassen Tee) am Tag? **Ja** ☐ **Nein** ☐
Koffein wirkt ausschwemmend und entzieht dem Körper damit wichtige Flüssigkeit (s. Seite 108).

6 Essen Sie regelmäßig Weißbrot? **Ja** ☐ **Nein** ☐
Weißbrot, wie auch andere Formen raffinierter Kohlenhydrate, hat keinen hohen Nährwert. Sie werden mehr Energie haben und weniger unter Lust auf Süßes leiden, wenn Sie stattdessen dunkles Brot und Naturreis genießen – beides gesunde, komplexe Kohlenhydrate (s. Seite 102).

7 Salzen Sie Ihre Mahlzeiten oft nach? **Ja** ☐ **Nein** ☐
Salz ist nicht gut für den Blutdruck. Verwenden Sie es möglichst selten. Auf Seite 107 lesen Sie, wie Sie das am besten bewerkstelligen können.

8 Verzehren Sie häufiger als einmal wöchentlich Fertiggerichte oder Fastfood? **Ja** ☐ **Nein** ☐
Eigentlich sollte man derartige Speisen überhaupt nicht essen. Wenn Sie aber nicht darauf verzichten wollen, lassen Sie es die seltene Ausnahme sein. Diese Produkte enthalten zu viel Salz, zu viel Fett und/oder Zusatzstoffe.

9 Leiden Sie unter Verdauungsproblemen und/oder Verstopfung? **Ja** ☐ **Nein** ☐
Möglicherweise kann Ihr Körper nicht alle Nährstoffe aus der Nahrung aufnehmen (s. Seite 110–111).

10 Essen Sie normalerweise weniger als zwei Stunden, bevor Sie zu Bett gehen, zu Abend? **Ja** ☐ **Nein** ☐

Versuchen Sie, früher und leichter zu essen – Ihre Verdauung wird es Ihnen danken.

11 Essen Sie Ihren Teller immer leer, auch, wenn Sie eigentlich schon satt sind?
Ja ☐ **Nein** ☐

Sie laufen Gefahr, leicht zuzunehmen und unter Völlegefühl, Blähungen und Sodbrennen zu leiden. Wenn Ihr Magen Ihnen Sättigung signalisiert, hören Sie auf ihn! Sie werden sich danach besser fühlen.

12 Naschen Sie häufig Süßigkeiten oder salzige und/oder fette Snacks?
Ja ☐ **Nein** ☐

Versuchen Sie es mit gesünderen Snacks, damit Sie nicht zunehmen und Ihr Blutzuckerspiegel stabil bleibt.

13 Trinken Sie weniger als einen Liter Wasser am Tag (Tee und Kaffee zählen nicht)?
Ja ☐ **Nein** ☐

Austrocknung kann den Blutzucker aus dem Gleichgewicht bringen und müde machen. Dann wird meist (zu viel) gegessen, um das Energietief zu überwinden.

14 Haben Sie oft Heißhungerattacken?
Ja ☐ **Nein** ☐

Das kann den Blutzucker- und Hormonspiegel beeinträchtigen und Ihre Chance auf eine Schwangerschaft mindern. Lesen Sie auf den Seiten 111 bis 112 nach.

15 Machen Sie eine Diät nach der anderen? **Ja** ☐ **Nein** ☐

Darunter leiden Ihr Hormonhaushalt und Ihre Fruchtbarkeit. Setzen Sie sich zum Ziel, sich gesund und angemessen zu ernähren. Lesen Sie noch einmal in diesem Kapitel nach, wie das am besten geht.

Auswertung

0–3 Wir sind, wenn's ums Essen geht, zwar alle keine Engel, aber Sie scheinen fast einer zu sein! Die Ernährung ist ein Bereich in Ihrem Leben, in dem Sie bereits das Beste für sich und Ihre Fruchtbarkeit tun.

4–7 Sie ernähren sich im Großen und Ganzen ziemlich gesund. Trotzdem haben Sie ein paar Ja-Antworten, dort können Sie Ihre Essgewohnheiten noch verbessern, um sicher zu sein, auch alles für Ihre Gesundheit und Ihre Chance auf ein Kind getan zu haben.

8–11 Ihnen fällt es nicht leicht, sich gesund zu ernähren. Das könnte zum Teil an Ihrer Lebensweise liegen. Lesen Sie die Schritte 5 und 6 noch einmal, um herauszufinden, was Sie wie ändern können. Nehmen Sie sich eine Veränderung nach der anderen vor, und Sie werden bald eine Verbesserung Ihrer Gesundheit spüren.

12–15 Sie ernähren sich ungesund! Möglicherweise haben Sie schon erhebliche Nährstoffdefizite und regelmäßig Probleme mit schwankendem Blutzuckerspiegel. Glücklicherweise ist die Ernährung am leichtesten zu korrigieren. Fangen Sie deswegen gleich damit an, Ihre Gewohnheiten zu ändern. Sie werden ohne Zweifel bald Fortschritte spüren. Auch Ihre Empfängnisfähigkeit wird davon profitieren.

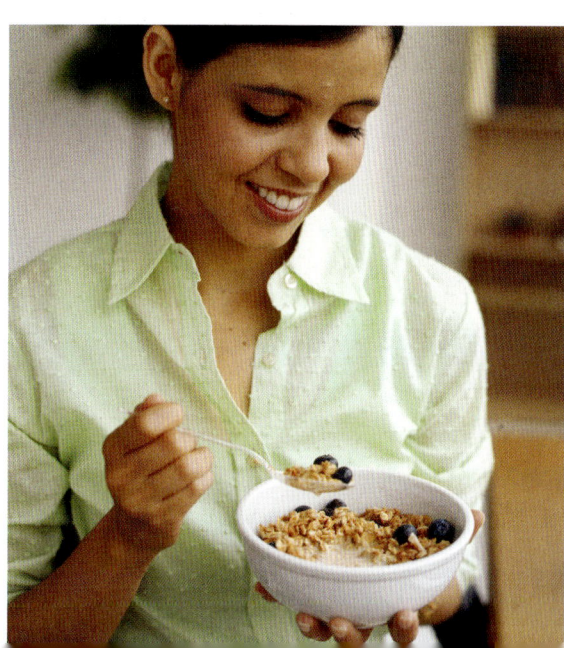

„Unser **seelisches** und unser **körperliches Ich** sind mitein-ander verbunden: Sich **Zeit für sich** zu nehmen kann die **Frucht-barkeit ankurbeln.**"

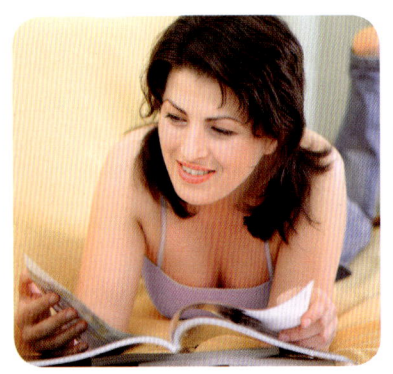
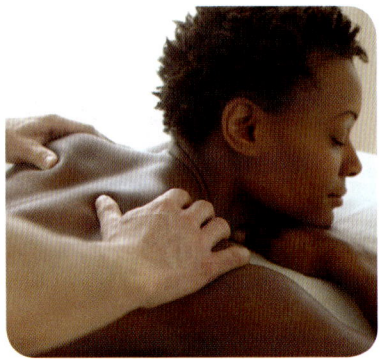
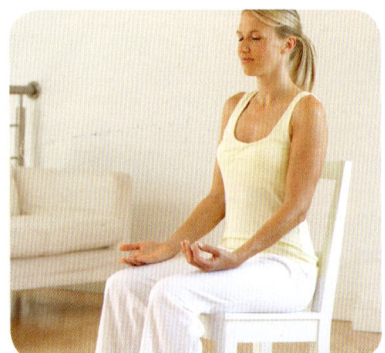

Schritt **sieben**

Körper und Seele

Schritt 7: **Körper und Seele**

> Welche **Rolle die Psyche** für Fruchtbarkeit und Empfängnis spielt, ist bis heute nicht wirklich geklärt, aber es scheint eine starke Verbindung zwischen beidem zu existieren. Welcher **Persönlichkeitstyp** Sie sind, wie Sie mit **Stress** umgehen, welche **Erfahrungen** Sie gemacht haben – das sind nur einige von vielen psychischen Faktoren, die Einfluss darauf haben, wie Ihr Körper funktioniert.

F Wie sind Körper und Seele miteinander verbunden?

Für mich besteht diese Verbindung nicht nur darin, dass unsere Gefühle unsere physischen Prozesse beeinflussen. Sie besteht auch darin, inwieweit wir in der Lage sind, in uns hineinzuhorchen, mit unserem Körper in Einklang zu sein und dies zu nutzen, um Einfluss auf unser Leben und unsere Gefühle zu nehmen.

Unser Nervensystem und unsere angeborene Kampf-oder-Flucht-Reaktion (s. Seite 82–83) helfen uns dabei, mit Stress fertig zu werden. Probleme entstehen dann, wenn unsere Stressantwort ihr Ziel verfehlt und Stresssymptome sich zu manifestieren beginnen. Es kommt darauf an, wie man mit Stress und anderen negativen Gefühlen umgeht: mithilfe von Entspannungsübungen, des Lebensstils (einschließlich Sport und Ernährung) und indem man sich Reserven zulegt. Diese drei Faktoren sind zentral, wenn man wieder ins Gleichgewicht kommen will. Ich bin überzeugt, dass man, indem man sein seelisches und körperliches Wohlgefühl erlangt, sehr viel für seine Fruchtbarkeit tun kann.

Wenn Sie versuchen, ein Kind zu bekommen, ist es wichtig, zu wissen, wie Sie mit Stress umgehen können. Möglicherweise ist es für Sie sinnvoll, Entspannungstechniken einschließlich einer bewussten Atmung oder Medi-

Mein **Tipp**

Üben Sie, das Leben **aus einer positiven Perspektive** zu betrachten, damit Sie sich rundum wohlfühlen.

tation zu erlernen (s. Seite 122–123). Vielleicht täte es Ihnen ja auch gut, sich mehr Ruhe zu gönnen. Das würde den Puls senken, die Durchblutung verbessern, Ihnen ein Gefühl größerer Gelassenheit und Kontrolle verschaffen und die Stimmung verbessern.

F Kann mein Persönlichkeitstyp meine Fruchtbarkeit beeinflussen?

Es gibt viele verschiedene Persönlichkeitstypen. Die meisten Menschen sind eine Kombination aus mehreren davon. Sie können z.B. ein Optimist sein, ein Pessimist, ein Perfektionist, ein Fatalist oder, je nach Tagesform und Umständen, eine Mischung aus allem zusammen. Bei den meisten von uns überwiegt ein Typ – Sie haben Glück, wenn Ihrer im Allgemeinen positiv ist. Problematisch kann es werden, wenn Ihr Persönlichkeitstyp vorrangig reizbar, besorgt, ängstlich oder niedergedrückt ist. Deswegen kommt es darauf an, herauszufinden, ob Ihr Grundtyp Sie in all Ihren Fähigkeiten, einschließlich der, ein Kind zu bekommen, fördert oder blockiert.

Wenn Sie z.B. immer negativ denken, fürchten Sie sich vor allem. Dann können aus Maulwurfshügeln unüberwindbare Gebirge werden, das Leben wird kompliziert und stressig, und über kurz oder lang erscheint alles furchtbar schwierig. An einer solchen Grundhaltung muss man arbeiten. In diesem Kapitel wird beschrieben, wie man das am besten macht. Andernfalls kann Ihre Fähigkeit, sich zu entspannen, und am Ende sogar Ihre Fruchtbarkeit, Schaden nehmen. Ich bin davon überzeugt, dass unsere Emotionen unauflösbar mit unserem Körpergeschehen verbunden sind; aus diesem Grund ist es so wichtig, so viel wie möglich von den Facetten unserer Persönlichkeit zu verstehen und zu lernen, damit umzugehen.

F Können Gefühle die Fruchtbarkeit blockieren?

Negative Emotionen – Furcht, Angst oder Trauer – können sich nachteilig auf die Fruchtbarkeit auswirken. Solche Gefühle können die Stresshormone ansteigen lassen (s. Seite 82–84), sodass es zu Irritationen in Immunsystem und Hormonhaushalt und damit zu einer Beeinträchtigung der Fruchtbarkeit kommt. Die Schulmedizin hat das komplexe Zusammenspiel von Stress, Emotionen und Fruchtbarkeit bis heute nicht völlig verstanden. In der Traditionellen Chinesischen Medizin (s. Seite 133–134) weiß man dagegen seit Langem von der Beziehung zwischen dem Seelischen und dem Körperlichen: Ihrem Verständnis nach durchzieht ein System von Meridianen den Körper. Diese Meridiane werden auch von unseren Gefühlen beeinflusst; negative Gefühle können zu Blockaden im Meridiansystem führen, die in körperlichen Störungen zum Ausdruck kommen.

F Welche Gefühle wirken am nachteiligsten?

Wenn ich meine Patientinnen frage, wie sie sich fühlen, erhalte ich häufig die Antwort, sie seien besorgt, voller Angst, frustriert, ärgerlich, eifersüchtig, traurig oder niedergeschlagen. Es ist (noch) nicht bewiesen, dass solche Emotionen eine Schwangerschaft verhindern können. Nach all meinen Erfahrungen mit Paaren scheint mir aber, dass es eine Verbindung gibt. Diese Verbindung kann mit den körperlichen Auswirkungen von Stress (wie z. B. einer gestörten Hormonbalance) in Zusammenhang stehen.

Angst und Sorgen sind häufig. Manchmal fürchtet eine Frau sich davor, schwanger zu werden (wenn sie z. B. seelisch noch nicht dazu bereit ist), aber sehr viel häufiger befürchten Frauen, nie schwanger zu werden. Eine solche Situation kann zu depressiven Verstimmungen führen. Stresssymptome treten auf, und man fängt an, alles, was mit einer Schwangerschaft zu tun hat, in einem negativen Licht zu sehen.

Ärger, Frustration und Eifersucht manifestieren sich verbal und physisch. Die Betroffene wird kurzatmig und atmet flacher. Ihr Puls geht nach oben, und die Produktion von Stresshormonen steigt an. Wenn solche Gefühle unterdrückt werden, kann es zu Schmerzen in Rücken, Hals und Schulterbereich und/oder Kopfschmerzen kommen.

Trauer und Kummer sind ebenfalls weit verbreitet. Die Trauer kann daher kommen, dass ein Kind ausbleibt oder durch eine Fehlgeburt oder einen Schwangerschaftsabbruch verloren wurde. Auch der Verlust eines Elternteils kann die Ursache eines tiefen bewussten oder unbewussten Kummers sein. Immer besteht die Möglichkeit, dass eine solche Trauer in eine Depression mündet.

F Ich komme mit meinen Gefühlen nicht klar. Wie bekomme ich Hilfe?

Wenn Sie ständig negative Gefühle erleben, müssen Sie daran arbeiten, Ihre Gedanken zu so verändern, dass sie eine weniger dominante Rolle in Ihrem Gefühlsleben spielen. Dabei können Entspannungsübungen helfen (s. Seite 122–123), mit jemandem, der Ihnen nahe steht (nicht unbedingt der Partner), zu sprechen, die eine oder andere Ihrer Lebensgewohnheiten zu ändern, z. B. regelmäßig Sport zu machen und viel zu schlafen. Scheuen Sie sich nicht, einen Psychotherapeuten aufzusuchen.

Mithilfe einer oder mehrerer der oben genannten Methoden werden Sie bald spüren, wie Ihre negativen Gedanken immer weniger Kontrolle über Sie haben – und immer weniger Einfluss auf Ihr Wohlbefinden.

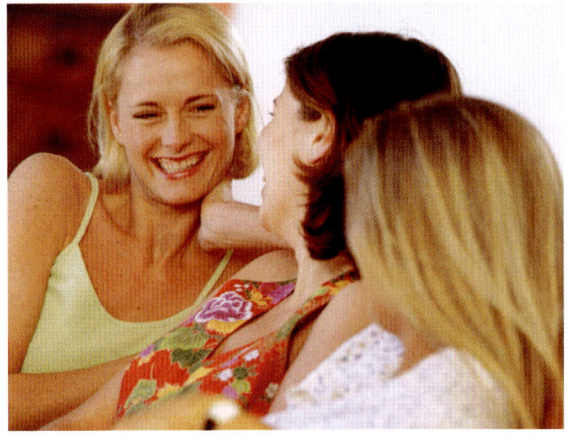

Optimismus hilft, denn Ihre vorherrschende Einstellung beeinflusst Ihre Gesundheit und Ihr Wohlbefinden.

F Spielen frühere seelische oder körperliche Traumata eine Rolle für die Fruchtbarkeit?

Patienten in meiner Praxis, die an einem ernsthaften Kindheitstrauma leiden, haben oft ein psychisches Problem mit der Vorstellung, ein Kind zu bekommen – selbst dann, wenn sie es sich wünschen. Es ist gar nicht selten, dass Männer oder Frauen, die als Kind an einer schweren Krankheit gelitten haben, erwarten, dass eine Schwangerschaft schwierig werden könnte, obwohl diese frühere Krankheit überhaupt nichts mit ihrer Fruchtbarkeit zu tun hat.

Auch Frauen, die als Kind ein oder beide Elternteile verloren haben – besonders die Mutter – und die dieser Verlust tief getroffen hat, kommen oft aus ihrer Trauer nicht heraus. Manchmal fürchten sie sich unbewusst vor einer Schwangerschaft und davor, danach zu sterben. Oder sie fürchten sich vor ihrer Elternrolle, weil sie so frühzeitig ihr Rollenvorbild verloren haben. Was auch immer dahintersteht – in der Regel ist ihnen nicht bewusst, dass sie den Trauerprozess um ihre eigenen Eltern noch nicht abgeschlossen haben. Diese Frauen brauchen eine Beratung oder Psychotherapie.

Menschen, die als Kind sexuell, physisch oder emotional missbraucht wurden, sind dadurch grundlegend erschüttert worden. Möglicherweise leidet auch ihre Fruchtbarkeit darunter, wenn sie keine professionelle Hilfe in Anspruch nehmen. Auch eine von Missbrauch geprägte Beziehung im Erwachsenenalter kann zu nachhaltigen Erschütterungen der seelischen Stabilität führen und zu einem Problem für spätere Beziehungen werden. Es ist wichtig, sich mit solchen Vorerfahrungen auseinanderzusetzen, wenn Sie glauben, diese beeinträchtigen Ihr körperliches und seelisches Wohlbefinden sowie Ihre Chance auf eine Schwangerschaft.

F Kann die eigene Erziehung eine Rolle für die Fruchtbarkeit spielen?

Die meisten Menschen sind so aufgewachsen, dass sie keine Nachteile für eine eigene Elternschaft befürchten müssen. Es gibt jedoch auch Fälle, wo die Beziehung zu einem oder beiden Elternteilen so problematisch war, dass daraus unbewusste Barrieren für eine Schwangerschaft entstanden sind. Z.B. habe ich Patienten, die nicht mehr mit ihren Eltern reden oder sich von einem oder beiden permanent entwertet fühlen. Wenn die Eltern sich haben scheiden lassen, kann auch das zu seelischen Blockaden führen, die einer Empfängnis im Weg stehen. Ähnlich scheint es mir bei vielen Frauen, die adoptiert wurden und die glauben, dass

sie nicht in der Lage sind, ein eigenes Kind zu bekommen, sondern selbst eins adoptieren müssen. Wenn diese Vorstellung jeder medizinischen Grundlage entbehrt, brauchen diese Frauen professionelle Hilfe, die ihnen bei der Überwindung dieser Ängste hilft, bevor sie das gesamte Leben beherrschen und eine Schwangerschaft vielleicht tatsächlich unmöglich machen.

Vielleicht haben Sie ähnliche Erfahrungen gemacht. Dann sollten Sie überlegen, ob Sie das stärker beeinträchtigt, als Sie bisher geglaubt haben. Die Beratung eines darauf spezialisierten Experten oder eines Psychotherapeuten wird Ihnen helfen, den Einfluss Ihrer Eltern näher zu durchleuchten. Ich rate meinen Patienten aber auch dazu, nicht allzu tief nach den Ursachen zu schürfen.

F Wie wirken sich Beziehungsprobleme aus?

Nicht nur Probleme aus der Vergangenheit können negative Folgen für die Fruchtbarkeit haben, auch solche in der laufenden Beziehung. Vielleicht sind Sie sich dieser Probleme ja völlig bewusst, wünschen sich aber so sehr ein Kind, dass Sie die Probleme zu ignorieren versuchen. Schon das kann so viel überflüssigen Stress und seelische Blockaden verursachen, dass die Fruchtbarkeit darunter leidet.

Ähnliche Probleme haben Frauen, die bewusst oder unbewusst daran zweifeln, ob ihr Partner wirklich ein guter Vater für ein Kind sein wird. Das kann an der Art liegen, wie er selbst erzogen wurde, an seiner Persönlichkeit und sogar an seiner Arbeit (z.B., wenn er zu ganz »unsozialen« Zeiten arbeitet, über längere Zeiträume auf Reisen ist oder in finanzieller Unsicherheit lebt). Ein Problem kann auch sein, wenn die beiden Partner ganz unterschiedliche Vorstellungen davon haben, wie ihr Kind aufwachsen soll. Und schließlich kann eine Frau ganz grundsätzliche Vorbehalte gegenüber ihrem Partner haben, aber für ein Kind bereit sein, darüber hinwegzusehen.

Häufig sehnen sich die beiden Partner unterschiedlich stark danach, eine Familie zu gründen. Dadurch kann es zu Spannungen und Druck in der Beziehung kommen. Wenn etwa der Mann sich im Grunde noch gar nicht bereit für ein Kind fühlt, weil er sich für zu jung hält oder weil er bereits Kinder aus einer früheren Beziehung hat, fängt die Partnerin an, seelisch unter seinem Widerstand zu leiden.

Es gibt keine einfachen Lösungen für solche Probleme, aber offen darüber zu sprechen kann helfen, den Schaden in der Beziehung und bezüglich der gemeinsamen Familienplanung zu begrenzen.

Sind wir bereit für ein Baby?

Sehr wahrscheinlich antworten Sie mit »Ja« auf diese Frage – schließlich suchen Sie nach Möglichkeiten, Ihre Chance auf ein Kind zu erhöhen. An diesem Punkt möchte ich Sie jedoch bitten, innezuhalten und sich zu überlegen, warum Sie sich ein Kind wünschen.

Es ist normal, dass Paare eine Familie gründen wollen, weil es beruflich gerade der richtige Zeitpunkt ist (oder weil sie keine Zeit verlieren wollen, wenn die Frau über 35 ist) oder weil all ihre Freunde gerade Eltern geworden sind. Möglicherweise sind sie frustriert, weil das mit dem Baby nicht so zügig klappt, wie sie es sich vorgestellt haben. Oder sie versuchen, pünktlich dann ein Kind zu bekommen, wenn das Haus gekauft und fertig eingerichtet ist. Im Prinzip ist nichts verkehrt an all diesen Gründen, bis auf die Tatsache, dass all das wenig damit zu tun hat, was es bedeutet, ein Kind zu bekommen. Die Empfängnis ist nicht das Ende einer Entwicklung, sondern ihr Anfang. Ich dränge Paare immer dazu, über dieses fixe Ziel hinauszuschauen und sich vorzustellen, wie sie in ihrem Leben Platz für ein ganz reales Kind machen wollen.

Warum wollen Sie ein Kind?

- Haben alle Ihre Freunde Babys?
- Setzt Ihr/e Partner/in oder Ihre Familie Sie unter Druck?
- Wollen Sie aus Ihrem Job herauskommen?
- Ist es gerade der passende Zeitpunkt?
- Leben Sie in einer guten Partnerschaft und finden, dass Sie gute Eltern wären?

Stellen Sie sich vor, wie das Leben sein wird …

Ich glaube, dass viele Paare – und Frauen ganz besonders – ein romantisches Bild von der Mutterschaft haben, aber ausblenden, dass ein Neugeborenes 24 Stunden am Tag Zuwendung und Pflege braucht und unvermeidbar Probleme auftauchen – auch wenn natürlich viel Freude mit einem Kind verbunden ist. Paradoxerweise gibt es genauso viele Menschen, die nichts Positives an der Elternschaft sehen können. Für sie ist es zwar richtig, ein Kind zu bekommen, aber sie sehen nur das Negative: weniger Geld, weniger Unabhängigkeit, Einschnitte im sozialen Leben und beim Sex und über Jahre zu wenig Schlaf. Im Geheimen haben Sie vielleicht sogar Angst vor einem Kind und vor dem, was mit der Elternschaft auf Sie zukommt. Wenn das auf Sie zutrifft, sollten Sie offen mit Ihrem Partner sprechen und versuchen, auch das Schöne an der Elternschaft zu entdecken – welche Schwierigkeiten und Opfer auch immer damit verbunden sind. Hoffentlich finden Sie dann heraus, dass Sie sich im Grunde richtig entschieden haben und ein Kind wollen, und sind jetzt ruhiger und besser auf das vorbereitet, was auf Sie zukommt.

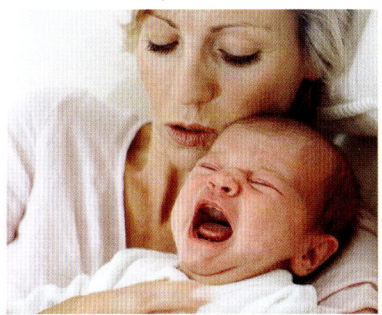

Es gibt immer Zeiten, in denen sich Eltern ihren Aufgaben nicht gewachsen fühlen.

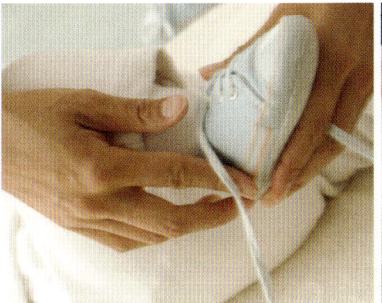

Für ein Baby zu sorgen heißt, sich um all seine Bedürfnisse zu kümmern.

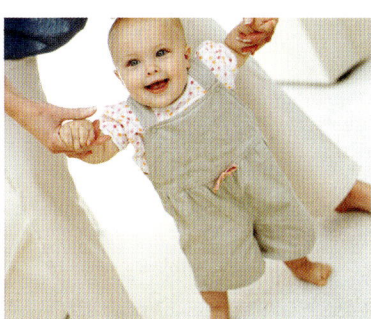

Aber der Lohn ist unvergleichlich hoch: Sie sehen, wie Ihr Baby wächst und gedeiht.

Entspannung lernen

Ich bin davon überzeugt, dass **innere Ruhe und Ent-spannung** – jeden Tag – **grundlegend für Gesundheit** und **Wohlbefinden** sind.

Im Folgenden finden Sie Entspannungstechniken zur Selbsthilfe. Sie werden schnell herausfinden, welche für Sie die Beste ist. Für alle Techniken gilt: Die Atmung hat eine Schlüsselrolle. Viele von uns atmen flach, nutzen dazu nur den Brustkorb, nicht das Zwerchfell (ein kuppelartiger Muskel am unteren Lungenrand) und füllen auf diese Weise die Lungen nicht mit genügend Luft. So bekommt der Körper nicht so viel Sauerstoff, wie er braucht. Bei Anspannung oder Stress atmen viele Menschen dann so schnell, dass sie kurzatmig und benommen werden.

Verbesserte **Sauerstoffaufnahme:**

30%

durch korrekte Körperhaltung mit geöffnetem Brustkorb: Gehirn und Muskeln steht mehr Energie zur Verfügung.

Richtig atmen lernen

Auch wenn es Ihnen merkwürdig vorkommt, etwas zu üben, was man automatisch tut: Langsamer und tiefer zu atmen reduziert Muskelanspannungen im Hals- und Brustbereich, verringert den Energieaufwand, der für die Atmung erforderlich ist, und stärkt Kreislauf und Gesundheit.

Übung für tiefe Atmung

■ Auf den Rücken legen, die Knie sind leicht gebeugt. Legen Sie eine Hand auf das Brustbein, die andere unterhalb des Rippenbogens. So können Sie spüren, wie sich Brustbein und Zwerchfell beim Atmen bewegen.

■ Schließen Sie die Augen, und atmen Sie langsam durch die Nase ein, sodass sich Ihr Bauch in Ihre untere Hand ausdehnt. Die obere Hand sollte so ruhig wie möglich bleiben.
■ Spannen Sie Ihre Bauchmuskeln an, und ziehen Sie den Bauch beim Ausatmen ein. Ihre obere Hand bleibt weiterhin so ruhig wie möglich.

Die Übung zweimal täglich fünf bis zehn Minuten machen. Am Anfang kann das etwas anstrengend sein, aber mit der Zeit geht es dann ganz automatisch. Wenn Sie sich einmal daran gewöhnt haben, so zu atmen, üben Sie im Sitzen auf einem Stuhl, Kopf und Nacken sind entspannt, und die Beine stehen angewinkelt vor Ihnen.

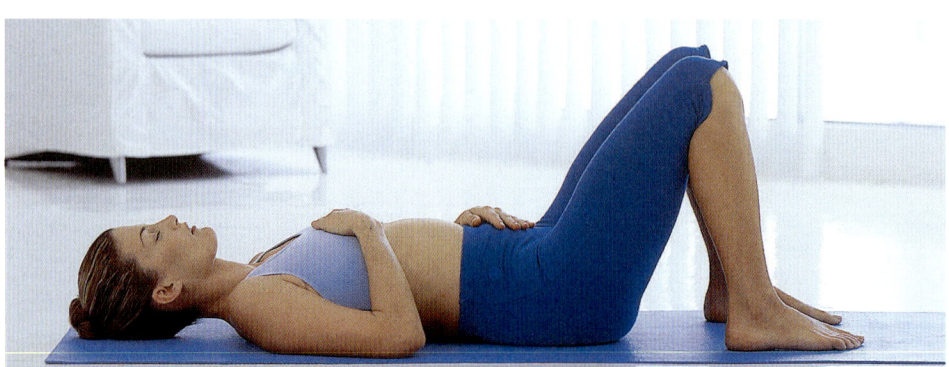

Üben Sie das Atmen ruhig und konzentriert, um Ihr Wohlgefühl noch zu steigern.

Visualisierung

Wenn Sie gelernt haben, tief zu atmen, können Sie Visualisierung als zusätzliche Entspannungsmethode einsetzen. Dazu schließen Sie die Augen und konzentrieren sich auf etwas, das Sie besonderes entspannend finden. Was immer Sie sich aussuchen – stellen Sie es sich ganz bildlich vor, hören Sie die Geräusche, die damit verbunden sind, spüren Sie das Gefühl auf Ihrer Haut, und riechen Sie die Gerüche um sich herum. Nach einer Weile spüren Sie, wie der Kopf klarer wird, nur die schönen Bilder und Geräusche sind noch da, Ihr Körper ist tief entspannt, und Sie atmen ruhig und tief. Manchen Leuten hilft es, dabei ruhige Musik zu hören. Wenn Sie »Ihre« Visualisierung gefunden haben, nehmen Sie sich jeden Tag etwa 20 Minuten Zeit dafür. Lassen Sie nur schöne Gedanken zu. Hypnotherapie ist eine weitere Form von Entspannung in dieser Art (s. Seite 133).

Einige Menschen sind davon überzeugt, dass unser Körper für positive Gedanken empfänglich ist und das der Gesundheit guttut. Sich den positiven Verlauf einer bestimmten Situation vorzustellen, so meinen sie, reduziert Stress, fördert das Wohlbefinden und erhöht die Fruchtbarkeit. Wenn Sie tief entspannt sind, schicken Sie positive Gedanken in jeden einzelnen Teil Ihres Körpers, besonders zu Ihren Fortpflanzungsorganen und an Ihre Fruchtbarkeit. Stellen Sie sich nun ganz konkret und genau vor, wie sich Ihr Körper verändern soll, z.B. eine reife und gesunde Eizelle produzieren. Ich wende diese Technik an, damit Paare visualisieren können, wie sich nach einer IVF der Embryo in der Gebärmutter einnistet.

Progressive **Muskelentspannung**

Dabei lernt man, Anspannungen und Stress im Körper zu spüren, indem man sich erst anspannt und dann entspannt. Indem man die Anspannung in verschiedenen Körperteilen bewusst wahrnimmt, bekommt man ein Gespür, wann man angespannt und wann entspannt ist.

Meditation

Es gibt viele verschieden Formen von Meditation. Allen gemeinsam ist, mithilfe der Atmung einen Zustand tiefer Entspannung zu erreichen. Zahlreiche Studien belegen die positive Wirkung dieser Technik auf Körper und Geist. Unter anderem werden Herzfrequenz und Stresshormonlevel gesenkt. Meditation wirkt auf die tiefen Ebenen von Sympathikus und Parasympathikus (s. Seite 82) und fördert deren Gleichgewicht.

Transzendentale Meditation (TM) und Acem-Meditation sind zwei der bekannteren Formen. TM praktiziert man zweimal am Tag: Man sitzt dabei mit geschlossenen Augen und »transzendiert« seine Gedanken in einen Zustand der Ruhe. Acem-Meditation erlaubt, Gedanken an sich vorbeiziehen zu lassen, sie akzeptiert und dann gehen lässt, während man einen bestimmten vorgegebenen Ton wiederholt. Nach jeder Meditation fühlt man sich seelisch und körperlich erfrischt.

Meditation wird unter Anleitung erlernt. Danach kann man sie ganz leicht zu Hause praktizieren. Alles, was Sie brauchen, ist ein wohltemperierter, ruhiger Raum, in dem Sie entspannt sitzen oder liegen können. Am Anfang sollten Sie immer zur gleichen Tageszeit meditieren.

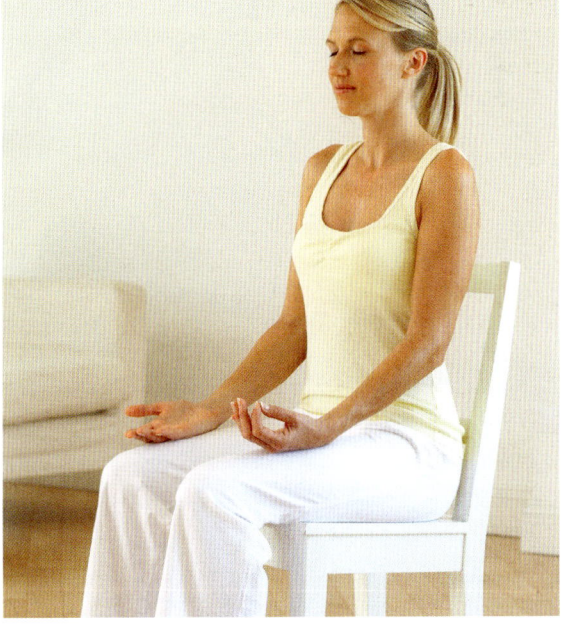

Meditation ist leicht zu erlernen. Täglich praktiziert, werden Körper und Geist ruhiger, und Stress wird reduziert.

F Können Ängste vor Schwangerschaft und Geburt sich negativ auswirken?

Manche Frauen haben eine tief sitzende Angst
vor Schwangerschaft und Geburt. Oft kommen Frauen in meine Praxis, die schon ein Kind haben und nach schlechter Betreuung und einer schweren Geburt Probleme haben, ein weiteres Mal schwanger zu werden. Für Frauen, die gewohnt sind, ihr Aussehen durch Diäten und viel Sport zu kontrollieren, kann der Gedanke, die Kontrolle über ihren Körper zu verlieren, so erschreckend sein, dass ihre Fähigkeit, ein Kind zu empfangen, dadurch beeinträchtigt wird.

Die Angst vor der Geburt kann ebenfalls die Empfängnis beeinflussen. Oft haben Frauen Angst davor, die Kontrolle über ihren Körper zu verlieren und nicht in der Lage zu sein, den Schmerz zu beherrschen. Auch Ängste vor den Risiken eine Geburt können vorliegen. Womöglich musste eine Bekannte schlimme Erfahrungen mit der Geburt machen. Es ist schwierig, sich den Horrorgeschichten über Geburten im Freundeskreis, in der Familie und unter Kollegen zu entziehen.

Männer können panisch werden bei dem Gedanken mitzuerleben, wie ihre Partnerin große Schmerzen leidet und das Kind während der Geburt »in Gefahr« ist. Insgeheim sind viele Männer von der Aussicht, bei der Geburt dabei zu sein, nicht sehr begeistert (danach ist das meist anders). Schon der Gedanken daran kann ihr Verlangen nach Nachwuchs schmälern.

Wenn Sie sich vor Schwangerschaft und Geburt fürchten, informieren Sie sich. Lesen Sie Bücher, recherchieren Sie im Internet, und sprechen Sie nicht mit Freunden darüber, die Schlimmes zu berichten haben. Sehen Sie, wie gering das Risiko ist, dass es Probleme bei der Geburt gibt?

Im Hinblick auf die Befürchtung, dass sie ihren Körper, so wie er vor der Geburt war, nicht wiederbekommen werden, rate ich Frauen, sich vernünftig zu ernähren und auch während der Schwangerschaft regelmäßig Sport zu treiben. Die meisten Frauen verlieren ihr Schwangerschaftsgewicht innerhalb kurzer Zeit nach der Geburt und stellen fest, dass die Veränderungen ihres Körpers kaum wahrnehmbar sind. Der Partner merkt meist nichts davon. Nach meiner Erfahrung entschädigt die Tatsache, dass nun ein Kind da ist, ganz schnell für kleine körperliche Veränderungen.

F Welche anderen Faktoren können die Verbindung von Körper und Seele beeinflussen?

Manche Frauen – und auch Männer – setzen sich zusätzlich unter Druck, der sich nachteilig auf die Fruchtbarkeit auswirken kann. Z.B. wenn sie verzweifelt versuchen, innerhalb einer festgesetzten Zeit schwanger zu werden, oder lieber einen Jungen als ein Mädchen (oder umgekehrt) möchten. Oder sie bekommen Kommentare aus der Verwandtschaft oder von Freunden zu hören wie »Wann kommt denn jetzt das Baby?« oder »Wann werde ich Oma?« Alles, was unter Druck setzt, kann sich nachteilig auf das körperliche und seelische Wohlbefinden auswirken – wenn man nicht weiß, wie man damit umgeht.

Wenn Sie unter einem solchen hausgemachten oder von außen kommenden Druck leiden, müssen Sie lernen, damit fertig zu werden. Humor und Entschlossenheit – am besten beides – helfen, solche Kommentare abzuwehren, die meist gedankenlos und ohne böse Absicht geäußert werden. Sie können natürlich erklären, wie die Situation ist, aber Sie dürfen auch vage bleiben und Ihre Absichten für sich behalten. Wichtig ist, dass die Botschaft ankommt, dass Sie derlei Neugier nicht besonders schätzen. Nur Sie selbst entscheiden, wie Sie mit diesem sensiblen Thema umgehen wollen, und das wiederum hängt davon ab, welcher Typ Sie sind und mit wem Sie es zu tun haben. Worauf es ankommt, ist, dass Sie sich für eine Strategie entscheiden, um diesem Druck von außen besser standhalten zu können. Denken Sie auch daran, dass es weitaus sinnvoller ist, mit einer solchen Situation umgehen zu lernen, als den Kontakt zu Freunden und zur Familie vorübergehend ganz abzubrechen, weil man sich sonst in jeder Hinsicht selbst beschränkt.

Wenn Sie den Druck selbst erzeugen, müssen Sie herausfinden, warum dieser bestimmte Punkt so wichtig für Sie ist. Stellen Sie sich vor, was passieren würde, wenn Sie im schlimmsten Fall nicht schwanger würden. Lassen Sie sich ggf. professionell beraten, und nutzen Sie Entspannungstechniken, um Druck und Stress abzubauen.

Mein **Tipp**
Kontrolle über sein Leben zu haben bedeutet zu erkennen, was **geändert** werden muss.

F Ich beneide andere Frauen, die schwanger sind. Ist das normal?

Wenn Sie schon seit einer Weile versuchen, schwanger zu werden, ist eine der ärgsten Herausforderungen, denen man sich stellen muss, mitzuerleben, dass eine nahe Freundin oder Verwandte ein Kind erwartet. Akzeptieren zu müssen, dass eine andere Frau das erreicht hat, was man sich selbst am meisten wünscht, kann negative Gefühle an die Oberfläche bringen – Trauer, Neid, Ärger –, die sich nur schwer kontrollieren lassen. Machen Sie sich klar, dass die Schwangerschaft Ihrer Schwester oder Ihrer Freundin Ihre Chance auf ein eigenes Kind nicht verringert. Die Tatsache, dass jemand anderes ein Baby bekommt, hat keine Auswirkungen auf Ihre Fruchtbarkeit. Manchmal hilft es, offen mit der Person zu sprechen und zu erklären, warum man es im Moment so schwierig findet, sich mit ihr zu freuen.

F Ist es okay, wenn ich mit jemand anderem als meinem Partner über meine Gefühle rede?

Viele Frauen (und Männer) finden es entlastend, ihre Ängste und Sorgen mit ein oder zwei Vertrauten (nicht ihrem Partner) besprechen zu können. Das kann eine enge Freundin sein, jemand aus der Familie oder ein Therapeut. Wichtig ist vor allem, dass diese Person für Sie ein Ventil ist. Denn selbst wenn Ihre Partnerschaft harmonisch ist, ist es nicht immer hilfreich, all seine Sorgen nur seinem Partner und niemandem sonst anzuvertrauen. Im Gegenteil: Wenn Ihr Partner die einzige »Anlaufstelle« für Ihren Kummer ist, laden Sie ihm (oder ihr) eine zu schwere emotionale Bürde auf, um sie allein tragen zu können. Deswegen ist es besser, mit jemand anderem zu sprechen, dem man vertraut und zu dem man viel Kontakt hat.

Die einfachen Dinge

Allzu oft haben Menschen keine Zeit für die einfachste Form der Entspannung: nichts zu tun. Man scheint heute davon überzeugt zu sein, dass man ständig irgendetwas tun muss. Die Anforderungen an uns bedeuten meist, dass wir ständig beschäftigt sind. Unsere Energiereservoirs sind fast aufgebraucht. Wenn man sich dann – womöglich seit Längerem schon – ein Baby wünscht, braucht man allerdings genau diese Reserven; man muss ein anspruchsvolles und anstrengendes Leben auf der einen Seite mit Ruhe und Entspannung auf der anderen Seite ins Gleichgewicht bringen.

Wege zur **Entspannung**

- Musik hören, die einem guttut.
- Auf einer Parkbank sitzen und dem Vogelgezwitscher lauschen.
- Vom Partner mit Aromaölen massiert werden – besonders entspannend wirken Lavendel, Orange und Kamille.
- Duftkerzen, die einen wunderbaren Geruch nach Rose, Orange, Sandelholz oder Ylang-Ylang verbreiten, sorgen für eine entspannende Atmosphäre.

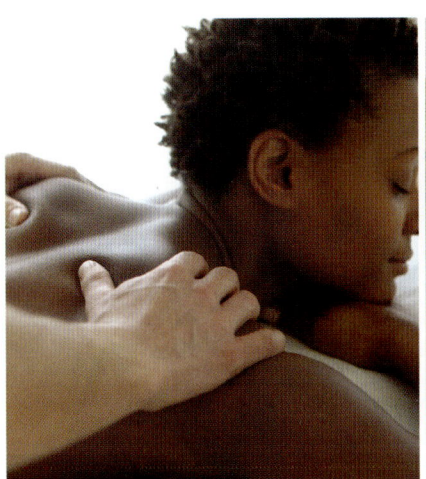

Partnermassagen mit duftenden Ölen sind beides – entspannend und erotisch.

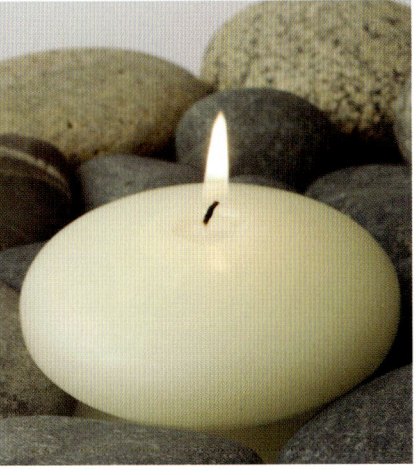

Duftkerzen in einem angenehm beleuchteten Raum schaffen eine beruhigende Atmosphäre.

Fragebogen: **Gesunde Seele**

Wenn Sie das Kapitel gelesen haben, wissen Sie mehr darüber, ob **psychische oder emotionale** Faktoren in Ihrem Leben Auswirkungen **auf Ihre Gesundheit** und damit auch auf Ihre **Fruchtbarkeit** haben. Beantworten Sie die Fragen, und addieren Sie für jede mit »Ja« beantwortete Frage einen Punkt. Die Auswertung verrät Ihnen, wie es um Ihre seelische Ausgeglichenheit bestellt ist.

1 Haben Sie lieber alles unter Kontrolle, als dass Sie den Dingen auch mal ihren Lauf lassen?
Ja ☐ **Nein** ☐

Nicht wie geplant schwanger zu werden könnte Stress für Sie bedeuten. Auf den Seiten 122 bis 123 finden Sie Hilfe.

2 Fällt es Ihnen schwer, nichts zu tun? **Ja** ☐ **Nein** ☐

Es ist wichtig, ein ausgeglichenes Leben zu führen und Reserven aufzubauen. Lesen Sie Seite 125 – dort finden Sie Tipps zur Entspannung.

3 Ist Ihr Glas in der Regel halb leer?
Ja ☐ **Nein** ☐

Pessimismus kann dazu führen, dass man alles negativ sieht. Finden Sie für sich Wege (einschließlich Entspannungstechniken), die Dinge positiver zu sehen. Für Gesundheit und Schwangerschaft ist das wichtig.

4 Haben Sie Zweifel daran, dass Ihr/e Partner/in eine gute Mutter bzw. ein guter Vater wird? **Ja** ☐ **Nein** ☐

Unterschiedliche Vorstellungen über die Erziehung eines Kindes können erhebliche Spannungen in eine Beziehung bringen. Wenn das bei Ihnen so ist, reden Sie lieber früher als später offen miteinander.

5 Haben Sie momentan ein schwieriges Verhältnis zu einem oder beiden von Ihren Elternteilen?
Ja ☐ **Nein** ☐

Größere Probleme innerhalb der Familie könnten Ihren Wunsch, Mutter (oder Vater) zu werden, beeinträchtigen. Lesen Sie auf Seite 120, wie Sie mit solchen Gefühlen umgehen.

6 Haben Sie als Kind ein Elternteil verloren? **Ja** ☐ **Nein** ☐

Unverarbeitete Trauer könnte Ihnen zu schaffen machen. Möglicherweise haben Sie unbewusst oder bewusst Angst vor der Elternschaft, weil Ihre eigene Familie geprägt ist von Verlust und Trauer. Überlegen Sie, ob professionelle Unterstützung Ihnen helfen kann, damit besser umzugehen (s. Seite 119).

7 Haben Sie irgendwelche anderen großen Verluste in Ihrer Familie erlebt, oder stehen Sie noch immer unter dem Eindruck einer früheren Fehlgeburt oder Abtreibung?
Ja ☐ **Nein** ☐

Vielleicht haben Sie sich nicht genügend Zeit genommen, um zu trauern. Das kann Ihre Fähigkeit loszulassen beeinträchtigen. Vielleicht brauchen Sie vorübergehend professionelle Unterstützung.

Haben Sie Sorge, dass Sie nicht innerhalb der dafür vorgesehenen Zeit schwanger werden?
Ja ☐ **Nein** ☐

Ein solch selbstauferlegter Druck kann Stress auslösen, und das wiederum kann die Chance auf eine Schwangerschaft mindern. Lesen Sie auf Seite 124, wie Sie mit Ihren Erwartungen besser umgehen.

Werden Sie regelmäßig danach gefragt, ob Sie schon schwanger sind, oder fühlen Sie sich unter Druck, für ein Enkelkind zu sorgen?
Ja ☐ **Nein** ☐

Druck von außen ist nie hilfreich – wie wohlgemeint er auch immer ist. Lesen Sie auf Seite 124, wie Sie damit umgehen und trotzdem ganz entspannt bleiben.

Sind Sie als Kind adoptiert worden? **Ja** ☐ **Nein** ☐

Frauen, die adoptiert wurden, leiden manchmal unter der tief sitzenden Angst, kein eigenes Kind bekommen zu können (s. Seite 120).

Haben Sie Angst vor der Schwangerschaft oder der Geburt?
Ja ☐ **Nein** ☐

Angst vor den körperlichen Aspekten der Geburt kann sich negativ auf Ihre Empfängnisfähigkeit auswirken. Informieren Sie sich über normal verlaufene Entbindungen, und hören Sie sich die Horrorgeschichten von schlimmen Erfahrungen nicht an.

Fragen Sie sich, ob Sie überhaupt Platz in Ihrem Leben für ein Kind haben? **Ja** ☐ **Nein** ☐

Einige Paare, die versuchen, ein Kind zu bekommen, sind insgeheim besorgt über den Verlust an Freiheit und andere negative Aspekte einer Elternschaft. Auf Seite 121 finden Sie Rat.

Auswertung

0–2 Offenbar haben Sie eine ausgewogene Vorstellung davon, was es bedeutet, ein Kind zu bekommen. Trotzdem sollten Sie »Ja«-Antworten nicht ignorieren und sicherstellen, dass sie sich nicht negativ auf Ihre Körper-Seele-Beziehung in der Schwangerschaft auswirken.

3–5 Schauen Sie sich Ihre »Ja«-Antworten genau an: Können diese Bereiche Sie seelisch beeinträchtigen und damit auch physisch? Versuchen Sie, sich regelmäßig zu entspannen.

6–8 Sie sollten darüber nachdenken, professionelle Hilfe zu suchen. So können Sie die Themen angehen, die einer Empfängnis im Weg stehen könnten. Lesen Sie Schritt 7 noch einmal, lernen Sie die Entspannungstechniken, und lesen Sie auch Schritt 8.

9–12 Sie haben wahrscheinlich schon erkannt, dass Ihre seelische Verfassung Ihre Fruchtbarkeit mindern könnte. Nehmen Sie professionelle Hilfe in Anspruch, um sicherzugehen, dass nicht psychische oder Beziehungsprobleme Ihre Gesundheit beeinträchtigen. Nutzen Sie auch die Möglichkeiten zur Selbsthilfe in diesem und in Schritt 8.

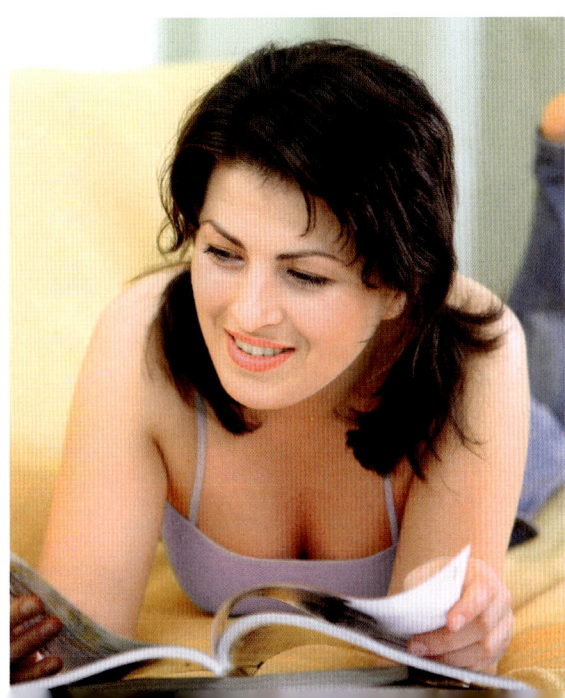

Der **Schlüssel zum Erfolg** einer komplementären Therapie besteht darin, einen **Arzt** zu finden, bei dem man sich **wohlfühlt.**

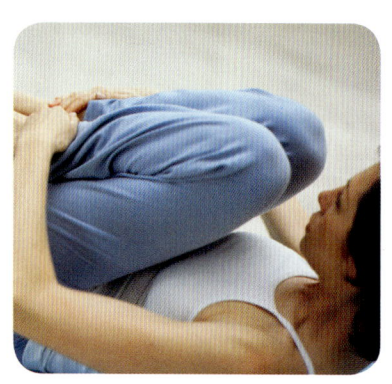
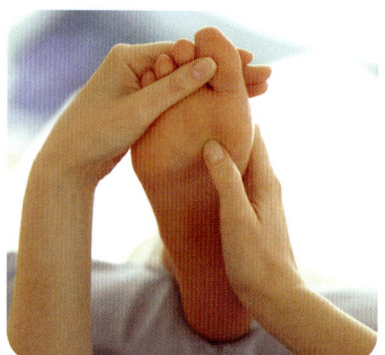
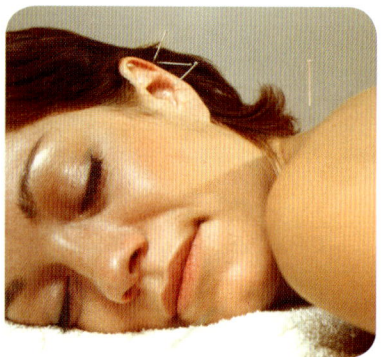

Schritt **acht**
Komplementäre Therapien

Schritt 8: **Komplementäre Therapien**

> Ich bin davon überzeugt, dass ein **ganzheitlicher Ansatz** ein Gewinn für die Gesundheit ist, und damit auch für die Fruchtbarkeit. Das bedeutet, für sich die beste Kombination aus **komplementärer** und **Schulmedizin** zu finden. Frauen, die versuchen, schwanger zu werden, können viel von komplementären Therapien profitieren. Hier erfahren Sie, **welche Ihnen wirklich helfen.**

F Was ist der Unterschied zwischen komplementärer und alternativer Medizin?

Zusammengefasst, beinhaltet komplementäre Medizin all die Therapieformen, die eine Diagnose oder Therapie der Schulmedizin ergänzen. Sie stellen nicht selbst die Diagnose, sondern ergänzen lediglich die Vorgehensweise der Schulmedizin. Zur alternativen Medizin zählen solche Verfahren, die ein zur Schulmedizin alternatives System zur Diagnose und Therapie anbieten.

F Was sind die Vorteile eines ganzheitlichen Ansatzes in der Medizin?

Ein ganzheitlicher Ansatz kombiniert Schulmedizin und komplementäre Verfahren so, dass individuelle Bedürfnisse berücksichtigt werden. Einer der großen Vorteile ganzheitlicher Therapien ist, dass dem Patient besser zugehört wird. Viele Ärzte sind heute so überarbeitet, dass sie für eine durchschnittliche Untersuchung kaum mehr als sieben Minuten Zeit haben – keine gute Grundlage für eine vertrauensvolle Arzt-Patient-Beziehung. Und auch nicht dafür, gesundheitlichen Problemen, die ja immer komplex

> **Mein Tipp**
> Kombinieren Sie **Schulmedizin** und **komplementäre Therapien.**

sind, auf den Grund zu gehen. Wenn man versucht, ein Kind zu bekommen, ist man häufig etwas verängstigt, besonders, wenn man es schon seit Längerem versucht, und es ist schwierig, sein Anliegen in wenigen Minuten darzulegen. Leicht werden da Gefühle unterdrückt und Probleme übergangen. Möglichkeiten der komplementären oder alternativen Medizin zu nutzen kann Angst und Stress abbauen, weil man den Eindruck hat, dass man selbst etwas zu seinem Wohlbefinden beiträgt. Das erlaubt ein Gefühl von Kontrolle über die Situation.

F Was kann ich tun, wenn mein Arzt nicht viel von komplementären Therapien hält?

Ärzte sollten sich diesen Therapien mehr öffnen. Ich treffe leider immer noch auf Kollegen, die den Vorteilen von komplementären und alternativen Therapien skeptisch gegenüberstehen. In ihrem Weltbild bietet allein die Schulmedizin Antworten auf Gesundheitsprobleme. Deswegen ist es problematisch für eine Frau, die die komplementäre Medizin schätzt und danach behandelt werden möchte, wenn sie bei ihrem Arzt nur auf Ablehnung trifft. Eine Frau, die ihre Chance auf eine Empfängnis erhöhen will, wird demoralisiert, wenn sie keinerlei Unterstützung von ihrem Arzt erhält.

Wenn Sie in einer solchen Situation sind, informieren Sie sich über die Therapie, die Sie beginnen möchten, sodass Sie sich der Wirkung einigermaßen sicher sein können. Es gibt zunehmend Nachweise dafür, dass einige – nicht alle – komplementären und alternativen Therapien beim Thema

Fruchtbarkeit und in anderen Bereichen der Gesundheit helfen. Vielleicht gelingt es Ihnen ja, Ihren Arzt zu überzeugen. Möglicherweise lohnt es sich aber auch, über einen Arztwechsel nachzudenken. Aber seien Sie auch nicht vorschnell: Immer wieder ärgern sich Schulmediziner über Therapeuten, die keine vorzeigbaren Ergebnisse liefern.

F Wie finde ich die richtige Therapie?

Einen Weg durch den Dschungel von Therapeuten und Therapien zu finden kann eine entmutigende, irritierende und zeitraubende Angelegenheit sein. Mein Rat: Nehmen Sie diese Aufgabe trotzdem auf sich! Finden Sie heraus, welche Therapien am besten geeignet sind, was sie anbieten, wie gut sie zu Ihrer Lebensweise und Ihrer Arbeit passen, wie gut erreichbar entsprechende Therapeuten sind und welche Kosten auf Sie zukommen. Hören Sie sich um, fragen Sie Freunde und Kollegen. Eine persönliche Empfehlung ist immer wertvoll, auch die Empfehlung, eine bestimmte Therapie oder einen bestimmten Therapeuten zu meiden. Nutzen Sie das Internet, um Daten und Fakten zu recherchieren, und setzen Sie sich mit den offiziellen Vertretungen der Therapie, die Sie interessiert, in Verbindung.

In dem Moment, in dem Sie sich für eine bestimmte Therapie entscheiden, suchen Sie nach einem entsprechenden Therapeuten (wenn man Ihnen nicht schon einen empfohlen hat). Achten Sie dabei darauf, dass er (s)einem offiziellen Verband angehört (s. Seite 132).

F Sind alle komplementären Therapien der Fruchtbarkeit förderlich?

Einige Therapien sind sinnvoll für Menschen mit Kinderwunsch. Selbst dann, wenn es (noch) keinen wissenschaftlichen Beweis dafür gibt. Dazu gehören:
- Hypnotherapie (s. Seite 133)
- Pilates
- Traditionelle Chinesische Medizin (TCM, s. Seite 133) und Akupunktur (s. Seite 134–135)
- Manuelle Lymphdrainage (s. Seite 137)
- Reflexzonenmassage (s. Seite 137)
- Visualisierung (s. Seite 123)
- Ernährungstherapie (Ernährung und Nahrungsergänzungsmittel werden benutzt, um die Selbstheilungskräfte des Körpers anzukurbeln)
- Massage.

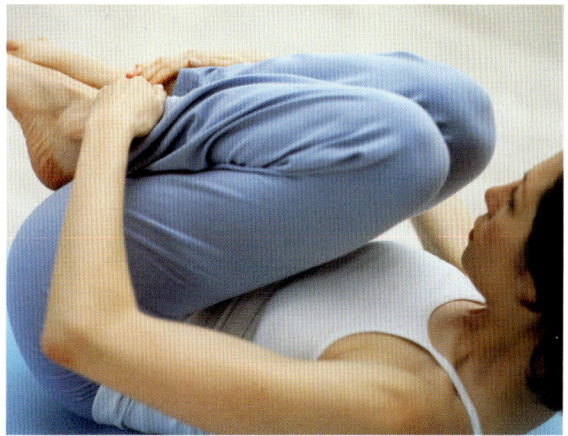

Pilates fördert die Fruchtbarkeit, indem es Stress reduziert und damit das hormonelle Gleichgewicht im Körper wiederherstellt.

Ganz wichtig ist mir, dass in meiner Klinik ein für jede Klientin und für jeden Klienten ganz individueller »Fruchtbarkeitsplan« aufgestellt wird, der auf Grundlage eines Fragebogens erarbeitet wird.

Dass ich nur die oben aufgeführten Verfahren anbiete, bedeutet übrigens nicht, dass andere die Fruchtbarkeit nicht fördern. Übrigens: Setzen Sie Heilkräuter nicht ohne Absprache mit einem zugelassenen Therapeuten ein. Das Risiko ist nicht auszuschließen, dass es zu einer unerwünschten oder sogar schädlichen Interaktion zwischen der Behandlung und Ihrer Ernährung und/oder Ihren Medikamenten kommt. Auch eine ganz natürliche Reaktion Ihres Körpers auf solche Heilkräuter ist unter Umständen nicht gewollt. Viele Kräuter interagieren mit Medikamenten und können den Hormonspiegel stören – nur weil etwas pflanzlich und deswegen »natürlich« ist, ist es nicht zwangsläufig ungefährlich!

F Was soll ich als Erstes tun?

Wenn Sie die Vorzüge einer bestimmten Therapie ermittelt und einen möglichen Therapeuten dafür gefunden haben, machen Sie einen Beratungstermin aus, bevor Sie in irgendeine Behandlung einwilligen. Meine goldene Regel dafür ist: Wenn Sie sich bei einem Therapeuten wohlfühlen, dann ist er der Richtige für Sie.

Ein gutes Verhältnis zwischen Patient/in und Therapeut/in ist zentral für den Erfolg einer komplementären Behandlung. Wenn Sie das Gefühl haben, der Therapeut redet mehr über sich als über Sie, oder Sie sich unter

Druck gesetzt fühlen, einer bestimmten Therapie zuzustimmen, oder die Chemie zwischen Ihnen nicht stimmt, schlägt die Behandlung wahrscheinlich auch nicht so gut an. Vertrauen Sie Ihrem Bauchgefühl, unser Unterbewusstsein trifft in solchen Fällen meist die richtigen Entscheidungen. Man glaubt nur zu gern, was man erzählt bekommt, aber lassen Sie sich Zeit, bevor Sie sich für eine Therapie und einen Therapeuten entscheiden. Und behalten Sie im Hinterkopf, dass die eine Therapie dem einen helfen kann, einem anderen womöglich nicht.

Legen Sie sich nicht auf eine Langzeitbehandlung fest, hüpfen Sie aber auch nicht von einer Behandlung zur nächsten und probieren eine nach der anderen aus, ohne den Erfolg abzuwarten. Setzen Sie sich einen Zeitrahmen für die Behandlung, und warten Sie nicht wochenlang, am Ende jahrelang, bis Sie irgendeinen sichtbaren Erfolg

F Wie finde ich den richtigen **Therapeuten?**

Immer mehr schulmedizinisch ausgebildete Ärzte qualifizieren sich zusätzlich in komplementären Heilverfahren, z. B. der Traditionellen Chinesischen Medizin (TCM), der Homöopathie oder der Osteopathie. Viele bieten (zusätzlich) Akupunktur an, die bei verschiedenen Erkrankungen inzwischen sogar zu anerkannten Behandlungsstrategien zählt und von den Krankenkassen bezahlt wird. Darüber hinaus gibt es zahlreiche erfahrene Therapeuten, die schwerpunktmäßig z. B. Homöopathie oder Naturheilkunde anbieten und die meist jahrelange Ausbildungen hinter sich haben.

Empfehlungen Ich halte viel von persönlichen Empfehlungen. Wenn jemand gute Erfahrungen mit einem bestimmten Therapeuten gemacht hat, kann das wichtiger sein als die Aussage von Therapeut X, alles zu kurieren (aber leider alles nach Schema F). Sie wollen schwanger werden, deswegen sollte ein Therapeut genau daran schwerpunktmäßig arbeiten. Folgen Sie Ihrem Bauchgefühl, wenn die persönliche Empfehlung einer Freundin oder einer Arbeitskollegin für Sie Gewicht hat.

Verbände Über die Dachorganisationen und Berufsverbände der einzelnen Heilverfahren können Sie nicht nur in Erfahrung bringen, wo ein passender Therapeut, der auch mit Fruchtbarkeitsbehandlungen Erfahrung hat, in Ihrer Nähe praktiziert. Über die jeweiligen Internetauftritte erfahren Sie auch mehr über die Aus- und Fortbildung der Therapeuten, die Grundlagen des entsprechenden komplementären Verfahrens und häufig auch Fallgeschichten. Auf Seite 184 bis 185 finden Sie eine Reihe von Adressen, die Ihnen weiterhelfen.

Komplementäre und alternative Heilverfahren	
Gruppe	**Einzelne Methoden und Praktiken**
Alternative Heilverfahren	Chiropraktik, Osteopathie, Kräutermedizin, Homöopathie, Akupunktur
Komplementäre Praktiken	Alexander-Technik, Aromatherapie, Bachblüten-Therapie, Fußreflexzonenmassage, Hypnotherapie, Körperarbeit (inkl. Massage), Meditation, Reiki, Shiatsu, Yoga
Heilsysteme	*Etablierte Heilsysteme:* anthroposophische Medizin, Ayurveda, Traditionelle Chinesische Medizin *Alternative Verfahren:* Edelsteintherapie, Rutengehen, Irisdiagnostik, Kinesiologie, spirituelle Radionik

haben. Wenn Sie versuchen, ein Baby zu bekommen, checken Sie nach vier bis sechs Monaten, ob sich irgendwelche gesundheitlichen Verbesserungen eingestellt haben.

Der Grund für den Erfolg komplementärer Therapien ist, dass sie die ganze Person (oder das Paar) auf verschiedenen Ebenen betrachten: emotional, physisch und auch alles andere, was in ihrem Leben eine Rolle spielt – ihre Beziehung, ihre Finanzen und was sie stresst, egal, wie nebensächlich es scheint. Wichtig ist aber auch, dass man zu Veränderungen bereit ist, um in den zentralen Lebensbereichen wieder ins Gleichgewicht zu kommen.

F Ist Hypnotherapie für die Fruchtbarkeit sinnvoll?

Hypnotherapie führt zu tiefer Entspannung, von der sowohl die körperliche als auch die seelische Gesundheit profitiert. Anders als viele Leute glauben, funktioniert sie nur mit Einwilligung der betreffenden Person. Zu keiner Zeit verliert man die Kontrolle. Während der Hypnotherapie wird der bewusste Part des Gehirns vorübergehend ausgeschaltet, und der unbewusste gelangt an die Oberfläche. In diesem Zustand ist man empfänglich für Suggestion und kann unempfindlich für negative Gedanken, tief wurzelnde Ängste und Phobien gemacht werden.

Hypnotherapie lindert auch die Auswirkungen von Stress und kann deswegen besonders in solchen Fällen helfen, wenn man noch unter früheren Ereignissen leidet, etwa einer Fehlgeburt oder einem Schwangerschaftsabbruch. Auch bei Sterilität ohne Ursache oder Versagensängsten (bei Männern) kann Hypnotherapie helfen, weil damit unbewusste Blockaden aufgelöst werden, die einer Empfängnis im Wege stehen. Selbst wenn Sie nicht in der Lage sind, sich richtig zu entspannen (obwohl die meisten Menschen das können), kann ein Hypnotherapeut Ihnen helfen, sich so weit zu entspannen, dass positive Gedanken und Bilder in den Vordergrund treten. Dadurch werden negative Gedanken und Emotionen beiseitegeschoben und Selbstvertrauen und Selbstwertgefühl gestärkt.

Wenn Sie gelernt haben, diesen Zustand tiefer Entspannung zu erreichen, können Sie das auch zu Hause praktizieren. Hypnotherapie ist also keine teure Behandlung. Man kann sie mit Visualisierung und Affirmationstechniken kombinieren, um eine umfassend positive Sicht auf das Leben im Allgemeinen und die eigene Fruchtbarkeit im Besonderen zu gewinnen. Vielleicht brauchen Sie genau das, um Ihre Fruchtbarkeit zu steigern.

Bevor es losgeht

Wenn Sie in Erwägung ziehen, eine bestimmte komplementäre Therapie zu beginnen, bedenken Sie vor Behandlungsbeginn folgende Aspekte:

- Recherchieren Sie, welche Therapie für Ihre Bedürfnisse passt.
- Nutzen Sie Mundpropaganda für Ihre Suche nach einem Therapeuten.
- Überprüfen Sie, ob der Therapeut in einem Berufsverband organisiert ist.
- Sprechen Sie mit mehreren Therapeuten. Das Verhältnis zwischen Patient und Therapeut ist wichtig.
- Lassen Sie sich für die Entscheidung Zeit.
- Setzen Sie sich einen Zeitrahmen (vier bis sechs Monate), und überprüfen Sie danach, ob die erwünschten Wirkungen der Therapie eingetroffen sind.
- Brechen Sie eine schulmedizinische Behandlung nicht ab, besonders wenn Sie über 35 Jahre alt sind.
- Stimmen Sie keiner Langzeitbehandlung zu, und wechseln Sie nicht ständig von einer Therapie zu nächsten.

F Was ist Traditionelle Chinesische Medizin (TCM)?

In der chinesischen Medizin gibt es bestimmte Regeln, um nach den Gesetzen der Natur zu leben. In der Lehre der TCM wird unsere Gesundheit von der Lebensenergie Qi bestimmt, die auf unsichtbaren Bahnen, den Meridianen, durch unseren Körper fließt. Die meisten Hauptmeridiane haben ihren Namen von dem inneren Organ, durch das sie fließen. TCM wirft einen ganzheitlichen Blick auf Krankheit und behandelt den Menschen als Ganzes. Wenn das Qi aus dem Gleichgewicht gerät, entwickeln sich Krankheiten. Die Symptome verweisen immer auf eine Blockade in einem Meridian, der ein oder mehrere Organe durchläuft. Jedes Organ zeigt Störungen nach einem eigenen Muster. Die Aufgabe des Therapeuten besteht darin, durch Beobachtung und Analyse der Symptome zu einer Diagnose zu kommen.

Akupunktur

Studien belegen, dass Akupunktur und Elektroakupunktur eine **fruchtbarkeitsfördernde Wirkung** haben und auch bei anderen Erkrankungen helfen.

In meiner Klinik setze ich Akupunktur sowohl dafür ein, Frauen bei einer natürlichen Empfängnis zu unterstützen, als auch während einer IVF. Es gibt immer mehr Studien über die Wirkungsweise von Akupunktur, aber noch mehr wären wünschenswert. Eines der größten Hindernisse ist, dass es keinen einheitlichen Akupunkturstandard gibt, auf dessen Grundlage eine umfassende klinische Studie möglich wäre. Viele Ärzte sind jedoch von den Vorteilen der Akupunktur überzeugt und halten es für sinnvoll, sie bei noch mehr Beschwerden und Erkrankungen einzusetzen.

Wie funktioniert Akupunktur?

Entlang den Meridianen – unsichtbaren Bahnen, die unseren gesamten Körper durchziehen – gibt es 365 Akupunkturpunkte. Diese Akupunkturpunkte regulieren den Fluss der Lebensenergie Qi (s. Seite 133). Wenn man feine Nadeln in diese Punkte einführt, werden die Selbstheilungskräfte des Körpers angeregt.

Es ist wichtig, einen Akupunkteur zu finden, der auf Fruchtbarkeit spezialisiert ist. Er wird Sie wahrscheinlich auch beraten, wie Sie andere Bereiche in Ihrem Leben, etwa Ihre Lebensweise und Ihre Ernährung (s. Schritte 5 und 6), verändern können.

Die Behandlung erfolgt, um ein geschwächtes Organ zu stärken und wieder ins Gleichgewicht zu bringen; welche Akupunkturpunkte dabei eine Rolle spielen, hängt von der körperlichen und seelischen Vorgeschichte des Klienten ab. Bestimmte Akupunkturpunkte stimulieren speziell die Fruchtbarkeit – z.B. die »Pforte der Kinder« oder das »Tor zum Leben«. Die Meridiane, die in Zusammenhang mit Fruchtbarkeit und Fortpflanzungsfähigkeit stehen, sind der Nieren-, der Milz- und der Lebermeridian.

Um das Gleichgewicht im Körper einer Frau wiederherzustellen und ihre Fruchtbarkeit zu fördern, behandle ich normalerweise einmal die Woche. Frauen, die sich einer In-vitro-Fertilisation (IVF) unterziehen, akupunktiere ich zweimal wöchentlich.

Der Nutzen von **Akupunktur**

- ◾ Unterstützung der Blutversorgung der Gebärmutter
- ◾ Fördert die Bildung von Endorphinen, die auf Hypophyse und Hormonproduktion einwirken
- ◾ Regulierung des hormonellen Gleichgewichts
- ◾ Positive Auswirkungen bei Endometriose und PCOS (s. Seite 22).

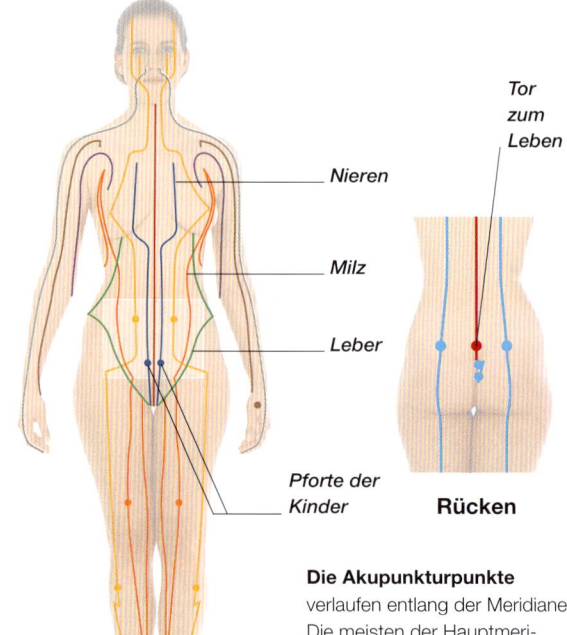

Nieren

Milz

Leber

Pforte der Kinder

Tor zum Leben

Rücken

Die Akupunkturpunkte verlaufen entlang der Meridiane. Die meisten der Hauptmeridiane sind nach den Organen benannt, die sie durchlaufen. Jedes Organ spielt eine Rolle für den Fluss des Qi, das die Körperfunktionen regelt.

Wie wird die Diagnose gestellt?

Zunächst stellt der Therapeut Fragen zu Ihrem Lebensstil und macht eine Reihe von körperlichen Untersuchungen, um festzustellen, wo ein Ungleichgewicht besteht. Wenn Sie eine Fruchtbarkeitsstörung haben liegt das Augenmerk besonders auf:

▨ der Zunge; sie ist ganz wichtig für die Diagnose: Jeder Bereich der Zunge repräsentiert einen anderen Körperteil. Ich schaue mir auch die Farbe der Zunge an und achte auf eventuelle Beläge und Risse.

▨ dem Klang der Stimme

▨ dem Hauttonus

▨ dem Körpergeruch

▨ der Körpertemperatur im Bauchbereich im Vergleich zur Temperatur des restlichen Körpers. Viele Frauen mit Fruchtbarkeitsstörungen haben einen kalten Bauch. Wenn das Qi ungehindert fließen kann, müsste der Bauch genauso warm sein wie der übrige Körper. Nach der TCM muss ein Bauch warm sein, damit ein Baby darin gedeihen kann.

▨ dem Puls. Bei der Pulsdiagnose werden sechs Punkte am Handgelenk, die alle zu einem bestimmten Organ gehören, getastet. Die Pulsqualität ändert sich im Verlauf des Zyklus, und Abweichungen davon weisen auf eine Störung hin.

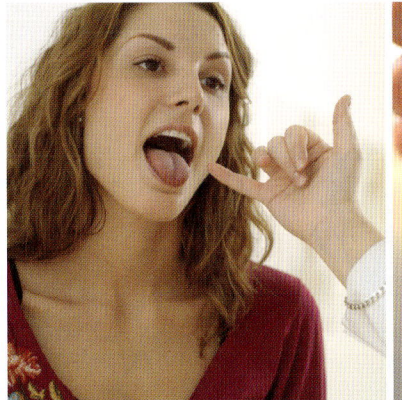

Jeder Bereich der Zunge repräsentiert einen anderen Körperteil.

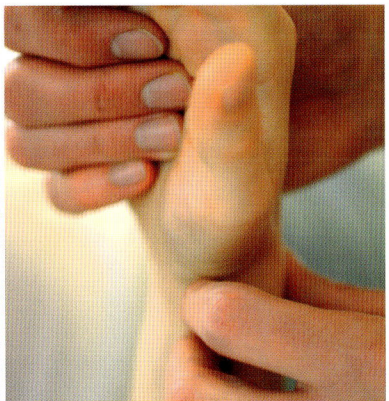

Die Unterscheidung der sechs Pulsqualitäten ist wichtiger Bestandteil der Diagnose.

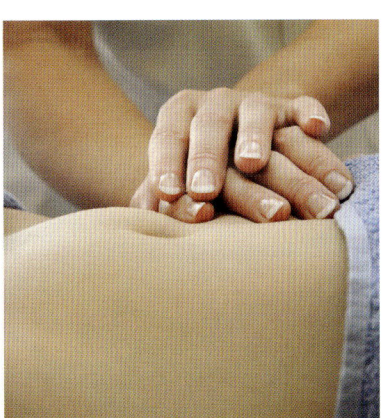

Der Bauch sollte genauso warm sein wie der restliche Körper.

Was geschieht während der Behandlung?

Um die Akupunkturpunkte zu lokalisieren, sucht der Akupunkteur nach kleinen Vertiefungen auf den Meridianen. Hier wird eine feine Nadel gesetzt. Wenn Symptome auf eine Störung der Nierenfunktion hinweisen, stellt die Akupunktur der entsprechenden Punkte auf dem Nierenmeridian das Gleichgewicht wieder her. Nach der chinesischen Lehre sind die Nieren Yin: Ein gutes Yin verweist auf starke Spermien, gute Eizellen und gesunde Kinder. Dem Ohr kommt eine besondere Bedeutung zu: Es repräsentiert einen umgedrehten Fötus. Alle wichtigen Meridiane laufen durch das Ohr, das über 120 Akupunkturpunkte hat, die besonders für die Behandlung von Hormonstörungen wichtig sind.

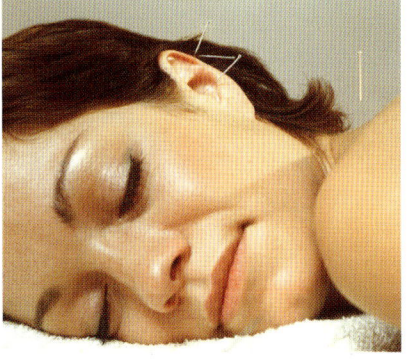

Ohrakupunktur unterstützt die Regulierung der inneren Organe und ihre Funktionen.

F Wie kann Osteopathie die Fruchtbarkeit unterstützen?

Mit Osteopathie kann man Fehlfunktionen im Körper auffinden und behandeln, die den Bandapparat, die Nerven und Gelenke betreffen. Wenn ein Körper ausbalanciert ist, wirkt Osteopathie anregend und energiespendend. Osteopathen behandeln eine Reihe von Störungen, etwa Haltungsfehler, Muskelzerrungen und Sportverletzungen. Es gibt drei Hauptansatzpunkte haltungsbedingter Belastung:

- der mittlere Halswirbel (Nacken und Schultern)
- der Lendenwirbel (mittlerer und unterer Rücken)
- das Ileosakralgelenk (unterer Rücken und Becken).

Schlechte Haltung oder Verletzungen in einem dieser Bereiche können das sensible Gleichgewicht zwischen Muskeln, Gelenken, Bändern und Nerven stören und zu gynäkologischen Problemen führen.

F Wie geht ein Osteopath vor?

Ostheopathen betrachten immer den ganzen Menschen und nicht nur einzelne Symptome. Beim ersten Termin werden Sie nach Ihrem allgemeinen Gesundheitszustand, Ihrer Lebensweise und Ihrer Ernährung befragt. Danach werden Sie gebeten, sich zu entkleiden, und Körperhaltung, Beweglichkeit und Gewicht werden untersucht. Der Osteopath erstellt eine Diagnose und schlägt Ihnen einen individuellen Behandlungsplan vor.

Die Behandlung umfasst bestimmte Handgriffe, Dehnungen und Massage. Eine Sitzung dauert im Schnitt 30 bis 40 Minuten und findet meist so lange einmal die Woche statt, bis die Beschwerden sich gelegt haben. Manchen Patienten ist nach der Behandlung etwas schwindlig,

das lässt aber meist nach wenigen Stunden nach. Man sollte sicherheitshalber in den ersten 24 Stunden nach einer Behandlung kein Krafttraining machen.

F Was ist Cranialosteopathie?

Cranialosteopathie ist eine verfeinerte Variante der Osteopathie, bei der Anspannung und Stress durch Massage des Schädelknochens abgebaut werden. Der Therapeut erfühlt kleinste rhythmische Veränderungen. Dann wird die Diagnose gestellt und mit sanften Bewegungen behandelt. Wenn Störungen des Hormonhaushalts die Fruchtbarkeit beeinträchtigen, kann Cranialosteopathie die Funktion der Hypophyse unterstützen. Die Behandlung ist gut für Gesundheit und Wohlbefinden allgemein, weil sie Stress reduzieren hilft.

Cranialosteopathen sind hoch qualifizierte Therapeuten, die sich auf dieses Fach spezialisiert haben.

F Wie ist die Osteopathie geregelt?

In Deutschland erfolgt die mindestens vierjährige Ausbildung zum Osteopathen meist berufsbegleitend in speziellen Osteopathieschulen. Die Ausbildung richtet sich vor allem an Ärzte, Physiotherapeuten, Heilpraktiker und Masseure. Mit der Gründung der Bundesarbeitsgemeinschaft Osteopathie (BAO) wurde die berufsbegleitende Ausbildung in Deutschland vereinheitlicht.

Osteopathie gilt in Deutschland als Medizin und darf deswegen nur von Medizinern und Heilpraktikern ausgeübt werden. Ohne entsprechende Ausbildung oder Anordnung eines Arztes oder Heilpraktikers darf niemand osteopathisch arbeiten. Dadurch werden hohe Sicherheitsstandards für diese anspruchsvolle Therapie gewährleistet.

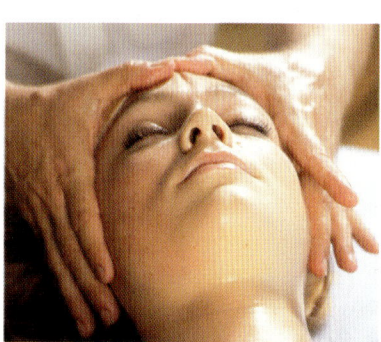

Cranialosteopathie kann die Hypophyse in ihrer Funktion unterstützen.

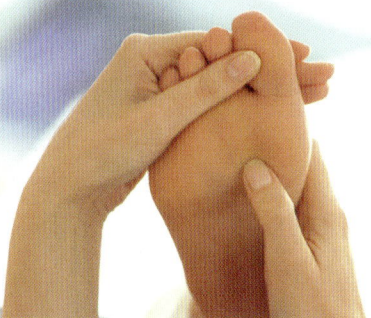

Fußreflexzonenmassage ist eine anerkannte Entspannungsmethode.

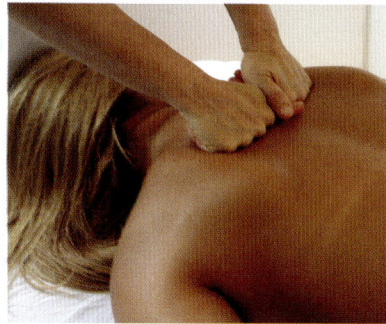

Manuelle Lymphdrainage kann den Körper bei der Entschlackung unterstützen.

F Kann Fußreflexzonenmassage die Fruchtbarkeit fördern?

Die Fußreflexzonenmassage ist eine komplementäre Heilmethode, bei der bestimmte Punkte am Fuß massiert werden. Dadurch werden Nervenenden stimuliert und Veränderungen im Körper angeregt. Die Fußreflexzonenmassage ist zwar kein diagnostisches Instrument, sie kann aber Blockaden und Krankheiten aufzeigen. Diese ganzheitliche Therapie zielt weniger auf die Behandlung bestimmter Symptome als auf die Wiederherstellung des körperlichen Gleichgewichts. Man kann damit keine verklebten Eileiter oder eine Endometriose kurieren. Untersuchungen zeigen aber, dass die Blutversorgung der Gebärmutter verbessert wird und Zyklusunregelmäßigkeiten bei Frauen mit PCOS, unklarer Sterilität, schmerzhaften Perioden oder Amenorrhö (s. Seite 35) korrigiert werden können. Es müssen jedoch noch mehr Studien folgen, um den Zusammenhang wirklich zu klären. Fußreflexzonenmassage ist in jedem Fall eine anerkannte Entspannungstherapie, die bei verschiedenen Störungen helfen und die Fruchtbarkeit fördern kann.

F Was ist Kognitive Verhaltenstherapie (KVT), und kann sie bei Fruchtbarkeitsstörungen helfen?

Die KVT ist ein psychologisches Verfahren, bei dem kognitive Techniken mit Verhaltenstechniken, darunter auch solchen zur Entspannung und Angstreduktion, kombiniert werden, um Angst und Depressionen zu heilen. Stresssymptome werden verringert oder klingen ganz ab, das Leben wird positiver gesehen, und das allgemeine Wohlbefinden und die psychische Gesundheit werden gestärkt. Die KVT geht davon aus, dass unerwünschte Denk- und Verhaltensmuster, die über Jahre entwickelt wurden, mit entsprechenden Techniken und Übungen außer Kraft gesetzt werden können. In einer Behandlung, die etwa zehn bis 20 Sitzungen dauert, lernt man, sich neu »zu programmieren« und mit bestimmten Situationen besser umzugehen.

KVT eignet sich gut zur Behandlung von Überreaktionen bei Stress, Angst und Depression, Panikattacken, Bulimie, chronischem Müdigkeitssyndrom, posttraumatischen Belastungsstörungen und Phobien. Diese Erkrankungen können das Wohlbefinden erheblich beeinträchtigen und Auswirkungen auf die Fruchtbarkeit haben.

F Welche Theorie steht hinter der Manuellen Lymphdrainage (MLD)?

Bei der Lymphdrainage geht es darum, das Lymphsystem, das zum Abfallmanagement des Körpers gehört, anzuregen. Ein komplexes Netz aus Lymphknoten, Lymphbahnen und anderen lymphatischen Organen leitet mit der Lymphe, einer klaren Flüssigkeit, Bakterien und Giftstoffe aus dem Körper. So »gereinigt«, fließt die Lymphe anschließend ins Blut, damit die Körperflüssigkeit im Gleichgewicht ist. Die Lymphe enthält auch zahlreiche Proteine und weiße Blutkörperchen, die Lymphozyten, die für die Immunabwehr zuständig sind.

Muskelbewegungen sorgen dafür, dass die Lymphe im Körper zirkulieren kann. Krankheiten und ein schlechter Allgemeinzustand können dazu führen, dass das Lymphsystem langsamer funktioniert oder sogar blockiert wird. Das führt dann zu einer Schwächung des Organismus. Lymphknoten haben wir im ganzen Körper – manche von ihnen fallen uns auf, wenn wir krank sind. Dann tasten wir sie als Schwellungen z. B. unter den Armen oder am Hals. Die Lymphknoten in der Leistengegend entgiften die unteren Körperregionen einschließlich des Beckens.

Bei der MLD wird in sanften, rhythmischen Bewegungen leichter Druck auf die Haut ausgeübt. Dadurch werden die Lymphgefäße zur Arbeit angeregt und der Abtransport von Giften stimuliert. Blockaden lösen sich auf, und die Lymphe kann wieder frei fließen. Jede Behandlung dauert etwa eine Stunde und wirkt entspannend, wie alle Arten von Massagen.

F Kann MLD nützlich für die Fruchtbarkeit sein?

Obwohl es noch keine Untersuchungen über die Wirkung von MLD bei Fruchtbarkeitsstörungen gibt, empfehle ich sie für Frauen, die entweder ganz natürlich oder im Rahmen einer IVF schwanger werden wollen. Auch Frauen zwischen zwei Fruchtbarkeitsbehandlungen, damit ihr Körper wieder ins Gleichgewicht kommt. Meiner Meinung nach hilft ein gesundes Lymphsystem:

- das Immunsystem zu stärken
- schmerzhafte Perioden zu lindern
- Verdauungsbeschwerden zu reduzieren
- besser zu schlafen.

Da MLD das Lymphsystem stärkt, könnte es auch die Chance einer Frau auf Schwangerschaft erhöhen.

„Wenn Sie den Schritt zu einer assistierten Empfängnis gehen, sollten Sie das **als Paar** tun und einander durch **alle Höhen und Tiefen** begleiten."

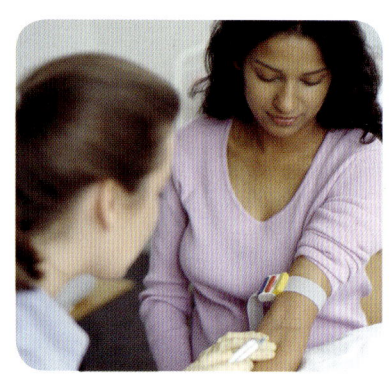
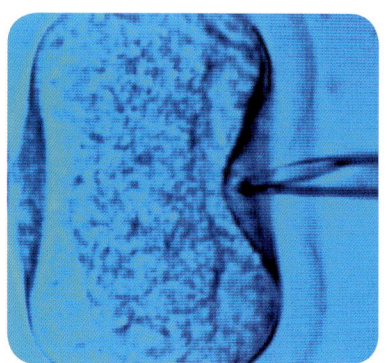
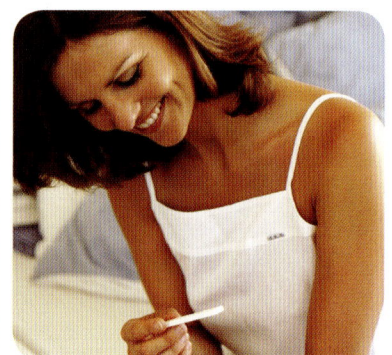

Schritt **neun**

Assistierte Empfängnis

Antworten auf die Fragen:

Schritt 9: **Assistierte Empfängnis**

> Wenn Sie **alles versucht haben,** um auf natürliche Art schwanger zu werden, haben Sie sicher schon darüber nachgedacht, sich einer Fruchtbarkeitsbehandlung zu unterziehen. Es gibt **mehrere Möglichkeiten,** die von der Einnahme von Medikamenten zur Förderung des Eisprungs bis hin zur IVF reichen. In diesem Kapitel stelle ich Ihnen die wichtigsten Methoden vor.

F Wann sollte man eine assistierte Empfängnis in Betracht ziehen?

Es gibt keine allgemeingültigen Regeln. Wenn Sie aber alles versucht haben, um natürlich schwanger zu werden, dann ist es Zeit, über eine Fruchtbarkeitsbehandlung nachzudenken. Bisher habe ich versucht aufzuzeigen, wie man natürlich schwanger werden kann; dazu gehörte die Untersuchung von Gesundheit und Fruchtbarkeit bei Mann und Frau genauso wie gesunde Ernährung und ein gesunder Lebensstil. All das zusammen mit dem Ziel, Ihre Chance auf ein Kind zu erhöhen. Gehen Sie noch einmal an den Anfang des Buches zurück, und überprüfen Sie, ob Sie den einen oder anderen Bereich vernachlässigt haben. Wenn Sie sicher sind, dass Sie alles gelesen und jeden der vorgeschlagenen Wege ausprobiert haben, dann sind Sie wahrscheinlich bereit, den nächsten Schritt zu gehen.

Einige junge Frauen sind zu schnell bereit, eine IVF anzugehen, ohne vorher abzuwägen, ob nicht andere Behandlungsmöglichkeiten für sie passender wären. Manche setzen auf eine assistierte Empfängnis, ohne vorher den Versuch unternommen zu haben, an ihrer Lebensweise und Ernährung etwas zu ändern.

Wenn Sie unter 35 Jahre alt sind, ist es in Ordnung, wenn Sie Ihren Frauenarzt darauf ansprechen, weil schon seit einem Jahr in puncto Schwangerschaft nichts passiert

Mein Tipp

Sie haben ein Recht darauf, dass Ihre Bedenken **ernst genommen** werden.

ist. Dann können entsprechende Untersuchungen für Sie und Ihren Partner angeordnet werden, um eventuelle körperliche Ursachen zu klären. Je nachdem, wie diese Untersuchungen ausfallen und Sie sich fühlen, sind Sie vielleicht schon auf der Suche nach Fruchtbarkeitsbehandlungen. Wenn Sie über 35 Jahre alt sind und seit mehr als sechs Monaten erfolglos versuchen, schwanger zu werden, aber glauben, alles dafür getan zu haben – auch entsprechende Umstellungen in Ihrer Ernährung und Ihren Lebensgewohnheiten, rate ich Ihnen, keine Zeit mehr zu verlieren und sich rasch professionellen Rat zu holen.

F Von wem sollen wir uns beraten lassen?

Zuerst sollten Sie mit Ihrem behandelnden Arzt sprechen. Überlegen Sie sich vorher, was Sie erreichen wollen: Eine Überweisung an einen Spezialisten? Und wenn ja, an wen und wo? Wird privat abgerechnet oder über die Krankenkasse? Rechnen Sie auch noch einmal durch, seit wann Sie versuchen, ein Kind zu bekommen, und informieren Sie sich über die verschiedenen Behandlungsmöglichkeiten.

Wenn Ihr Arzt Untersuchungen in die Wege leitet, fragen Sie nach, zu welchem Zweck (s. Seite 142–143). Seien Sie selbstbewusst: Akzeptieren Sie nicht, wenn Ihr Arzt Ihnen nur rät, Sie sollen in sechs Monaten wiederkommen, wenn Sie bis dahin noch nicht schwanger sind. Das gilt besonders dann, wenn Sie in eine der folgenden Kategorien fallen:

- Sie sind über 35 Jahre alt.
- Ihr Zyklus ist unregelmäßig.
- Sie hatten in der Vergangenheit eine Bauchhöhlenschwangerschaft.
- Sie hatten eine oder mehrere Fehlgeburten.
- In Ihrer Familie kamen die Frauen häufig vorzeitig in die Wechseljahre.

■ Ihr Partner hat noch keine Spermienuntersuchung machen lassen.

■ Fruchtbarkeitstests bei Ihrem Partner waren ohne Befund.

■ Sie werden zunehmend emotionaler und versuchen verzweifelt, ein Kind zu bekommen.

F Sollten sich Partner zusammen beraten lassen?

Sie sollten den Weg gemeinsam gehen, wenn Sie sich für eine Fruchtbarkeitsbehandlung entschieden haben. Wenn Sie einander dabei nicht unterstützen, kann es zu Rissen in Ihrer Beziehung kommen. Halten Sie zusammen, reden Sie miteinander, und sprechen Sie über Ihre Gefühle, Ängste und inwieweit Sie beide wirklich auf ein Baby vorbereitet sind. Manche meiner Patienten sind enttäuscht, wenn sie sich für eine IVF entscheiden müssen. Sie haben das Gefühl, versagt zu haben. Oft haben Sie Angst, weil sie befürchten, dass das ihre letzte Chance ist. Das Wichtigste bei einer IVF ist immer, die volle Unterstützung zu haben – vom Partner und allen, mit denen man entschieden hat, darüber zu sprechen.

Oft stellt sich heraus, dass Männer, wenn überhaupt, nur eine sehr vage Idee davon haben, was auf sie zukommt. Frauen dagegen haben meist schon 24 Stunden, nachdem sie sich für eine Behandlung entschieden haben, alles Wichtige recherchiert. Es ist gut, wenn die Frau die Informationen sammelt (die sie ja ohnehin wissen will), sie für ihren Partner zusammenfasst und dann beide gemeinsam entscheiden, welchen Weg sie gehen wollen. Auf diese Weise fühlt sich der Partner nicht übergangen. Das hat nichts damit zu tun, dass der Mann nicht so daran interessiert wäre – es sind nur meist die Frauen, die am stärksten von der Behandlung betroffen sind.

F Welche Untersuchungen müssen wir am Anfang machen?

Blutuntersuchungen geben Aufschluss darüber, wie es um Ihren Hormonhaushalt bestellt ist und ob Sie regelmäßig einen Eisprung haben (s. Seite 143). Ihr Partner braucht eine Spermauntersuchung. Diese anfänglichen Untersuchungen sollten Sie beide gleichzeitig vornehmen lassen. Damit vermeiden Sie, dass sich Monate später herausstellt, dass es der Partner war, der ein Problem mit der Fruchtbarkeit hat. Dann ist viel Zeit vergeudet worden. Erkundigen

Sie sich auch, wo die Untersuchungen gemacht werden sollen und ob die entsprechenden Ärzte bzw. die Klinik, die man Ihnen vorschlägt, darauf spezialisiert und entsprechend eingerichtet ist (zur Spermaanalyse mehr in Schritt 3).

F Was wird bei Bluttests untersucht?

Einfache Blut-(serum-)Untersuchungen fahnden nach Störungen im Hormonhaushalt, die die Fruchtbarkeit beeinträchtigen können. Wenn Sie noch ganz am Anfang der Behandlung stehen, kann Ihr Frauenarzt diese Untersuchung durchführen, wenn Sie in einer Fruchtbarkeitsklinik sind, geschieht es dort.

Auch die Werte anderer Hormone, darunter Östradiol und LH (Luteinisierendes Hormon), werden gemessen. Erhöhte LH-Spiegel können auf ein polyzystisches Ovarialsyndrom (PCOS, s. Seite 22) hinweisen, erhöhte Prolactinspiegel auf Probleme mit dem Eisprung. Einige Kliniken setzen auch einen neueren Test ein (Anti-Müller-Hormon-Test, AMH, s. Seite 12), der wahrscheinlich noch präziser den Eizellenvorrat bestimmt.

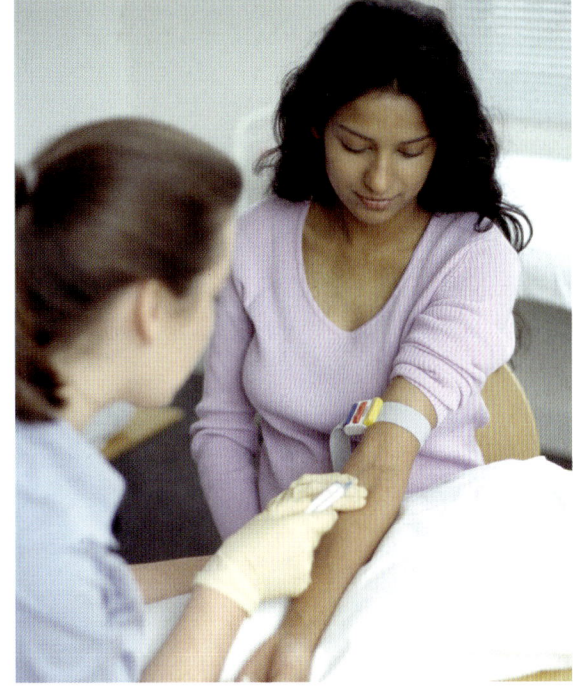

Blutuntersuchungen geben Auskunft darüber, ob Ihr Hormonhaushalt im Gleichgewicht ist.

Mein **Tipp**

Wenn ein **Test** nicht so ausfällt, wie Sie das erwartet haben, lassen Sie sich von **Experten** beraten.

Ein zweiter Bluttest wird am 21. Zyklustag (ausgehend von einem 28-tägigen Zyklus) bzw. bei einem längeren Zyklus am entsprechenden Tag vorgenommen. Dieser Test misst den Progesteronspiegel und gibt Auskunft darüber, ob ein Eisprung stattgefunden hat oder nicht. Das muss etwa eine Woche nach dem Eisprung untersucht werden bzw. eine Woche, bevor die nächste Periode einsetzt. Es ist nicht ganz einfach, den exakten Zeitpunkt dafür zu bestimmen, sodass Sie ihn am besten etwa eine Woche nach Ihrer fruchtbarsten Zeit (wenn die Scheidensekretion den letzten Tag klarer, nasser und glitschiger war; s. Seite 40) anberaumen.

Wenn Sie den richtigen Zeitpunkt für den Test erwischt haben, beginnt sieben Tage später Ihre Periode. Erschrecken Sie nicht, wenn bei dem Test herauskommt, dass Sie keinen Eisprung hatten – vielleicht war der Zeitpunkt doch nicht richtig, oder Sie hatten in diesem Zyklus keinen Eisprung (es muss nicht in jedem Zyklus zu einem Eisprung kommen). Wenn der Test mehrmals hintereinander einen niedrigen Progesteronspiegel zeigt, könnte hier das Problem liegen.

Wenn Sie mehrere Fehlgeburten hatten, können weitere Untersuchungen gemacht werden. Immer mehr Experten halten es für möglich, dass einige Frauen unter Blutgerinnungsstörungen leiden, die die Ursache für Fehlgeburten sind. Manchmal werden Aspirin, Heparin oder Steroide eingesetzt, um eine Schwangerschaft zu erreichen. Das ist nach wie vor umstritten.

F Mein FSH-Spiegel ist hoch. Was bedeutet das?

FSH wird von der Hypophyse ausgeschüttet und regt Wachstum und Reifung der Follikel in den Eierstöcken an. Der FSH-Spiegel ist hoch, wenn der Körper verstärkt versucht, Eizellen zum Reifen zu bringen. Möglicherweise, weil deren Qualität nicht gut ist. Dann ist eine IVF zwar möglich, generell gilt aber, dass die Chancen einer IVF umso größer sind, je niedriger der FSH-Wert ist.

■ Wenn der Wert unter 6 pg/ml (Picogramm pro Milliliter) liegt, gibt es die größten Aussichten auf Erfolg bei einer IVF.

■ Bei Werten unter zehn sind die Chancen auf eine erfolgreiche IVF noch akzeptabel.

■ FSH-Werte zwischen elf und 13 liegen über dem normalen Bereich und weisen darauf hin, dass die Eierstöcke nur schwach auf eine IVF reagieren; eine IVF hat möglicherweise nur dann Aussichten auf Erfolg, wenn der FSH-Spiegel sinkt.

■ Werte zwischen 14 und 17 lassen auf eine deutlich reduzierte Ansprechbarkeit und eine geringe Eizellenqualität schließen.

■ Werte über 17 besagen, dass eine Klientin auf eine Eizellstimulation wahrscheinlich nicht reagiert.

Eine geringe Eizellenqualität kommt aber nicht nur bei Frauen mit einem hohen FSH-Spiegel vor, auch bei niedrigen Werten (gerade bei Frauen über 40) kann die Qualität der Eizellen gering sein.

F Ich brauche weitere Untersuchungen. Worum geht es dabei?

Wenn aus den Bluttests hervorgeht, dass Ihr Hormonhaushalt (und damit Ihr Eisprung) normal ist, wird im nächsten Schritt untersucht, ob die Eileiter durchgängig sind oder Gebärmutterprobleme eine Einnistung der befruchteten Eizelle verhindern. Diese Untersuchungen werden normalerweise innerhalb der ersten Zyklushälfte im Krankenhaus vorgenommen.

Den **FSH-Spiegel** senken

Ein hoher FSH-Spiegel könnte die Hoffnung auf den Erfolg einer IVF zunichtemachen. Versuchen Sie, Ihren FSH-Spiegel zu senken. Aber selbst dann, wenn er gesunken ist, garantiert das, gerade wenn Sie älter sind, noch keinen Erfolg.

■ Versuchen Sie es mit Akupunktur.

■ Reduzieren Sie Ihren Stress (s. Seite 84).

■ Verzichten Sie auf Kaffee und schwarzen Tee.

■ Bevorzugen Sie Nahrungsmittel, die reich an Phytoöstrogenen sind, etwa Hülsenfrüchte, Haferflocken, Brokkoli und Leinsamen (s. Schritte 5, 6 und 8).

■ Nehmen Sie zusätzlich Zink, Vitamin-B-Komplex-Präparate und essenzielle Fettsäuren wie Omega 3 zu sich.

F Bei mir wird ein Hysterosalpingogramm (HSG) gemacht. Was ist das?

Diese Untersuchung ist eine Routineangelegenheit. Dabei wird flüssiger Farbstoff über den Gebärmutterhals in die Gebärmutter injiziert, um in einer Röntgenaufnahme eventuelle Blockaden, Verwachsungen oder Abnormalitäten speziell der Eileiter sichtbar zu machen. Manchmal kann diese Untersuchung zu Krämpfen und Unwohlsein führen. Wie und ob sie schmerzhaft ist, wird unterschiedlich empfunden.

F Welche Kosten werden von den gesetzlichen und den privaten Krankenkassen übernommen?

Im Zuge der Gesundheitsreform im Jahr 2004 haben die gesetzlichen Krankenkassen in Deutschland die Leistungen für die Therapie von ungewollter Kinderlosigkeit für gesetzlich Versicherte außerordentlich eingeschränkt. Die gesetzlichen Krankenkassen kommen heute für 50 Prozent der entstehenden Kosten auf. Bezahlt werden:

Zusätzliche Untersuchungen

Wenn die Eileiter blockiert sind, wird meist eine Laparoskopie und/oder eine Hysteroskopie (s. u.) vorgenommen, um Art und Ausmaß der Blockade zu bestimmen und das Innere der Gebärmutter zu untersuchen. Wie schwer die Blockade ist, entscheidet über die weiteren Behandlungsschritte.

Wenn Sie Myome haben (s. Seite 23), kann der Arzt deren Größe und Anzahl feststellen und inwieweit sie die Fruchtbarkeit beeinträchtigen. Nach einer Behandlung können Sie ganz natürlich schwanger werden. Auch wenn eine Endometriose (s. Seite 22) diagnostiziert wurde, kann nach einer Behandlung in der Regel eine natürliche Schwangerschaft geplant werden.

Undurchlässige
Eileiter sind in
20%

aller Fälle die Ursache.

Laparoskopie Sie wird unter Vollnarkose durchgeführt. Durch einen winzigen Einschnitt werden ein Laparoskop (ein Spezialendoskop, an das eine Videokamera und eine Lichtquelle angeschlossen sind) und ein chirurgisches Instrument in den Bauchraum geschoben. Der Bauchraum wird mit Kohlendioxid gefüllt, damit die Bauchorgane besser zu erkennen sind. Ein zweites Instrument kann durch die Vagina eingeführt werden.

Hysteroskopie Mit diesem operativen Eingriff kann man in das Innere von Gebärmutter und Eileitern sehen und Myome oder Verwachsungen erkennen. Die Untersuchung wird unter örtlicher Betäubung oder unter Vollnarkose durchgeführt. Dabei wird ein optisches Instrument, das Hysteroskop, durch den Gebärmutterhals in die Gebärmutterhöhle eingeführt, und Gebärmutter und Eileiter werden zur besseren Beurteilung mit Gas gefüllt.

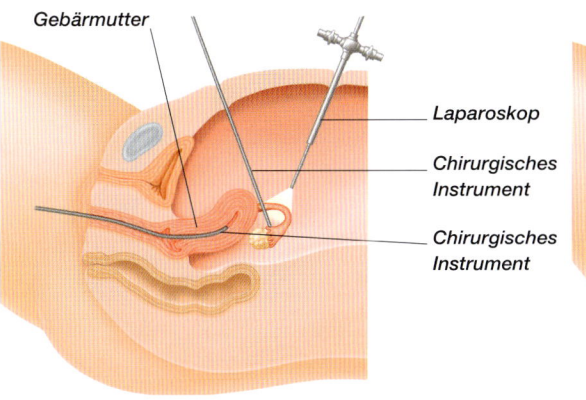

Gebärmutter

Laparoskop

Chirurgisches Instrument

Chirurgisches Instrument

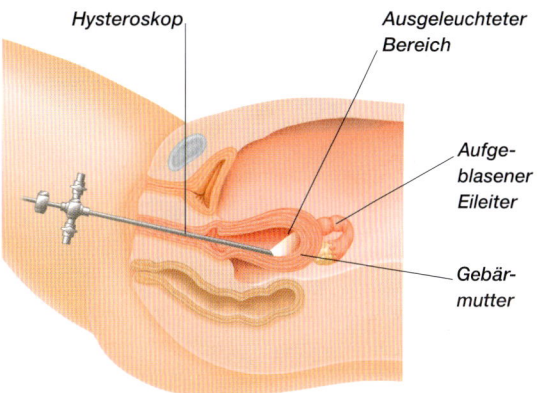

Hysteroskop

Ausgeleuchteter Bereich

Aufgeblasener Eileiter

Gebärmutter

- acht Inseminationsversuche im normalen oder nur leicht stimulierten Zyklus
- drei Inseminationsversuche im stimulierten Zyklus
- drei IVF-Zyklen oder
- drei ICSI-IVF-Zyklen.

Darüber hinaus hat der Gesetzgeber bestimmte Bedingungen festgelegt: Die Altersbegrenzung liegt für Frauen zwischen 25 und 40 Jahren, Männer dürfen nicht älter als 50 Jahre alt sein, und das Paar muss verheiratet sein.

Auch psychotherapeutische Hilfe wird von den gesetzlichen Krankenkassen bezahlt, wenn eine Überweisung vom behandelnden Arzt an einen zugelassenen Therapeuten vorliegt.

Das Leistungsspektrum der privaten Krankenkassen ist dagegen sehr unterschiedlich. Um hier keine unliebsamen Überraschungen zu erleben, sollten Sie sich vor Beginn von Diagnostik und Therapie mit Ihrer Kasse in Verbindung setzen und klären, welche Leistungen in welchem Umfang übernommen werden.

Der erste **Kliniktermin**

Sie werden eine ganze Reihe von Fragen haben. Diese Liste hilft Ihnen, Wichtiges nicht zu vergessen (weitere Informationen erhalten Sie bei pro familia).

- Warum empfehlen Sie mir diese Behandlung?
- Gibt es auch andere Behandlungen, und wenn ja, warum sind sie nicht so gut geeignet für mich?
- Welche Medikamente muss ich einnehmen, und welche Nebenwirkungen können auftreten?
- Können Sie mir die Kosten einzeln darstellen, damit ich hier Klarheit habe?
- Können Folgekosten auftreten? In welcher Höhe?
- Was sind die nächsten Schritte, welche Untersuchungen müssen noch gemacht werden?
- Wann fängt die Behandlung an?
- Wie viele Leute in meiner/unserer Situation haben Sie in den letzten beiden Jahren behandelt, und wie viele davon haben ein Baby bekommen? Gibt es Statistiken?
- Welche Art von Unterstützung und Beratung erhalten wir von Ihnen?
- Wenn diese Behandlung nicht erfolgreich ist, gibt es noch andere Optionen?

F Was passiert, wenn die Ergebnisse der ersten Tests da sind?

Wenn die ersten Testergebnisse auf Probleme hinweisen, werden Sie an einen Facharzt überwiesen, der verantwortlich für die weiteren Behandlungsschritte ist. Je nachdem, wie die Untersuchungen ausfallen, werden Sie entweder zu einem Gynäkologen, der auf Reproduktivmedizin spezialisiert ist (und daher Frauen und Männer zusammen behandelt) überwiesen, an einen Urologen (bei erektiler Dysfunktion oder Ejakulationsproblemen) oder an einen klinischen Andrologen, der spezialisiert ist auf Fortpflanzungsstörungen beim Mann. Weitere Tests helfen dann, das Problem genauer zu bestimmen und die entsprechende Fruchtbarkeitsbehandlung in die Wege zu leiten.

F Worauf sollten wir achten, wenn wir uns nach einer Klinik umschauen?

Die Bundeszentrale für gesundheitliche Aufklärung (BZgA, s. Seite 185) und pro familia (s. Seite 185) bieten detaillierte Informationen zu Untersuchungen, Behandlungsmöglichkeiten, wo Sie Beratungsstellen ganz in Ihrer Nähe finden sowie Berichte von Betroffenen. Ich selbst bespreche mit Paaren, die eine geeignete Fruchtbarkeitsklinik suchen, immer folgende Aspekte:

- Wenn Sie über 40 Jahre alt sind, sollten Sie nach einer Klinik, die nachweislich Erfahrungen und Erfolge mit Ihrer Altersgruppe nachweisen kann, suchen. Ihr Alter ist ein wichtiger Faktor, denn je älter Sie sind, umso niedriger sind die Erfolgsaussichten. Eine Klinik sollte Ihnen über den Zeitraum von mindestens der letzten beiden Jahre bereitwillig Auskunft geben. Wird die Auskunft verweigert, ist die Klinik nicht die richtige.
- Manche Kliniken haben Ausschlusskriterien bezüglich Alter, FSH-Werten, Familienstand, Geschlecht und HIV- oder Hepatitis-C-Infektionen. Erkundigen Sie sich danach, bevor Sie Ihren ersten Termin machen.
- Fragen Sie, welche Behandlungen angeboten werden. Am häufigsten wird über mangelnde Unterstützung und Zuwendung geklagt. Speziell seelische Unterstützung ist bei der Vorbereitung auf die Behandlung wichtig.
- Meiner Erfahrung nach haben Kliniken mit maßgeschneiderten Behandlungsplänen für jedes einzelne Paar eine bessere Erfolgsbilanz als solche mit einer Standardbehandlung für alle. Auch in diesem Fall lohnt sich gezieltes Nachfragen.

- Lassen Sie sich in der Beratung nicht drängen, und fragen Sie nach, wenn Sie etwas nicht verstanden haben.
- Es gibt keine dummen Fragen: Fragen Sie so lange, bis Sie das Gefühl haben, gut informiert zu sein.
- Es geht nicht nur darum, eine Klinik zu finden, sondern dass Sie sich auch darin wohlfühlen.
- Wenn Sie schon vor dem dritten oder vierten Behandlungszyklus stehen, fragen Sie, was bei dieser Behandlung anders ist als bei der vorherigen.
- Wenn ein Behandlungszyklus erfolglos war, lassen Sie sich in einem eigenen Beratungsgespräch genau die Gründe dafür erklären.

F Sind Kliniken oft schon ausgebucht?

Ob Sie gesetzlich oder privat versichert sind – auf einen ersten Termin in der Fruchtbarkeitsklinik werden Sie etwas warten müssen. Planen Sie im Voraus, weil manche Therapeuten (auch bei privat Versicherten) lange Wartelisten haben. Und bedenken Sie auch, dass wenn Sie sich für eine IVF entschieden haben, Sie wahrscheinlich nicht gleich nach dem ersten Beratungsgespräch damit beginnen können, weil z. B. noch Untersuchungen ausstehen.

F Welche Fragen sollten wir bei unserem ersten Klinikgespräch stellen?

Sie sollten so gut wie möglich vorbereitet sein, wenn Sie zum ersten Beratungsgespräch in die Klinik gehen. Nehmen Sie sich Zeit dafür – Sie sind Patient oder Patientin, Sie zahlen für diese Beratung, und Sie haben jedes Recht der Welt, Fragen zu stellen und verständliche Antworten darauf zu bekommen. Überlegen Sie vorab, mit wie viel Zeit Sie in etwa rechnen müssen: Wann die Untersuchungen gemacht werden, wann die Behandlung beginnt, welche weiteren Termine zu erwarten sind, und planen Sie entsprechend. Vergewissern Sie sich auch, dass alle anfallenden Kosten einzeln aufgelistet sind, damit Sie keine bösen Überraschungen erleben.

Wenn Sie beim ersten Klinikbesuch Zweifel haben, besuchen Sie eine zweite Klinik, damit Sie sich Ihrer Entscheidung sicher sein können. Es spielt tatsächlich eine Rolle, dass Sie sich in der Klinik rundum wohlfühlen und das betreuende Personal Ihnen sympathisch ist. Sie müssen Vertrauen in die Behandlung und Ihre Betreuer haben (können). Am Ende des ersten Gesprächs sollten Sie positiv gestimmt sein und sich gut informiert fühlen.

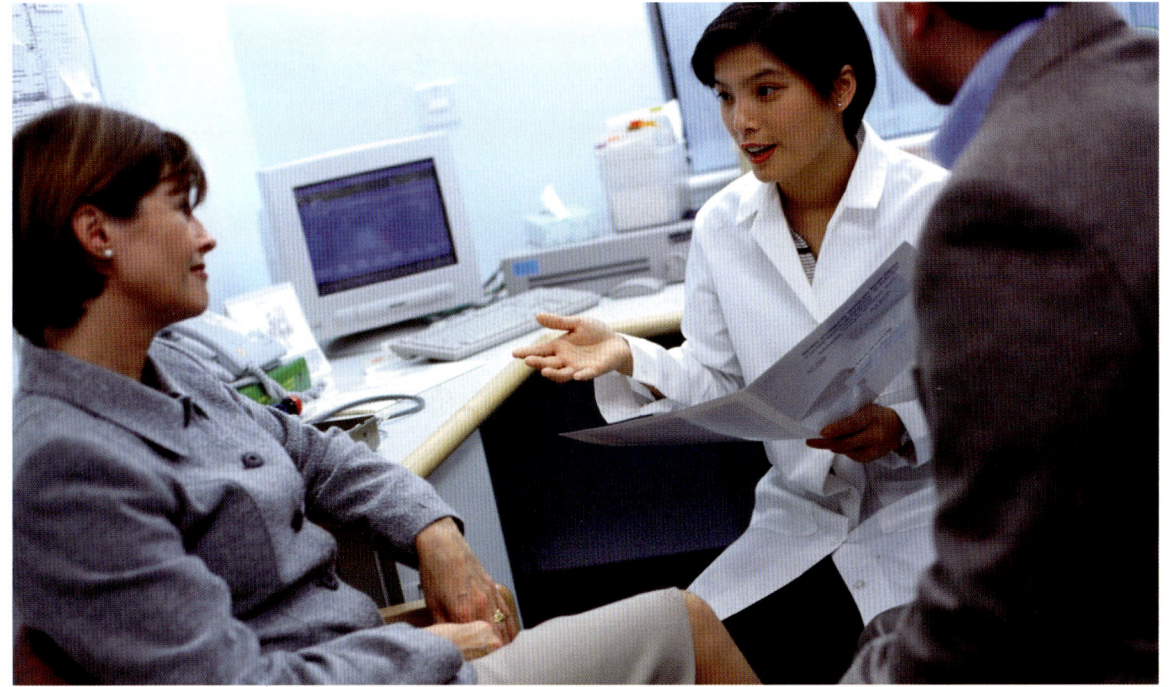

Wenn Sie die ersten Untersuchungen hinter sich haben, werden Sie an eine Fruchtbarkeitsklinik überwiesen.

Was sind die wichtigsten Verfahren für eine assistierte Empfängnis?

Wenn Ihnen auf Basis der Untersuchungsergebnisse eine Kinderwunschbehandlung empfohlen wird, kommen folgende Vorgehensweisen infrage:

- Ovulationsinduktion (OI)
- Intrauterine Insemination (IUI)
- In-vitro-Fertilisation (IVF) und Intracytoplasmatische Spermieninjektion (ICSI)

Möglicherweise können Sie mit dem am wenigsten aufwendigen Verfahren, der OI, beginnen. Es kann aber auch sein, dass nur eine der Methoden geeignet ist. Das hängt von Ihrem Alter, Ihrer beider Testergebnisse, Gesprächen mit dem Arzt und Gesprächen mit Ihrem Partner ab.

Was ist eine Ovulationsinduktion (OI)?

Bei der OI oder Stimulation des Eisprungs erhalten Sie den Wirkstoff Clomiphen in Tablettenform. Clomiphen regt die Bildung verschiedener Hormone, die für den Eisprung verantwortlich sind, an. Regelmäßige Ultraschalluntersuchungen der Eierstöcke während des Zyklus sind notwendig, um sicherzugehen, dass nicht zu viele Eizellen produziert werden (ovarielle Hyperstimulation, s. Seite 147). Wegen der mit der Einnahme verbundenen Nebenwirkungen sollte Clomiphen nicht länger als drei Monate am Stück gegeben

werden. Es kann insgesamt sechs Monate verabreicht werden, nach den ersten drei Monaten sollte jedoch ein Monat pausiert werden. Es gibt auch andere Medikamente, die als Injektion oder Tabletten die Eierstöcke stimulieren, Clomiphen wird jedoch am häufigsten eingesetzt.

Wie funktioniert eine OI?

Vom zweiten bis zum fünften Zyklustag wird Clomiphen eingenommen. Der Wirkstoff setzt sich an die Östrogenrezeptoren im Gehirn und täuscht dem Körper damit vor, dass zu wenig Östrogen produziert wird. Daraufhin schüttet der Hypothalamus mehr GnRH (Gonadotropin Releasing Hormon) aus, das seinerseits nun die Hypophyse anregt, mehr LH und FSH freizusetzen. Daraufhin reift die Eizelle im Follikel, bis sie bereit ist für den Eisprung. Auch hCG (humanes Chorion-Gonadotropin) kann injiziert werden, um die Follikelreifung zu stimulieren. Dieses Hormon wird normalerweise 36 bis 40 Stunden vor dem Geschlechtsverkehr oder einer IUI verabreicht.

Für wen eignet sich eine OI?

Frauen, deren Periode aufgrund hormoneller Störungen unregelmäßig ist, und Frauen, die unter 35 sind, haben mit der OI am häufigsten Erfolg. Die OI eignet sich auch für Frauen mit polyzystischem Ovarialsyndrom

Pro und Kontra: die Ovulationsinduktion (OI)

Pro	Kontra
Nicht invasiv, obwohl gelegentlich das Hormon hCG (humanes Chorion-Gonadotropin) injiziert wird, um die vollständige Heranreifung des Follikels zu stimulieren und es bereit für den Eisprung zu machen.	Wenn die Zeit nicht auf Ihrer Seite ist, können Sie mit der OI wertvolle Monate verlieren.
Die OI kostet weniger als eine IVF oder eine ICSI.	Mögliche Nebenwirkungen sind u. a. Übelkeit, Kopfschmerzen, Gewichtszunahme, Völlegefühl und bei höheren Dosen Hitzewallungen und Brustschmerzen.
Bei Frauen mit guten Voraussetzungen sind die Erfolgsaussichten gut.	15 Prozent der Frauen entwickeln eine ovarielle Hyperstimulation, bei der zu viele Eizellen produziert werden (s. Seite 147). Das kann das Risiko für Mehrlingsgeburten erhöhen.
Ein Versuch, der sich für ein paar Monate lohnt – allerdings keine Dauerlösung.	Bei einigen Frauen können Nebenwirkungen auftreten. Sprechen Sie mit Ihrem Arzt über gynäkologische Krebserkrankungen und andere Leiden in Ihrer Familie.

(PCOS, s. Seite 22) oder solchen, deren LH-Produktion zu niedrig ist, sodass die Follikel nicht vollständig ausreifen können. Auch Frauen, die nach dem Eisprung nicht genügend Progesteron im Blut haben (Lutealphasendefekt, s. Seite 38), sodass die befruchtete Eizelle sich nicht in die Gebärmutter einnisten kann, profitieren von der OI.

F Wie hoch ist die Erfolgsquote bei der OI?

Obwohl die Erfolgsaussichten der OI den individuellen Umständen entsprechend variieren, haben 80 Prozent der Frauen mit unregelmäßigem Zyklus oder Amenorrhö nach der Behandlung einen Eisprung. 50 Prozent werden innerhalb der dreimonatigen Behandlung schwanger. Die meisten Schwangerschaften entstehen in dieser ersten Zeit. Nur wenige Frauen werden nach einer sechsmonatigen Behandlung schwanger. Je länger Clomiphen genommen wird, umso niedriger sind die Erfolgsaussichten. Bei Frauen über 40 ist die OI nicht sehr erfolgreich.

F Was ist ein Ovarielles Hyperstimulationssyndrom (OHSS)?

Bei etwa 15 Prozent der Frauen, die sich einer OI oder einer IVF unterziehen, werden zu viele Eizellen produziert – man spricht von einem Ovariellen Hyperstimulationssyndrom (OHSS). Aus diesem Grund müssen Frauen wäh-

rend einer IVF (und bis zu einem gewissen Grad auch einer OI) regelmäßig und oft mit Ultraschall untersucht werden, um Anzahl und Entwicklung der Follikel in den Eierstöcken zu überprüfen. Wenn zu viele Follikel in einem Ovarium heranreifen, wird die Behandlung abgebrochen. Die Patientin braucht Ruhe und sollte viel trinken – mindestens zwei Liter am Tag. In manchen Fällen staut sich Flüssigkeit in Bauch- und Brustraum, und in sehr seltenen Fällen von OHSS kann es zu Thrombose, Herzinfarkt oder Schlaganfall kommen. Warnsymptome sind unter anderem:

- Übelkeit und Erbrechen
- starke Bauchschmerzen
- Luftnot
- Schwächegefühl.

F Was ist eine intrauterine Insemination (IUI)?

Bei diesem Verfahren werden gesunde Spermien direkt in die Gebärmutter in die Nähe eines Eis gepflanzt. Der Eingriff wird um den Zeitpunkt des Eisprungs herum vorgenommen. Dieser wurde entweder mit Ultraschall oder einem Zykluscomputer genau bestimmt. Die IUI hilft den Spermien dabei, die erste große Hürde auf ihrem Weg zur Eizelle zu umgehen: den Zervixschleim. Die natürliche Befruchtung findet nach wie vor im Eileiter statt. Nur mit einer IUI beträgt die Erfolgschance sechs bis acht Prozent in

Pro und Kontra: die Intrauterine Insemination (IUI)

Pro	Kontra
Die IUI ist keine wirklich invasive Methode und muss nicht unbedingt mit Hormonen ergänzt werden.	U. U. müssen täglich bestimmte Medikamente für die Fruchtbarkeit injiziert werden.
Der Eingriff geht schnell und verursacht wenige oder gar keine Schmerzen.	Die Erfolgsaussichten einer IUI sind gering. Auch zusammen mit Medikamenten für die Fruchtbarkeit sind die Chancen nicht viel höher.
Obwohl die IUI keine Langzeitoption ist, sollte man diese Chance nutzen, bevor man sich z. B. einer IVF unterzieht.	Manche Paare berichten, dass sie in der Klinik weniger Aufmerksamkeit erhalten als IVF-Paare. Deswegen haben sie manchmal den Eindruck, nicht genügend körperliche und seelische Unterstützung zu erhalten.
	Mit der IUI könnte Zeit für passendere Behandlungen verschwendet werden – drei Behandlungszyklen können eine Verzögerung von bis zu sechs Monaten sein.

einer Behandlung. Zusammen mit Clomiphengaben erhöht sich die Quote auf zehn bis zwölf Prozent.

F Was gehört zu einer IUI?

Ihr Partner muss eine Spermaprobe zur Verfügung stellen, die sortiert wird, damit nur die stärksten Spermien verwendet werden. Mit einem dünnen Katheter werden diese Spermien durch den Gebärmutterhals in die Gebärmutter injiziert. Die Prozedur dauert nur ein paar Minuten und ist normalerweise nicht schmerzhaft. Manche Frauen haben danach leichte Krämpfe. Wichtig ist, danach 30 Minuten lang zu liegen und sich den Rest des Tages auszuruhen.

Die IUI muss so zeitnah am Eisprung wie möglich durchgeführt werden. Einige Kliniken sehen deswegen zwei Behandlungen vor: eine kurz vor dem Eisprung und die andere während des Eisprungs. Fragen Sie in der Klinik, wie dort behandelt wird. Um den Eisprung möglichst genau vorhersagen zu können, werden regelmäßig Ultraschalluntersuchungen durchgeführt. Zu Hause verwenden Sie einen Zykluscomputer, um den Anstieg von LH (Luteinisierendes Hormon) zum Zeitpunkt der Ovulation festzustellen.

Eine IUI wird oft zusammen mit einer OI, bei der auch das Hormon hCG injiziert wird (s. Seite 146), vorgenommen. In diesem Fall kann eine Behandlung nicht unbegrenzt oft wiederholt werden.

F Für wen eignet sich die IUI?

Es gibt eine Reihe von Voraussetzungen, in denen eine IUI zu überlegen wäre. Dazu gehören:
- wenn die Frau über 35 ist
- wenn es trotz Ovulationsinduktion mit Clomiphen nicht zur Empfängnis gekommen ist
- wenn die Eileiter nicht blockiert sind
- wenn keine Ursache für die Sterilität gefunden wurde
- wenn es weder Probleme mit der Spermienqualität noch mit deren Anzahl gibt und es mindestens eine Million gereinigte Spermien pro Milliliter gibt.

- eine künstliche Befruchtung mit dem Sperma eines Spenders.
- lesbische Paare.

F Was ist eine In-vitro-Fertilisation (IVF)?

Dieses Verfahren ist am bekanntesten. Die meisten Paare denken an die IVF, wenn sie über eine Fruchtbarkeitsbehandlung nachdenken. Die In-vitro-Fertilisation ist ein sehr komplexes Verfahren und sollte nicht leichtfertig vorgenommen werden. Für eine IVF werden mehrere reife Eizellen kurz vor dem Eisprung entnommen und unter Laborbedingungen in einer Petrischale (»in vitro« heißt »im Glas« und meint die Petrischale) befruchtet. Der oder die Embryos, die daraus entstehen, werden untersucht und der lebensfähigste (manchmal auch maximal zwei) in die Gebärmutter eingesetzt, um sich dort einzunisten.

Kliniken versuchen zunehmend, wann immer möglich nur einen Embryo in die Gebärmutter zu übertragen. Es hat sich herausgestellt, dass bei Implantierung von einem Ei die Zahl der erfolgreichen Schwangerschaften etwa gleich hoch ist wie bei zwei Eizellen, aber weniger Zwillinge zur Welt kommen. Eine Schwangerschaft mit nur einem Baby ist für Mutter und Kind sicherer, und viele Kliniken sind inzwischen der Meinung, dass ein einziger gut entwickelter Embryo die beste Chance für eine erfolgreiche IVF ist.

F Für wen ist eine IVF geeignet?

Eine IVF ist nicht für jede Frau zu empfehlen. Sie kann aber die einzige Möglichkeit sein, schwanger zu werden. Die IVF kann ein möglicher Weg sein, wenn:
- die Eileiter blockiert sind
- der Hormonhaushalt einer Frau aus dem Lot geraten ist und andere Behandlungsformen versagt haben
- die Ursache für die Sterilität bei beiden Partnern nicht gefunden wurde
- die Zahl und Qualität der Spermien niedrig ist (s. ICSI, Seite 155)
- eine genetische Vorbelastung (z. B. für Mukoviszidose) vorliegt. Mithilfe der sogenannten Präimplantationsdiagnostik (PID) lässt sich feststellen, welche der Embryonen diesen genetischen Defekt nicht haben.
- wenn Paare mithilfe einer Eizellenspende Eltern werden wollen, etwa weil die Frau, z. B. nach einer Erkrankung, keine Eizellen mehr produziert oder weil ihre Eizellen nicht vollständig ausreifen. Auf Seite 151 finden Sie mehr

zum Thema Spendereier und Spendersamen.Frauen über 35 können und werden regelmäßig durch eine IVF schwanger. Wie immer gilt: Je jünger die Frau, umso größer sind ihre Chancen auf eine Schwangerschaft.

F Wie hoch ist die Erfolgsquote bei der IVF?

Hier gibt es große Unterschiede. Mehrere Faktoren sind dafür verantwortlich: Das Alter der Mutter, sogar die Art der Klinik und der behandelten Patienten können eine Rolle spielen. Die Schwangerschaftsquote kann bei der einen Klinik bei fast 50 Prozent liegen, bei einer anderen kaum bei zehn Prozent.

In Großbritannien beträgt bei der Verwendung frischer Eizellen die Erfolgsquote pro Behandlungszyklus im Durchschnitt:

- 28,2 Prozent bei Frauen unter 35
- 23,6 Prozent bei Frauen zwischen 35 und 37
- 18,3 Prozent bei Frauen zwischen 38 und 39
- 10,6 Prozent bei Frauen zwischen 40 und 42
- drei Prozent bei Frauen zwischen 43 und 44
- ein Prozent bei Frauen, die 45 oder älter sind.

Aber es gibt auch Kliniken mit überdurchschnittlichen Erfolgsquoten.

F Wenn die IVF für mich die beste Möglichkeit ist – wie gehe ich vor?

Zuallererst müssen Sie eine Klinik finden, bei der Ihre ganz persönlichen Erfolgsaussichten am höchsten sind. Denken Sie daran, dass die einzelnen Kliniken sich vielleicht auf unterschiedliche Altersgruppen spezialisiert haben oder bestimmte Ausschlusskriterien anwenden (s. Seite 144–145). Viele Kliniken haben Erfolgsquotenn von fast 50 Prozent bei Frauen unter 35, und auch bei älteren Frauen sind die Zahlen durchaus ermutigend. Das kann aber auch bedeuten, dass sie keine älteren Frauen oder solche, die spezielle Probleme mit der Gesundheit oder der Fruchtbarkeit haben, behandeln. Nützliche Adressen und Internetseiten finden Sie auf den Seiten 184 und 185 in diesem Buch.

Beziehen Sie auch andere Informationen in Ihre Überlegungen mit ein: den Standort der Klinik, die Wartezeiten und die Kosten (einschließlich aller Untersuchungen und Medikamente). Vertrauen Sie auch Ihrem gesunden Menschenverstand, wenn Informationen nebulös klingen, und scheuen Sie sich nicht, zu fragen.

F Wie viel Zeit brauchen wir für die einzelnen Behandlungsoptionen?

Machen Sie sich vor Beginn einer Behandlung auch Gedanken über den Zeitrahmen. Eine Ovulationsinduktion (OI) dauert zum Beispiel drei Monate eine Intrauterine Insemination (IUI) weitere drei Monate und eine IUI mit Clomiphen nochmals drei Monate. Das wären schon neun Monate ununterbrochener Behandlung. Eine IVF dauert einen Menstruationszyklus – aber es ist nicht sinnvoll, so viele Behandlungszyklen wie möglich in ein Jahr zu packen. Planen Sie genügend Zeit ein, denn egal, welche Behandlung gemacht wird: Es dauert seine Zeit, und ein Monat folgt dem andern.

Pro und Kontra: In-vitro-Fertilisation (IVF)

Pro	Kontra
Je nach Klinik und den individuellen Umständen hat die IVF zunehmend gute Erfolgsaussichten.	Die IVF ist sehr teuer. Die Kosten pro Behandlungszyklus gehen in die Tausende, und die Krankenkassen übernehmen (s. Seite 143–144) nur 50 Prozent der entstehenden Kosten.
Die IVF ist die umfassendste Therapieform.	Die Behandlung ist sehr zeitaufwendig.
Für bestimmte Paare ist die IVF die einzige Chance, ein Kind zu bekommen.	Eine IVF ist emotional und physisch belastend.
	Das Risiko für Mehrlingsgeburten und den damit verbundenen Problemen für Mutter und Kinder ist hoch.

F Was versteht man unter IVF-Protokollen?

Das IVF-Protokoll bezieht sich auf die einzelnen Behandlungsschritte, um befruchtungsfähige Eizellen zu gewinnen. Es gibt zwei Formen von IVF-Protokollen: das lange und das kurze Protokoll. Welches davon für Sie geeignet ist, hängt von den Untersuchungsergebnissen ab.

Das lange Protokoll eignet sich für Frauen, die einen normalen Hormonspiegel und regelmäßige Zyklen haben. Das kurze Protokoll dient Patientinnen mit hohem FSH-Spiegel oder Frauen, deren Eierstöcke nur wenig auf eine Stimulation angesprochen haben.

Das **kurze Protokoll**

Beim kurzen Protokoll wird keine Downregulation vorgenommen (s. Tabelle u.).

- Am zweiten Zyklustag wird ein Medikament gegeben, das Eireifung und Eisprung unterdrücken soll.
- Es gibt keine Downregulation.
- Stattdessen wird ab dem dritten Zyklustag FSH injiziert.
- Danach gleichen sich langes und kurzes Protokoll (s. u.)

Langes Protokoll: die einzelnen Stadien

	Downregulation	Manipulation	Eireifung	Entnahme
Was geschieht?	Die natürliche FSH-Produktion, die normalerweise am zweiten oder dritten Zyklustag einsetzt, wird durch ein spezielles Nasenspray oder durch Injektionen unterdrückt – »downreguliert«. Die Follikel, die in diesem Zyklus herangereift wären, können nicht mehr reifen.	Das auf diese Weise unterdrückte natürliche Fortpflanzungsgeschehen kann durch die Gabe von FSH, manchmal in Kombination mit LH, manipuliert werden: Diese Hormone veranlassen, dass mehr als nur ein Follikel (wie in einem normalen Zyklus) heranreift.	Um die vollständige Ausreifung zu unterstützen, wird hCG (humanes Chorion-Gonadotropin) verabreicht.	Durchschnittlich werden von den zehn bis 20 Follikeln, die seit der Manipulation begonnen haben zu reifen, acht bis zwölf Eizellen entnommen.
Der zeitliche Ablauf	Ab dem 21. Tag des vorangehenden Zyklus werden unterdrückende Medikamente verabreicht, normalerweise sieben Tage lang. Die Periode setzt sieben bis neun Tage später ein.	Am dritten bis fünften Tag des Folgezyklus wird mit den FSH-Injektionen begonnen.	Die Injektionen werden um den neunten bis zehnten Tag herum – je nachdem, wie die Ultraschalluntersuchungen ausfallen – verabreicht.	36 Stunden später, kurz vor der Ovulation, werden die Eizellen entnommen und in der Petrischale – »in vitro« – befruchtet (s. Seite 152–153).
Untersuchungen und Ultraschall	Mit Beginn des Zyklus werden Blutuntersuchungen vorgenommen, um die Hormonwerte zu bestimmen.	Eventuell folgen weitere Blutuntersuchungen sowie Ultraschall, um Unregelmäßigkeiten auszuschließen.	Mit Ultraschall wird untersucht, wie sich die Follikel entwickeln, mit Blutuntersuchungen wird der Hormonspiegel überprüft.	

F Was ist eine natürliche IVF?

Einige Kliniken bieten diese Behandlung an, bei
der auf Medikamente zur Stimulierung der Eierstöcke
verzichtet wird. Die voll ausgereifte Eizelle wird kurz
vor dem Eisprung entnommen und mit dem Sperma
befruchtet. Der so entstandene Embryo wird ein paar
Tage später in die Gebärmutter gepflanzt. Die nur zehn-
prozentige Erfolgsquote pro Behandlungszyklus macht
dieses Verfahren weniger zuverlässig als die konventio-
nelle IVF, obwohl über drei oder vier Versuche hinweg
die Erfolgsquote etwa gleich hoch ist. Manche Paare
bevorzugen diese Methode, die sehr viel kostengüns-
tiger ist. Da die ganze Prozedur aber immer noch sehr
zeitaufwendig und psychisch belastend ist, geben viele
andere Paare der IVF mit medikamentöser Ovarien-
stimulation doch den Vorzug.

F Was ist eine In-vitro-Reifung (In-vitro-Maturation, IVM)?

Die IVM ist eine neue und interessante Entwicklung
der In-vitro-Fertilisation. Bei der IVM werden unreife
Eizellen entnommen und außerhalb des weiblichen Körpers zur Reifung (Maturation) gebracht. Dann werden sie
im Rahmen einer traditionellen IVF befruchtet. Die IVM
ist besonders für Frauen interessant, deren Eizellen nicht
auf natürliche Weise ausreifen oder bei denen das Risiko
einer Ovariellen Hyperstimulation (besonders Frauen
mit PCOS, s. Seite 22) besteht. Auch Frauen, die vor einer
Krebsbehandlung stehen, können von der IVM profitieren: Ihre Eizellen werden nach der Entnahme eingefroren. Eine IVM ist nicht so kostenintensiv wie eine IVF,
weil weniger teure Medikamente benötigt werden, bevor
die Eizellen entnommen werden können. Dieses noch
nicht ganz ausgereifte Verfahren ist vielversprechend: Bei
Frauen, für die die IVM geeignet ist, liegen die Erfolgsquoten um 30 Prozent. Weltweit gibt es bisher aber nur
wenige Kliniken, die IVM anbieten.

F Was passiert, wenn wir Spendersamen oder eine Eizellenspende brauchen?

Gespendete Samen oder Eizellen kommen dann in
Betracht, wenn eine Empfängnis sonst ausgeschlossen ist.
Samenspenden sind auch eine Möglichkeit für Frauen, die
sich ein Kind wünschen, aber keinen Partner haben.

Für den Einsatz von Spendersamen wird der Zyklus
entweder durch einen Zykluscomputer oder durch Ultraschall überwacht. Manchmal werden auch Medikamente
zur Steigerung der Fruchtbarkeit gegeben. Zum Zeitpunkt
der Ovulation wird dann Sperma direkt in der Vagina, im
Gebärmutterhals oder in der Gebärmutter platziert. Wenn
es so nach mehreren Versuchen nicht zu einer Schwangerschaft kommt, kann eine IVF vorgenommen werden.

Die Samenspende war vor Entwicklung der ICSI (s. Seite
155) die einzige Hilfe für zeugungsunfähige Männer. Heute
hat die Samenspende an Bedeutung verloren. Eizellen werden dagegen zunehmend nachgefragt, weil immer mehr
ältere Frauen sich ein Kind wünschen. Eine Eizellenspende
verlangt viel von der Spenderin, denn sie muss bis zur Eientnahme das komplette IVF-Protokoll durchlaufen. Der
Zyklus der Empfängerin wird medikamentös so eingestellt,
dass er parallel zum Zyklus der Spenderin verläuft (immer
unter der Voraussetzung, dass das Sperma des Mannes
wenigstens eine Eizelle befruchtet hat). Dann kann der
Embryotransfer wie in einer Standard-IVF vorgenommen
werden. Die Eizellenspende ist etwas erfolgreicher als eine
Standard-IVF, weil die Eizellen ausschließlich von Frauen
unter 35 stammen. Darüber hinaus müssen bei der Empfängerin die Ovarien nicht medikamentös stimuliert werden, sodass ihre Gebärmutterschleimhaut in natürlichem
Zustand bleibt.

Eine Samenspender bleibt in Deutschland anonym. Das
heißt, dass der Name des Spenders der ärztlichen Schweigepflicht unterliegt und dass auch keine Rechtsansprüche an
den aus der Spende hervorgegangenen Kindern bestehen.
Hat einer der Beteiligten, z.B. das Kind, später den Wunsch,
die Identität des Samenspenders in Erfahrung zu bringen,
kann der Arzt nur in einem gerichtlichen Verfahren von
seiner Schweigepflicht entbunden werden.

Eine Eizellenspende ist in Deutschland nach dem
Embryonenschutzgesetz verboten. Paare, die daran
interessiert sind, müssen ins Ausland ausweichen. Die
Befruchtung mit dem Samen eines anonymen Spenders
ist erlaubt, verlangt aber ein zustimmendes Votum durch
eine Kommission bei der Bundesärztekammer.

Das Prozedere bei der IVF

Die Zeit, bis die **IVF-Behandlung** beginnt, zehrt an den Nerven. Manchmal entsteht das Gefühl, an einem **Hindernislauf** teilzunehmen.

Es ist normal, dass Sie sich unsicher fühlen, wenn Sie eine IVF vor sich haben. Wahrscheinlich stellen Sie aber fest, dass alles gar nicht so schlimm ist. Für viele Frauen ist die härteste Probe die zwei Wochen danach, in denen sich zeigt, ob sie schwanger sind oder nicht. Frauen fürchten sich oft auch vor einer Mehrlingsgeburt – heute wird aber darauf geachtet, dass nur ein, höchstens zwei Eizellen implantiert werden.

Die **Erfolgsrate** einer IVF erhöht sich um

42%,

wenn Akupunktur eingesetzt wurde (das behauptet eine Studie).

Das Prozedere

Die Eizellenentnahme Meist wird dieser Eingriff unter starker Sedierung oder in Vollnarkose vorgenommen. Mit Ultraschall wurde vorher der Eisprung bestimmt, dann werden die Eizellen aus den Follikeln entnommen. In der Regel wird dafür eine Ultraschallsonde verwendet, an deren Ende sich eine Nadel befindet. Unter dem Mikroskop werden die Eizellen untersucht und eingestuft (Grading). Je nach Klinik wird noch am selben Abend mit der Progesteronbehandlung – entweder mit Injektionen oder Zäpfchen – begonnen, um die Gebärmutterschleimhaut dabei zu unterstützen, sich auf die Einpflanzung einer befruchteten Eizelle vorzubereiten.

Gewinnung von Sperma In diesem Stadium wird Ihr Partner gebeten, eine Spermaprobe abzugeben. Die Spermien werden vorbehandelt und kommen dann zusammen mit den ausgewählten Eizellen in ein Reagenzglas oder eine Petrischale. Von dort aus geht es in den Inkubator.

Die Befruchtung Anschließend werden Eizellen und Spermien unter dem Mikroskop untersucht. Wenn eine Befruchtung stattgefunden hat, erkennt man zwei Zellkerne – einen vom Ei, den anderen von einem Spermium. Innerhalb von 48 Stunden setzt die Zellteilung ein: Die Embryos sind bereit für die Übertragung. Embryos können bis zu fünf Jahre eingefroren werden.

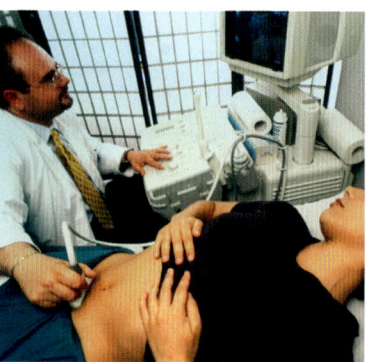

Per Ultraschall wird festegestellt, ob die Eizellen reif für die Entnahme sind.

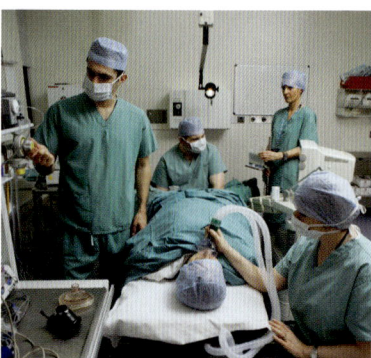

Aus den Eierstöcken werden Eizellen entnommen und eingestuft (Grading).

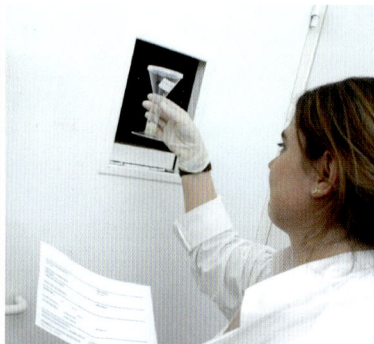

Das Sperma des Partners wird für die Befruchtung vorbereitet.

Die Wartezeit nutzen

Wenn die IVF abgeschlossen ist, beginnt die Zeit des Wartens. Beherzigen Sie folgende Tipps, um die nächsten 14 Tage gut zu überstehen:

- Besonders in den ersten drei Tagen sollten Sie viel ruhen.
- Betreiben Sie sanftes Walking, heben Sie nicht schwer, und vermeiden Sie Sport im anaeroben Bereich.
- Entspannung und Übungen zur tiefen Atmung sind wichtig.
- Trinken Sie zwei Liter Wasser am Tag (aber weder Kaffee noch Schwarztee).
- Essen Sie abwechslungsreich und gesund, und nehmen Sie Multivitamin- und Mineralstoffpräparate einschließlich Omega-3-Fettsäuren zu sich.
- Visualisieren Sie, wie sich der Embryo in Ihrer Gebärmutter einnistet.
- Versuchen Sie, sich abzulenken.
- Versuchen Sie es mit Akupunktur. Am besten bei einem Therapeuten, der auch in der IVF erfahren ist.
- Fixieren Sie sich nicht auf Ihren Körper und eventuelle Schwangerschaftssymptome. Das zusätzliche Progesteron, das Sie erhalten, kann manchmal irritierende Nebenwirkungen verursachen.

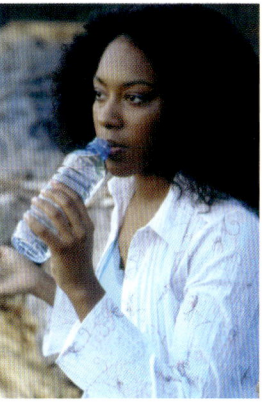

Trinken Sie viel Wasser anstelle von koffeinhaltigen Getränken.

Der Embryotransfer Beim Grading wird die Entwicklung der Embryos in vier Stufen bewertet – Grading 1 ist die beste. Embryos mit einem hohen Grading können höhere Schwangerschaftsquoten verbuchen, doch es gibt Ausnahmen. Meist werden ein oder zwei Embryos übertragen.

Der Transfer findet 48 Stunden bis fünf Tage nach der Befruchtung statt. Dazu wird ein kleiner, flexibler Katheter durch den Gebärmutterhals eingeführt und die Embryos in der Gebärmutter platziert. Achten Sie darauf, dass Ihre Blase leer ist: Nehmen Sie am Tag, an dem die Embryos eingesetzt werden, nicht allzu viel Flüssigkeit zu sich.

Wenn Sie zum Zeitpunkt der Eientnahme noch kein Progesteron erhalten haben, bekommen Sie es jetzt.

Die zweiwöchige Wartezeit Diese Zeit kann emotional sehr belastend sein. Ängstlich werden die Tage gezählt, bis endlich klar ist, ob eine Schwangerschaft besteht oder nicht. Ruhe und Erholung sind das Wichtigste für Sie, vor allem in den ersten drei Tagen nach dem Transfer. Die Embryos haben so die größte Chance, sich in der Gebärmutter einzunisten. In der Klinik wird nach 14 Tagen eine Blutuntersuchung vorgenommen – der einzige Weg übrigens, um sicher festzustellen, ob Sie schwanger sind oder nicht. Bleiben Sie möglichst entspannt, und machen Sie nicht schon vorher zu Hause einen Schwangerschaftstest. Dieser könnte ein falsches Ergebnis zeigen, besonders wenn er zu früh gemacht wird.

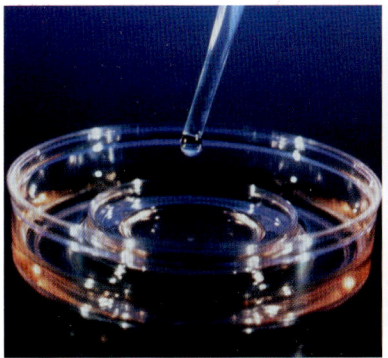

Eizellen und Sperma werden in einer Petrischale miteinander vermischt.

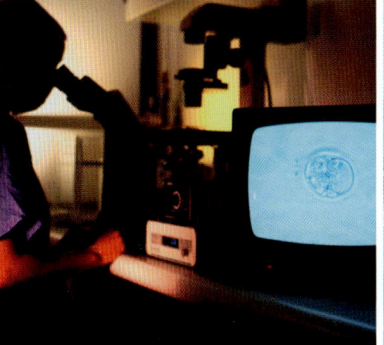

Man untersucht, ob eine Befruchtung stattgefunden hat.

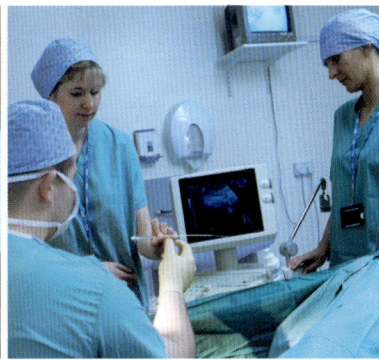

Ausgewählte Embryos werden durch einen Katheter in die Gebärmutter eingebracht.

F Ich bin 41. Wie hoch sind meine Chancen bei einer IVF?

Es gibt keinen Zweifel, dass sie bei Frauen ab 40 Jahren deutlich zurückgehen. Gleichwohl hat sich die Zahl der über 40-jährigen Frauen, die sich einer Fruchtbarkeitsbehandlung unterziehen, seit dem Jahr 2000 nahezu verdoppelt: Immerhin einer von sieben IVF-Behandlungszyklen wird bei Frauen zwischen 40 und 45 Jahren durchgeführt. Dafür gibt es verschiedene Gründe; am häufigsten ist, dass Paare sich heute später entschließen, eine Familie zu gründen, andere sind in einer neuen Beziehung und versuchen nun, eine zweite Familie aufzubauen. Inzwischen sind die IVF-Patienten durchschnittlich fast 35 Jahre alt.

Trotzdem hat sich seit 1990 die Erfolgsquote bei Frauen über 42 nicht merklich gesteigert. Statistiken aus England z. B. zeigen, dass die Geburtenzahl bei über 40-jährigen Frauen nur noch halb so hoch ist wie bei Frauen, die nur zwei Jahre jünger sind. Dafür verantwortlich ist schlicht und einfach unsere Biologie! Obwohl heute viele Frauen in den 40ern jünger aussehen und sich jünger fühlen als jemals zuvor und auch ihr Gesundheitszustand exzellent ist, heißt das leider nicht, dass ihre Eizellen auch jünger als ihr biologisches Alter sind.

Wenn eine Frau mit 45 wegen einer IVF zu mir kommt, bin ich nicht übermäßig optimistisch. Natürlich weiß ich, dass Statistiken auch nur Zahlen sind. Und natürlich könnte diese Frau genau diejenige sein, die zu dem einen Prozent gehört, die am Ende der Behandlung mit einem gesunden, kräftigen Baby beschenkt werden. Trotzdem rate ich Frauen immer, gerade wenn sie 40 Jahre und älter sind, in jeder infrage kommenden Klinik zu fragen: »Bei wie vielen Klienten in meinem Alter war eine Behandlung in Ihrer Klinik erfolgreich?« Wahrscheinlich wird sie dann hören, dass bei Frauen mit 45 Jahren die Chance gegen Null tendiert. Wenn Sie über 40 Jahre alt sind, sollten Sie sich deshalb ganz genau informieren, welche Klinik Ihnen vielleicht helfen könnte (s. Seite 144–145 und die Internetadressen auf Seite 185).

Ich will auch nicht verschweigen, dass mit zunehmendem Alter auch die Risiken einer Schwangerschaft größer werden. Z. B. das Risiko einer Fehlgeburt, einer Frühgeburt oder einer ektopischen Schwangerschaft. Auch die Zahl angeborener Missbildungen, etwa das Down-Syndrom, nimmt zu, und das Risiko von Schwangerschaftskomplikationen, wie einer Präeklampsie, wächst.

F Mein Partner hat eine niedrige Spermienzahl. Kann eine ICSI uns trotzdem helfen?

Die Intracytoplasmatische Spermieninjektion (ICSI) ist eine Variante der IVF, die zu einer hohen Befruchtungsrate und einer hohen Zahl von Geburten führt. Die ICSI hat sich als besonders erfolgreich bei männlicher Unfruchtbarkeit gezeigt, wenn deren Ursache in den Spermien selbst liegt. Schließlich muss nur ein einziges gesundes Spermium isoliert und dann direkt in die Eizelle injiziert werden (s. Seite 155).

Aber auch die ICSI ist keine unfehlbare Methode: Z. B., wenn die Eizelle deswegen nicht erfolgreich befruchtet werden kann, weil sie noch nicht reif genug war, oder – im Gegenteil – zu reif. Auch die Qualität der Eizelle kann ungenügend sein und das Spermium, das sie befruchten soll, defekt. Zudem beginnen nicht alle befruchteten Eizellen, sich zu teilen. Trotzdem bleibt die ICSI eine erfolgreiche Methode.

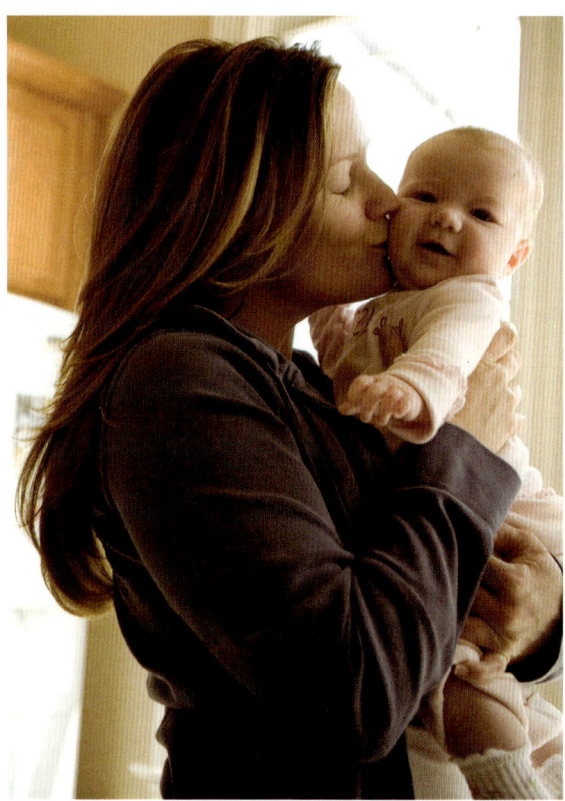

Der Erfolg einer IVF bei Frauen ab 40 ist gering. Trotzdem haben viele Frauen dieser Altersgruppe gesunde Babys.

Intracystoplasmatische Spermieninjektion (ICSI)

Bei dieser IVF-Technik wird ein einzelnes Spermium isoliert und unter dem Mikroskop in die Eizelle injiziert. Die befruchtete Eizelle, die nach ovarieller Stimulation entnommen wurde, beginnt, sich zu einem Embryo zu entwickeln. Nach dem Grading wird der Embryo mit dem gleichen Prozedere wie bei der IVF in die Gebärmutter transferiert (s. Seite 152–153).

Für die Frau macht es keinen Unterschied, ob sie sich einer IVF oder einer ISCI unterzieht. Der einzige Unterschied besteht darin, wie die Eizellen im Labor befruchtet werden. Manchmal befruchtet der Embryologe die eine Hälfte der Eizellen mit der Standard-IVF-Technik und die andere Hälfte mit ICSI.

Die Erfolgsquote der ICSI

- Im Durchschnitt werden 60 bis 70 Prozent der Eizellen befruchtet.
- Die Lebendgeburtenrate ist fast so hoch wie bei einer Standard-IVF (im Schnitt 21,6 Prozent pro Behandlungszyklus).

Wann wird dieses Verfahren eingesetzt?

In folgenden Fällen wird eine ICSI empfohlen:
- Die Spermienzahl des Klienten ist sehr gering.
- Die Spermien sind abnormal/kaum beweglich.
- Die Samenleiter, in denen das Sperma in den Penis geleitet wird, sind blockiert.
- Frühere IVF-Versuche sind fehlgeschlagen.
- Es ist problematisch, die Eizelle im Rahmen einer Standard-IVF zu befruchten.

Selbst wenn im Ejakulat keine Spermien zu finden sind oder es aufgrund einer Erkrankung oder Verletzung (z. B. nach einer Rückenmarksverletzung) kein Ejakulat gibt, können Spermien direkt aus den Hoden oder den Samenleitern entnommen werden. Das Spermium braucht auch nicht unbedingt reif oder beweglich zu sein, weil es direkt in die Eizelle injiziert wird.

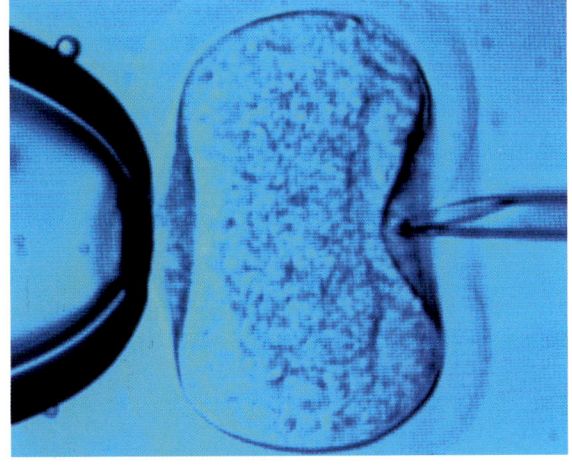

Ein einzelnes Spermium wird direkt in die Eizelle injiziert.

Die ICSI: Pro und Kontra

Pro	Kontra
Ähnlich wie bei der IVF.	Ähnlich wie bei der IVF.
Die für Männer erfolgreichste Behandlungsmethode und verantwortlich für eine IVF-Erfolgsquote von 44 Prozent.	Frauen müssen sich nach wie vor einer IVF unterziehen. Das Alter der Frau und ihre Fortpflanzungsfähigkeit sind immer noch ausschlaggebend für den Erfolg der ICSI.

F Wie kann ich mich auf eine **IVF vorbereiten**?

Wenn man sich für eine IVF entscheidet, sind einige Hürden zu nehmen. Sie können selbst eine Menge dafür tun, um Ihre Chancen zu vergrößern. Es lohnt sich, sich vor Beginn einer IVF die Zeit zu nehmen, sich physisch, psychisch und ganz praktisch darauf vorzubereiten.

Überprüfen Sie, ob Sie alle Informationen dieses Buches verstanden haben. Vergewissern Sie sich, ob Sie alles getan haben, um Ihre Chance auf eine natürliche Empfängnis zu erhöhen. Erst wenn Sie das Gefühl haben, wirklich alles unternommen zu haben, sollten Sie den nächsten Schritt gehen: Versuchen Sie es mit einer Fruchtbarkeitsbehandlung.

Besprechen Sie sich mit Ihrem Partner. Die Behandlung betrifft Sie beide. Lassen Sie Ihren Partner wissen, welche Untersuchungen anstehen.

Lassen Sie sich beraten. Informieren Sie sich vor dem ersten Gespräch mit dem Arzt, und halten Sie eine Liste mit Ihren Fragen bereit. Überlegen Sie genau, was das Ergebnis dieses ersten Termins sein soll.

Informieren Sie sich über Kliniken. Finden Sie so viel wie möglich über die einzelnen Therapien und die Klinken heraus, die infrage kommen. Recherchieren Sie, welche Erfolgsquote die Klinik für Ihre spezielle Situation vorweisen kann.

Machen Sie rechtzeitig einen Termin. Manche Kliniken und Therapeuten haben lange Wartelisten.

Planen Sie voraus. Lassen Sie die ersten Blutuntersuchungen und eine Samenanalyse machen, während Sie auf den ersten Termin warten. Scheuen Sie sich nicht, auch komplizierte Fragen zu stellen, und beharren Sie auf verständlichen Antworten. Holen Sie eine zweite Meinung ein, wenn Sie mit der ersten nicht zufrieden sind.

Organisieren Sie Ihre Zeit. Achten Sie darauf, dass Ihre Arbeit mit den Behandlungen, den Untersuchungen und komplementären Therapien vereinbar ist.

Finden Sie Wege, dem während der Behandlung unvermeidbaren Stress die Stirn zu bieten (s. Schritt 5 und 7 zum Thema Umgang mit Stress).

Ernähren Sie sich gesund. Eine der grundlegenden Vorbereitungen auf eine IVF ist eine gesunde Ernährung. Ein gesunder Körper unterstützt Sie mit gesunden Eizellen oder Samen und sorgt für Kraft und Energie.

Bauen Sie Reserven auf. Schlaf, Entspannungsübungen und Sport sind die Basis für körperliche und seelische Stärke. Gehen Sie früh zu Bett, ruhen Sie sich an den Wochenenden aus. Betreiben Sie Yoga oder Meditation, und erlernen Sie Techniken für eine tiefe Atmung (s. Seite 122–123). Auch Visualisierung hilft, Geist und Körper in Einklang zu bringen, positive Botschaften an die Organe zu senden, und unterstützt Ihre Fruchtbarkeit. Unternehmen Sie alles, um möglichst entspannt zu sein. Das wird Ihnen helfen, die Höhen und Tiefen der Behandlung zu überstehen.

Treiben Sie viel Sport. Tun Sie das schon zur Vorbereitung auf die Behandlung. Sport im aeroben Bereich, z. B. mindestens dreimal wöchentlich 30 Minuten zügig walken, ist eine exzellente Möglichkeit, um den gesamten Körper mit Sauerstoff zu versorgen und Spannung abzubauen (s. Seite 88).

Tun Sie etwas für Ihre emotionale Ausgeglichenheit. Eine IVF zu durchlaufen ist emotional sehr belastend. Achten Sie darauf, genügend Reserven zu haben, bevor es losgeht. Wenn Sie glauben, das eine oder andere psychische Problem zu haben, nehmen Sie professionelle Hilfe in Anspruch, bevor die Behandlung beginnt.

Überlegen Sie, was Sie wem erzählen wollen. Entscheiden Sie sich, mit wem Sie über Ihre IVF sprechen wollen und von wem Sie am ehesten Unterstützung erwarten können. Negative Reaktionen von der Familie oder von Freunden sind nicht hilfreich und verursachen Stress.

F Kann meine Ernährung die IVF unterstützen?

Eine gesunde Ernährung kann die Umgebung der Eizellen, nicht aber die Qualität der Eizellen selbst positiv verändern. Giftstoffe aus Alkohol, Zigaretten und Drogen z. B. lassen die Eierstöcke ebenso schnell altern wie Stress. Ernährung kann negativen Umwelteinflüssen gegensteuern. Darüber hinaus hilft eine gesunde Ernährung als Vorbereitung auf eine IVF Ihnen dabei, körperlich bei Kräften zu bleiben. Lesen Sie noch einmal Schritt 7, und sorgen Sie dafür, genügend Omega-3-Fettsäuren zu sich zu nehmen. Sie und Ihr Partner sollten regelmäßig Multivitamin- und Mineralstoffpräparate einnehmen.

F Wirkt sich eine IVF auf den Alltag aus?

Sie und Ihr Partner können natürlich weiterhin ein normales, aktives Leben führen – auch wenn eine Fruchtbarkeitsbehandlung, und besonders eine IVF, sehr zeitraubend ist. Deswegen sollten Sie Ihre Termine sorgfältig planen. Stellen Sie alle unumgänglichen beruflichen oder sozialen Verpflichtungen der nächsten sechs Monate zusammen, die möglicherweise nicht in Ihren Behandlungszeitplan passen. Räumen Sie Ihrer Behandlung höchste Priorität ein, und versuchen Sie, andere Verpflichtungen dem unterzuordnen. Vielleicht haben Sie sich auch entschieden, während der Behandlung bestimmte Therapien – Akupunktur, Hypnotherapie – zu machen; auch dafür muss Zeit eingeplant werden. Nehmen Sie sich nicht zu viel vor. Konzentrieren Sie sich auf das, was Ihnen wirklich wichtig ist, und achten Sie darauf, dass alles, was Sie zusätzlich zu Ihrer Behandlung tun, Ihnen Kraft gibt – nicht Kraft raubt.

F Wem soll ich von der IVF erzählen?

Eine IVF ist emotional sehr belastend. Die Unterstützung durch andere kann dann ganz wichtig sein. Es ist leider richtig, dass eine IVF eine emotionale Achterbahnfahrt ist. Und es ist gut, darauf vorbereitet zu sein. Dazu gehört, sich rechtzeitig Gedanken darüber zu machen, wem man von der Behandlung erzählen will, weil unter Umständen eine ganze Reihe von Problemen mit der Familie und engen Freunden im Besonderen auftauchen können. Ich kenne viele Frauen, die sich Sorgen wegen der Reaktion anderer Leute machen und deswegen Ängste haben. Viele Frauen öffnen sich gern ihren Freundinnen,

der Familie und Kollegen, aber hören dann auch unbedachte Kommentare wie »Wozu machst du denn das?« oder »Kümmere dich doch nicht drum. Sei einfach ganz entspannt, und eins, zwei, drei bist du schwanger.« Solche Bemerkungen, auch wenn sie gut gemeint sind, sind ärgerlich. Zum einen, weil die Frau und ihr Partner sich irgendwann total unverstanden fühlen, zum anderen, weil beide das Gegenteil von dem bekommen, was sie sich erhofft haben, nämlich Unterstützung.

Welche Gefühle hegen Sie gegenüber den Menschen, die zu Ihrem Leben gehören – Geschwister, Eltern, Freunde, Kollegen und Verwandte? Entscheiden Sie danach, wem Sie von Ihrer IVF erzählen wollen. Wem können Sie vertrauen, dass er das Gehörte für sich behält? Wer wird Sie bedingungslos und positiv unterstützen? Wer neigt zu gedankenlosen oder destruktiven Kommentaren? Überlegen Sie sich vorab passende Antworten, die deutlich machen, wie wenig hilfreich solche Kommentare sind.

Haben Sie keine Angst davor, Grenzen zu setzen. Wenn Sie sich entscheiden, sich jemandem anzuvertrauen, sagen Sie, welche Art von Unterstützung Sie brauchen. Seien Sie ruhig deutlich: »Ich mache jetzt das und das, und ich brauchen deine Unterstützung. Was ich nicht brauche, sind irgendwelche Bewertungen oder guten Ratschläge.« Mit jemandem so offen zu sprechen kann sehr befreiend sein, weil es einem das Gefühl gibt, dass man selbst (und nicht andere) die Kontrolle über die Situation hat.

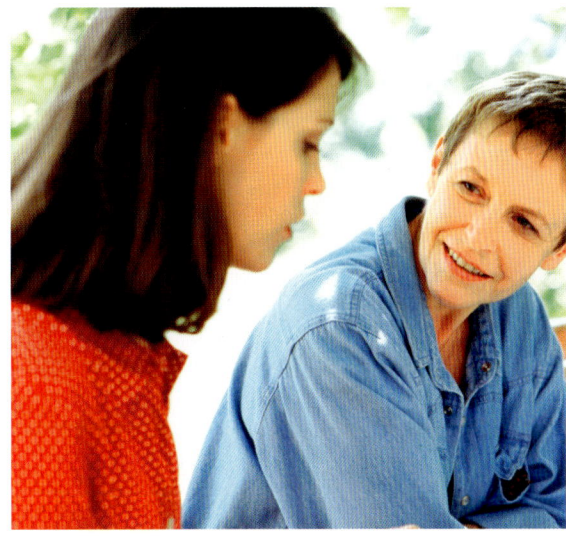

Zu erzählen, dass man sich einer IVF unterziehen möchte, ist ein großer Schritt. Überlegen Sie gut, wem Sie sich anvertrauen wollen.

F Spielen Emotionen eine Rolle für den Erfolg einer IVF?

Nach der TCM (s. Seite 133) haben Gedanken und Gefühle einen großen Einfluss auf unseren Körper. Tatsächlich sind die beiden vorherrschenden negativen Gefühle, unter denen Menschen während einer IVF leiden, Angst und Schuld.

Angst spielt eine besonders große Rolle in einer IVF-Behandlung. Da ist zum einen die Angst bei Frauen und Männern, sich anderen Menschen mitzuteilen, und die Angst vor deren Reaktionen (s. Seite 157). Die eigentliche Behandlung flößt vielen ebenfalls Angst ein, die Sorge, welche körperlichen und seelischen Folgen die Medikamente für die Frau haben und welche Auswirkungen die Behandlung auf die Beziehung haben könnte. Dazu kommt die Angst vieler Frauen, dass die IVF ihre letzte Chance ist, ein Baby zu bekommen.

Viele leiden auch unter Schuldgefühlen. Schuld, weil man glaubt, den Partner oder die Partnerin im Stich gelassen oder versagt zu haben. Wenn die Schuld all Ihre Gedanken beherrscht, sollten Sie professionelle Hilfe suchen. Männer fühlen sich oft schuldig, besonders, wenn der Grund für eine IVF- oder ICSI-Behandlung bei ihnen liegt. Häufig fühlen sie sich total hilflos, wenn sie mit ansehen müssen, was ihre Partnerin durchstehen muss, weil »sie selbst« ein Problem haben.

Ich glaube aber, dass man Angst und Schuldgefühlen die Einsicht und das Vertrauen entgegensetzen kann, dass die IVF für Sie arbeitet und dass das medizinische Personal alles in seinen Kräften Stehende tut. Entspannungsübungen können gegen negative Gefühle helfen, auch eine gesunde Ernährung und Lebensweise sind sinnvoll. Je besser Sie sich emotional auf die Behandlung vorbereiten, umso weniger Energie verschwenden Sie auf negative Gedanken und umso mehr seelische und körperliche Ruhe erlangen Sie.

F Gibt es Last-Minute-Tipps, bevor die Behandlung beginnt?

Ich rate Paaren, eine Woche vor Beginn der IVF ein Gespräch zu führen: Die Frau kann vielleicht gar nicht erwarten, dass es endlich losgeht – der Mann fürchtet sich eher davor. Nehmen Sie sich eine halbe Stunde Zeit, und

Fall**studie**

Sarah und Steve mussten bereits zwei erfolglose IVF-Zyklen verkraften. Bevor sie den dritten Versuch unternehmen, möchten sie einiges ändern.

Sarah Als das Ergebnis meines Schwangerschaftstests auch nach der zweiten IVF-Behandlung negativ war, war ich verzweifelt. Wir wussten, dass wir es auf alle Fälle ein drittes Mal versuchen würden, aber mir war klar, dass wir diesmal etwas ändern müssten.

Ich hatte leichtes Übergewicht – ich hatte während der beiden Behandlungen etwas zugenommen – und mir war bewusst, dass ich sehr gestresst war. Die ganze Prozedur ist anstrengend, und ich war so verzweifelt entschlossen, beim zweiten Mal schwanger zu werden, dass alle meine Gedanken darum kreisten. Ich habe mich entschlossen, etwas abzunehmen, und Entspannungstechniken gelernt, bevor die nächste Behandlung beginnt.

Weil Steves Sperma nicht so gut ist, versuchen wir auch eine ICSI, um unsere Chancen zu erhöhen.

Steve kümmert sich um seine Ernährung und seinen Lebensstil. Wir nehmen Omega-3-Fettsäuren und haben beide das Gefühl, die Sache fokussierter und geplanter anzugehen.

Ich will versuchen, die Dinge diesmal mehr in meinem eigenen Tempo zu machen. Und ich werde nicht überreagieren, wenn ich auf die Behandlung warten muss. Außerdem habe ich mich entschlossen, Steve nicht ständig wegen der IVF zu nerven – zehn Minuten am Abend reichen. Inzwischen fühle ich mich viel ruhiger und habe mich besser im Griff.

Manchmal können kleine Veränderungen den Unterschied zwischen einer erfolglosen und einer erfolgreichen IVF-Behandlung ausmachen.

sprechen Sie in aller Ruhe darüber, was Sie voneinander erwarten. Verraten Sie Ihrem Partner, was Ihnen während der IVF helfen würde und welche Art von Unterstützung Sie sich von ihm/ihr wünschen. Der Mann muss seinen Ängsten und Sorgen genauso Ausdruck geben dürfen wie die Frau. Ohne Kommunikation in beide Richtungen ist eine Fruchtbarkeitsbehandlung, besonders eine IVF, ein harter und einsamer Weg und kann einer Beziehung irreparablen Schaden zufügen.

F Was, wenn die IVF erfolglos ist?

Die Mehrheit der Paare wird nicht nach dem ersten Behandlungszyklus schwanger. Denn es geht dabei auch darum, herauszufinden, wie Ihr Körper auf die Medikamente reagiert. Es ist besser, wenn Sie das vor der Behandlung mit Ihrem Partner besprochen haben, damit Sie auf diese Situation vorbereitet sind. Sie meistern die Situation am besten mit guten emotionalen Reserven. Sprechen Sie so viel wie möglich miteinander, und bleiben Sie im Dialog mit der behandelnden Klinik. Versuchen Sie, die Situation unter Kontrolle zu haben.

Erlauben Sie sich aber auch, enttäuscht zu sein. Es gibt keinen Grund, so zu tun, als wären Sie mit einem negativen Ergebnis glücklich. Viele Paare sind bei jedem Fehlschlag verzweifelt – das ist vollkommen normal. Aber ziehen Sie in dieser Situation keine voreiligen Schlüsse, die die Fortsetzung oder den Abbruch der Behandlung betreffen. Machen Sie einen Termin in der Klinik, und suchen Sie gemeinsam nach den Gründen für das Scheitern der IVF und vor allem nach Lösungen: Was kann beim nächsten Behandlungszyklus verändert werden?

Selbst wenn Sie sich dafür entscheiden, die Behandlung zu beenden, sollten Sie diesen Gesprächstermin wahrnehmen, um zu besprechen, ob es nicht doch noch irgendwelche anderen Optionen gibt. In meiner Klinik beispielsweise haben wir ein erfahrenes Team, das speziell dann seine Unterstützung anbietet, wenn eine IVF erfolglos war.

F Wie lange sollte ich bis zum nächsten IVF-Zyklus warten?

Wann mit der nächsten Behandlung begonnen wird, hängt von verschiedenen Faktoren ab. Sprechen Sie mit Ihrem Arzt, und vergewissern Sie sich, dass Sie sich physisch und mental gut erholt haben. Viele Frauen wollen möglichst bald mit dem nächsten Zyklus beginnen, tat-

sächlich sind sie aber mental noch nicht so weit. Hören Sie auf Ihren Kopf und Ihren Körper, bevor Sie sich einer nächsten Behandlung unterziehen.

Wenn Sie in Erwägung ziehen, die Klinik zu wechseln, vergessen Sie nicht, dass es ziemlich viel Zeit und Mühe gekostet hat, eine zu finden.

F Und wenn der Schwangerschaftstest positiv ist?

Am Anfang werden Sie sich über alle Maßen freuen. Es kann aber sein, dass Sie schon kurz danach von einer Flut widersprüchlicher Gefühle überwältigt werden. Auf der einen Seite möchten Sie es am liebsten von den Dächern rufen »Ich bin schwanger!«, auf der anderen Seite bekommen Sie plötzlich Angst vor dem, was auf Sie zukommt, bis hin zu dem fast unerträglichen Gedanken an eine Fehlgeburt. All das ist vollkommen normal. Versuchen Sie trotzdem, Ruhe zu bewahren, bleiben Sie entspannt, und überlegen Sie sich, mit wem Sie diese wunderbare Nachricht teilen wollen (s. Schritt 10).

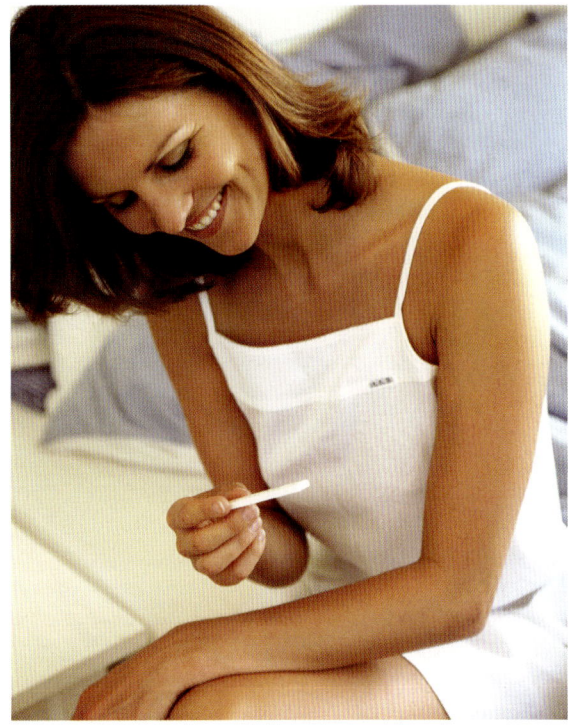

Der Test ist positiv! Endlich schwanger zu sein ist der Lohn der Mühen, die Sie auf sich genommen haben.

Endlich **schwanger!**
Jetzt können Sie viel dafür tun,
um in den ersten zwölf Wochen
und darüber hinaus bei **bester**
Gesundheit zu bleiben.

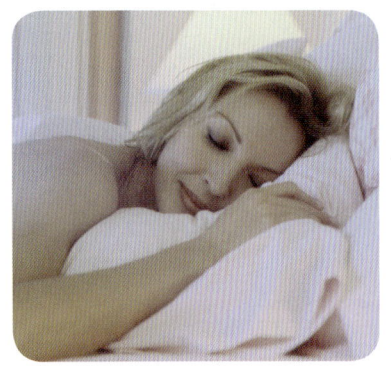
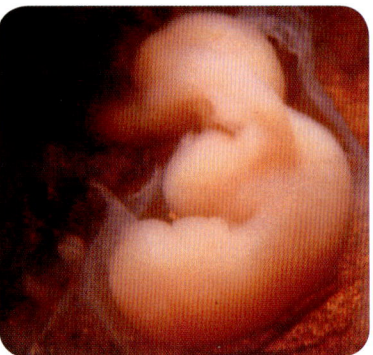
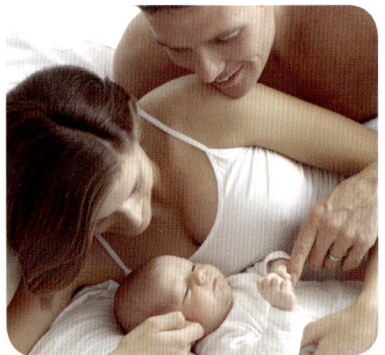

Schritt **zehn**
Schwanger sein

Antworten auf die Fragen:

Schritt 10: **Schwanger sein**

> Egal ob Sie natürlich empfangen haben oder mit einer assistierten Empfängnis: Jetzt wollen Sie alles dafür tun, dass die **Schwangerschaft gut verläuft** und Sie ein **gesundes Baby** bekommen. Dieses Kapitel begleitet Sie durch **die ersten Wochen** – eine Zeit, in der viele Frauen **besonders verletzlich** sind, emotional wie physisch.

F Was sind die wichtigsten Zahlen rund um eine Schwangerschaft?

Eine Schwangerschaft dauert im Durchschnitt 40 Wochen, beginnend mit dem ersten Tag des letzten Menstruationszyklus. Wenn Sie an dem Tag einen Schwangerschaftstest machen, an dem Ihre nächste Periode fällig wäre (bei einem Zyklus von 28 Tagen) und der Test fällt positiv aus, sind Sie vier Wochen schwanger.

Die Schwangerschaft wird in drei Trimester eingeteilt. Es gibt eine kleine Überlappung, wenn ein Trimester endet und das nächste beginnt, aber als Orientierung gilt: Die ersten 13 Wochen sind das erste Trimester, das zweite Trimester geht von der 14. bis einschließlich zur 28. Schwangerschaftswoche, und das dritte Trimester von der 29. Woche bis zum Ende der Schwangerschaft. Weil Sie Ihr Baby innerhalb eines Zeitraums von zwei Wochen im Zyklus empfangen haben können, ist die eigentliche »Tragezeit« zwei Wochen kürzer als die Schwangerschaft.

F Ist es normal, zu Beginn der Schwangerschaft ängstlich zu sein?

Viele Frauen und besonders solche, bei denen es eine Weile gedauert hat, bis sie schwanger wurden, sind zunächst überglücklich, wenn die Schwangerschaft bestätigt wird,

> ## Mein **Tipp**
> Lernen Sie **Entspannungstechniken,** und üben Sie sie jeden Tag etwa 20 Minuten.

und dann überängstlich: Ihre Hauptsorge ist, eine Fehlgeburt zu erleiden. Diese Angst ist vollkommen normal, speziell, wenn Sie im Rahmen einer IVF schwanger geworden sind. Denn bis zu diesem Zeitpunkt waren Sie eine Frau mit Fruchtbarkeitsproblemen, die versucht, trotzdem ein Kind zu bekommen. Und auf einmal sind Sie tatsächlich schwanger und werden in neun Monaten Mutter sein.

Wenn Sie schon einmal eine Fehlgeburt hatten, sind Sie vielleicht ganz besonders ängstlich. Vor allem bis zu dem Zeitpunkt, an dem diese Schwangerschaft zu Ende war. Wenn Sie über 35 oder sogar über 40 Jahre alt sind, ist das Risiko einer Fehlgeburt in den ersten drei Monaten erhöht – für viele Frauen ist es daher eine Erleichterung, die 13. Woche erreicht zu haben. Alle diese Befürchtungen, vor allem im ersten Trimester, sind normal. Danach ist die Plazenta voll ausgebildet. Die Gefahr einer Fehlgeburt sinkt auf nur ein Prozent (s. Seite 176).

F Wir haben uns so lange ein Baby gewünscht. Jetzt, wo ich schwanger bin, habe ich Zweifel.

Solche negativen Gefühle treten sehr häufig auf, ebenso Ängste und Sorgen. Möglicherweise empfinden Sie sogar Panik und fühlen sich überwältigt. Vielleicht bezweifeln Sie auch, ob Sie überhaupt schwanger werden wollten. Sie brauchen keine Schuldgefühle zu haben. Diese Gefühle entstehen, weil Ihnen langsam die Konsequenzen Ihrer Schwangerschaft bewusst werden. Und das ist bei allen Frauen so. Die Gefühle helfen Ihnen dabei, sich physisch und mental darauf vorzubereiten und die praktischen Seiten Ihrer Situation klar zu überblicken. Sehen Sie diese Zweifel als »Realitäts-Check«, ich glaube, es ist gut, solche Gefühle zuzulassen.

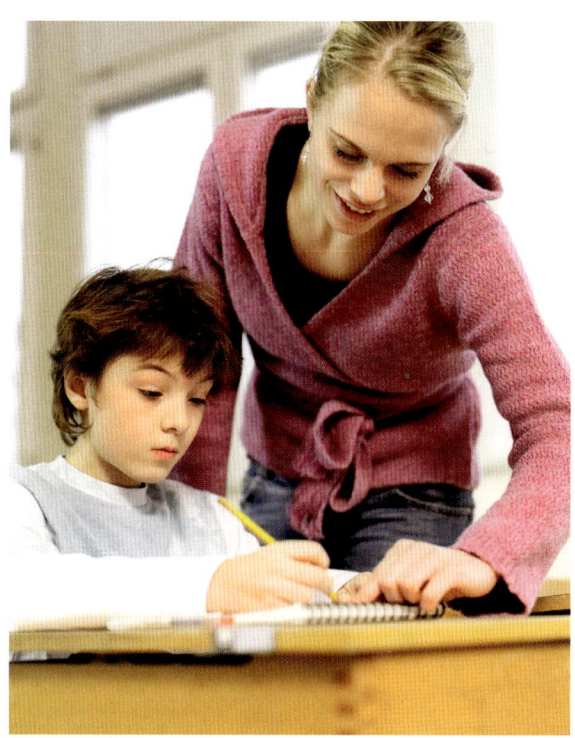

Sie brauchen Ihr Leben nicht umzukrempeln, weil Sie schwanger sind. Hören Sie aber auf Ihren Körper.

F Sollte ich jetzt, da ich schwanger bin, mein Leben ändern?

Abwechslungsreich zu essen und einen gesunden Lebensstil zu pflegen ist das Beste, was Sie jetzt für sich und Ihr Baby tun können. Aber jede Frau ist anders, und auch jede Schwangerschaft verläuft anders. Deswegen ist es ganz wichtig, darauf zu hören, was Ihr Körper Ihnen sagt. Es ist aber nicht nötig, Ihr Leben drastisch zu ändern: Sie können weiter arbeiten und Sport treiben.

F Wie bald muss ich zum Frauenarzt?

Sie sind nicht verpflichtet, sofort zu Ihrem Arzt zu gehen, wenn Sie feststellen, dass Sie schwanger sind. Es ist aber gut, es zu tun, um die Situation zu besprechen, mögliche Sorgen und Probleme zu diskutieren und die nächsten Untersuchungen zu vereinbaren. Sie können auch darüber sprechen, ob Sie in einer Klinik entbinden wollen, und wenn ja, in welcher und welche anderen Optionen Ihnen offenstehen.

F Was kann ich tun, um die besten Voraussetzungen für eine gesunde Schwangerschaft zu schaffen?

Es gibt keinen Königsweg durch die Schwangerschaft. Seien Sie auch nicht zu streng mit sich selbst, wenn Sie hier und da einmal vom Weg abkommen. Seien Sie sich aber bewusst, dass diese ersten Wochen und Monate die wichtigsten der gesamten Schwangerschaft sind. Jetzt kommt es ganz besonders darauf an, wie Sie mit sich – und mit Ihrem Kind – umgehen. Was Sie in den ersten zwölf Wochen tun, legt den Grundstein für das Wachsen und Gedeihen Ihres Kindes, denn in dieser Zeit findet die Ausbildung aller wichtigen Organe und des Skeletts statt (s. Seite 172–175). Wenn Sie gut für sich sorgen, kommt das auch der Plazenta zugute und natürlich Ihrer Gesundheit allgemein. Das beste Fundament sind eine abwechslungsreiche Kost und ein ausgewogener Lebensstil, damit Sie genügend Reserven haben.

F Wie wichtig ist die Ernährung in der Schwangerschaft?

Um wachsen und gedeihen zu können, holt sich Ihr Kind aus Ihren Körperreserven alles, was ihm nicht mit Ihrer täglichen Nahrung zugeführt wird. Je gesünder Sie sich schon vor der Schwangerschaft ernährt haben, umso besser sind Ihre Nährstoffreserven.

Es gibt zahlreiche Studien, um ein spezifisches Zeitfenster zu identifizieren, in dem Sie wichtige Entwicklungsschritte Ihres Babys beeinflussen können, indem Sie bestimmte Nährstoffe reichlich zu sich nehmen. Z. B. entwickeln sich das Gehirn und das Rückenmark aus einer embryonalen Struktur, die man als Neuralrohr bezeichnet. Dieses beginnt sich mit dem 28. Tag nach der Befruchtung zu bilden. Es hat sich gezeigt, dass die Einnahme von Folsäure vor und während der frühen Schwangerschaft die Häufigkeit von Neuralrohrdefekten, wie Spina bifida, deutlich senkt.

Im zweiten Trimester z. B. macht das Baby verschiedene Wachstumsschübe durch und braucht dafür viel Kalzium. Wenn Sie dann nicht genügend Kalzium mit der Nahrung aufnehmen, wird das Ungeborene sich an Ihre Depots halten und Ihrem Körper Kalzium entziehen. Ähnliches geschieht, wenn Sie zu wenig Eisen zu sich nehmen: Ihr Baby entzieht Ihnen Eisen, und Sie bleiben anämisch und erschöpft zurück.

F Was muss ich **beachten?**

In den ersten drei Monaten werden nicht nur Grundlagen für die Entwicklung aller Organe Ihres Babys gelegt, sondern auch für Sie selbst, damit Sie genügend Kraft haben, das wachsende Baby auch ernähren zu können. Gut, dass Sie so viel dafür tun können, damit Sie beide gesund durch das erste Trimester und die Zeit danach kommen!

Gönnen Sie sich Ruhe. Gerade die ersten drei Monate einer Schwangerschaft können Sie erschöpfen, gegen Ende des Tages spüren Sie das am meisten (s. Seite 171). Hören Sie auf Ihren Körper: Wenn er Ihnen sagt, dass er Schlaf braucht, wenn Sie von der Arbeit nach Hause kommen, legen Sie sich hin.

Hören Sie auf zu rauchen. Die Giftstoffe aus dem Nikotin gelangen durch die Plazenta zu Ihrem Kind und schaden ihm zu jedem Zeitpunkt Ihrer Schwangerschaft. Rauchen ist ein bekanntes Risiko für eine Fehlgeburt, weil es der Plazenta Sauerstoff entzieht. Und damit bekommt auch Ihr Baby weniger Sauerstoff.

Hören Sie auf, Alkohol zu trinken. Denn für Ihr Baby ist Alkohol Gift. Er reduziert die Sauerstoffzufuhr zur Plazenta und schadet damit der Entwicklung des Kindes. Frauen sollten während der gesamten Schwangerschaft überhaupt keinen Alkohol trinken.

Vermeiden Sie Kaffee. Eine hohe Koffeinzufuhr erhöht nachweislich das Risiko für eine Fehlgeburt (s. Seite 176–177). Vielen Frauen wird in den ersten drei Monaten übel, wenn sie Kaffee trinken.

Vermeiden Sie anstrengenden Sport. Dazu gehören auch Sportarten, bei denen Sie Stößen ausgesetzt sind, z. B. Reiten oder Trampolinspringen. Sport an sich ist gut, auch während der Schwangerschaft (s. Seite 168–169). Hören Sie aber auf Ihren Körper. Er weiß, was gut für Sie ist. Häufig fühlen sich Frauen in den ersten drei Monaten ohnehin nicht gut genug, um mehr als ganz sanfte Übungen zu machen. Wenn Sie durch eine IVF schwanger geworden sind, rate ich Ihnen, in den ersten drei Monaten ganz auf Sport zu verzichten.

Vermeiden Sie heiße Bäder und Saunabesuche. Denn das könnte Ihre Körpertemperatur ansteigen lassen, und das könnte dem Baby schaden.

Lernen Sie, sich zu entspannen. Sorgen Sie dafür, dass Sie das Tempo, mit dem Sie durchs Leben gehen, etwas zurücknehmen. Und vermeiden Sie jede Hetze während des ersten Trimesters. Reduzieren Sie mit entsprechenden Entspannungsübungen Ihren Stress auf ein Minimum (s. Seite 122–123).

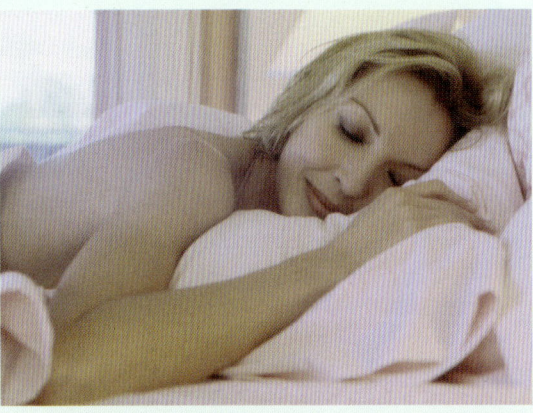

Gerade im ersten Trimester ist viel Ruhe eine Grundvoraussetzung für eine gesunde Schwangerschaft.

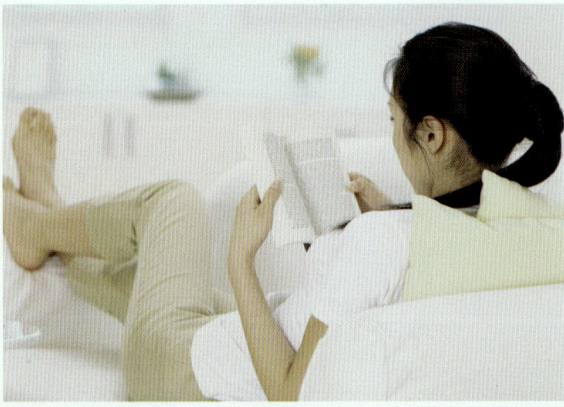

Entspannen Sie sich. Nehmen Sie sich eine Auszeit, um in Ruhe ein Buch zu lesen.

Gewöhnen Sie sich an eine gesunde Ernährung.
Es kann gerade zu Beginn der Schwangerschaft eine
Weile dauern, bis Sie eine gesunde Essroutine gefunden
haben. Denn es kann sein, dass Ihnen übel ist oder Sie
Heißhunger auf bestimmte Lebensmittel haben. Eine
abwechslungsreiche und gesunde Kost ist in den ersten
drei Monaten essenziell.

**Nehmen Sie keine Nahrungsergänzungsmittel
mehr zu sich.** Wechseln Sie zu Multivitamin- und
Nährstoffpräparaten speziell für Schwangere. Wichtig
ist, dass Sie täglich mindestens 400 mcg Folsäure zu sich
nehmen. In bestimmten Fällen wird Frauen auch eine
höhere Dosis verschrieben.

Vermeiden Sie Sex. Wenn Sie schon mehrere Fehlgeburten hinter sich haben, Blutungen in den ersten
drei Monaten hatten oder durch eine IVF schwanger
geworden sind, sollten Sie im ersten Trimester auf Sex
verzichten. Sie werden das Ihrem Partner erklären und
gemeinsam nach Wegen suchen müssen, trotzdem
körperliche Intimität zu teilen. Wegen Übelkeit und
Erschöpfung, Auswirkungen der frühen Schwangerschaft (s. Seite 170–171), verlieren viele Frauen ohnehin
in dieser Zeit ihre Libido. Wenn das bei Ihnen so ist,
erklären Sie Ihrem Partner die Gründe dafür.

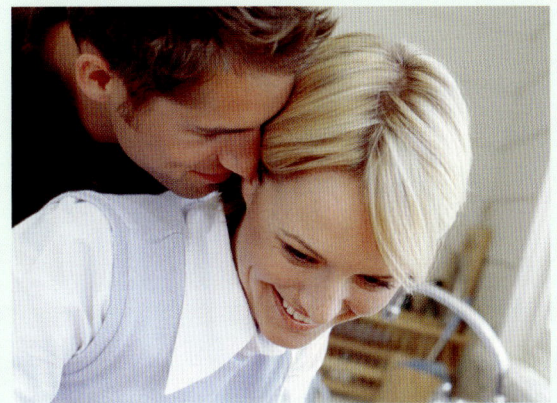

In den ersten drei Monaten sollten Sie auf Sex verzichten, aber
es gibt andere Möglichkeiten, liebevoll miteinander umzugehen.

F Soll ich Multivitamin- und Mineralstoff-präparate nehmen?

Was Sie essen – und besonders, was Sie in den drei
bis vier Monaten, bevor Sie schwanger wurden, gegessen
haben –, spielt eine große Rolle für Ihre Gesundheit und
die Ihres Babys. Während des ersten Trimesters sollten
Sie Multivitamin- und Mineralstoffpräparate speziell für
Schwangere einnehmen, um möglichen Defiziten während
der ersten drei Monate vorzubeugen. In dieser Zeit geraten
bei vielen Frauen die Essgewohnheiten wegen Übelkeit und
Erbrechen durcheinander. Mit Nahrungsergänzungsmitteln stellen Sie sicher, dass Sie genügend Antioxidantien
bekommen, z.B. Vitamin C und E, Selen und Coenzym 10,
alles Stoffe, die für die Gesundheit der Plazenta und das
Zellwachsum des Embryos sorgen. Fischölkapseln enthalten Omega-3- und Omega-6-Fettsäuren, die wichtig sind
für die Entwicklung des kindlichen Gehirns, der Augen und
der Nervenzellen.

F Was sind die Grundpfeiler einer gesunden Ernährung in der frühen Schwangerschaft?

Ihr Energiebedarf wechselt von Tag zu Tag. Ihre täg-
liche Kalorienaufnahme im ersten Trimester sollte sich
nicht von der vor der Schwangerschaft unterscheiden
(»Essen für zwei« ist ein Mythos). Und wenn Ihr BMI »im
grünen Bereich« liegt (s. Seite 13), sollten Sie in dieser
Zeit nur etwa zwei Kilo zunehmen. Aber keine Sorge! Sie
werden schon sehr bald selbst spüren, wie viel Sie essen
müssen und wann, denn Ihr Körper wird Ihnen sagen,
was er braucht.

Kompliziert wird es dadurch, dass viele Frauen in den
ersten drei Monaten unter Übelkeit und Erbrechen leiden
– manche sogar während der gesamten Schwangerschaft.
Eine Theorie besagt, dass ein niedriger Blutzuckerspiegel
eine Rolle spielt. Bei manchen Frauen sind die Symptome
morgens am schlimmsten (also viele Stunden nach der letzten Nahrungsaufnahme), bei anderen gegen Abend, wenn
sie müde sind und der Blutzuckerspiegel abfällt.

Ob Sie nun unter Übelkeit und Erbrechen leiden oder
nicht (lesen Sie auf Seite 171, wie Sie damit umgehen können): Es gibt bestimmte Regeln, an die Sie sich halten sollten, wenn Sie sich während der Schwangerschaft rundum
gesund ernähren wollen (s. Seite 167).

F Ich bin Vegetarierin. Muss ich eine bestimmte Diät befolgen?

Als Vegetarierin sollten Sie darauf achten, genügend Eiweiß, Vitamin B_{12}, Kalzium und Eisen zu sich zu nehmen. Dazu müssen Sie diese Lebensmittel reichlich essen:

■ Nüsse

■ Hülsenfrüchte (Kichererbsen, Erbsen, Bohnen)

■ Milchprodukte (z.B. Hüttenkäse, entrahmte Milch und Frucht-Smoothies, also Frucht-Milchshakes)

■ Eier.

Zink ist sehr wichtig, weil es dabei hilft, das Immunsystem Ihres Babys auszubilden. Viel Zink ist in Vollkornprodukten, Getreideprodukten und Samen enthalten.

Wenn Sie Veganerin sind, sollten Sie Ihren Arzt darüber informieren. Möglicherweise benötigen Sie Nährungsergänzungsmittel, damit Sie genügend Nährstoffe bekommen.

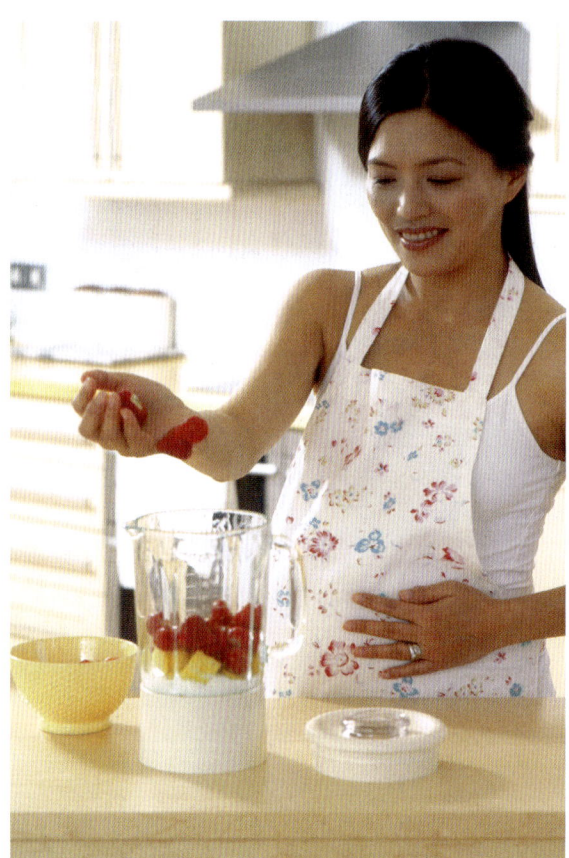

Frucht-Smoothies verbinden die Vorzüge fettarmer Milch mit denen von Vitaminen, Mineralien und Ballaststoffen aus dem Obst.

F Welche Lebensmittel sollte ich meiden?

Heutzutage werden Frauen geradezu damit bombardiert, was Sie in der Schwangerschaft essen sollten und was nicht. Kein Wunder, dass viele verunsichert sind! Die folgenden Lebensmittel können Ihr Wohlgefühl beeinträchtigen und auch das Ihres Babys, deswegen rate ich, darauf zu verzichten.

■ Unpasteurisierte oder Edelpilzkäse (auch Brie, Camembert und Gorgonzola) können Listerien enthalten, Bakterien, die gefährlich für das ungeborene Kind sein können.

■ Gekochtes Fleisch kann *E.coli*, enthalten, ein Bakterium, das ebenfalls potenziell gefährlich ist.

■ Roher Fisch und rohe Schalentiere, rohe oder zu kurz gekochte Eier und rohes oder ungares Fleisch (speziell Geflügel) können Salmonellen enthalten, Bakterien, die beim Kochen abgetötet werden. Salmonelleninfektionen sind zwar für die Mutter äußerst unangenehm, schaden aber dem Kind nicht.

■ Nahrungsmittel aus dem Kühlregal und vorgewaschene Salate können Listerien und Salmonellen enthalten.

■ Rohes oder ungares Fleisch und ungewaschenes Obst und Gemüse können mit Toxoplasmose-Erregern infiziert sein, Parasiten aus dem Kot von Katzen, die dem Ungeborenen schaden können. 80 Prozent der Bevölkerung ist bereits damit infiziert (und immun). Toxoplasmose ist nur dann gefährlich, wenn es in den ersten drei Monaten erstmalig zu einer Infektion kommt. Waschen Sie Obst und Gemüse sehr sorgfältig und auch Ihre Hände, wenn Sie damit oder mit rohem Fleisch zu tun hatten.

■ Leber enthält sehr viel Vitamin A, das in Zusammenhang mit Missbildungen gebracht wird.

■ Thunfisch und Schwertfisch können hohe Mengen Quecksilber enthalten, Lachs von Lachsfarmen sehr viele Pestizide.

F Ich habe ständig Hunger auf Kohlenhydrate, habe aber Angst, zu viel zuzunehmen. Was soll ich tun?

Frauen machen sich oft Sorgen, wenn sie in den ersten drei Monaten Heißhunger auf Kohlenhydrate haben. Aber das ist völlig normal, denn diese liefern die benötigte Energie. Achten Sie darauf, »gute Kohlenhydrate« zu verzehren (s. Seite 102), also keine Süßigkeiten und Fertiggerichte. Greifen Sie zu Biohonig und Marmeladen ohne Zuckerzusatz oder Bioschokolade.

F Worauf sollte ich bei der **Ernährung in der Schwangerschaft** besonders achten?

Fixieren Sie sich nicht allzu sehr auf Ihre Ernährung, halten Sie sich lieber an diese einfachen Regeln:

Essen Sie wenig und häufig. So bleibt Ihr Blutzuckerspiegel stabil. Wenn Ihre Schwangerschaft weiter voranschreitet, ist es einfacher für Ihren Magen, kleine Mahlzeiten zu verdauen.

Mischen Sie Eiweiß und Kohlenhydrate. Auch das trägt dazu bei, dass der Blutzuckerspiegel nicht ins Schwanken gerät.

Essen Sie weniger fette Speisen. Besonders dann, wenn Sie unter Übelkeit und Erbrechen leiden.

Vermeiden Sie gehärtete Fette. Diese sind in Margarine und Fertiggerichten enthalten. Verzichten Sie auch auf gesättigte Fettsäuren, die in Butter und fettem Fleisch enthalten sind.

Essen Sie »schlankes« Protein. Geflügel, Fisch und Hülsenfrüchte enthalten viel davon, aber auch fettarme Milch und Hüttenkäse.

Essen Sie fettreichen Fisch. Wildlachs und Forelle z. B. sind reich an Omega-3-Fettsäuren, die so wichtig sind für die Entwicklung des Gehirns. Essen Sie davon zweimal in der Woche.

Vermeiden Sie einfache Kohlenhydrate (s. Seite 102). Wenn Sie Heißhunger auf etwas Süßes haben, essen Sie Bioschokolade mit 85 Prozent Kakao und Produkte, die den Blutzucker nicht in die Höhe schnellen lassen, etwa Haferkekse, getrocknete Aprikosen und Feigen.

Genießen Sie saisonales Obst und Gemüse. So sind Sie mit Vitaminen und Mineralien, essenziellen Nährstoffen und genügend Ballaststoffen versorgt (während der Schwangerschaft wird der Darm oft träge). Obst und Gemüse sind auch eine gute Quelle für Antioxidantien, die in der Schwangerschaft deswegen wichtig sind, weil sie den Fötus vor freien Radikalen im Blut der Mutter schützen. Halten Sie sich an die simple Regel, fünf Portionen Obst oder Gemüse täglich zu verzehren.

Reduzieren Sie Salz. Denn es hält Wasser im Körper zurück.

Vermeiden Sie Zusatzstoffe, wo immer möglich.

Trinken Sie mindestens 1,5 Liter gefiltertes Wasser oder Kräutertee täglich.

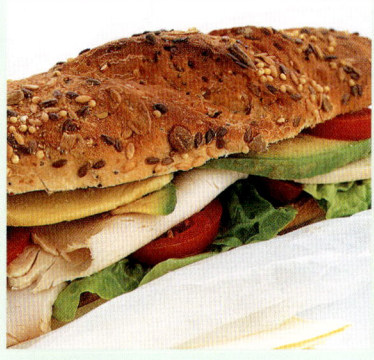

Ein Sandwich mit Geflügel und Salat versorgt Sie mit vielen Nährstoffen.

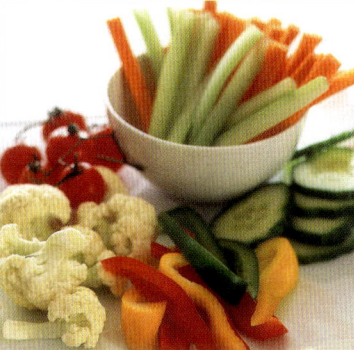

Unterschiedliche Gemüse versorgen Sie mit Vitaminen und Mineralien.

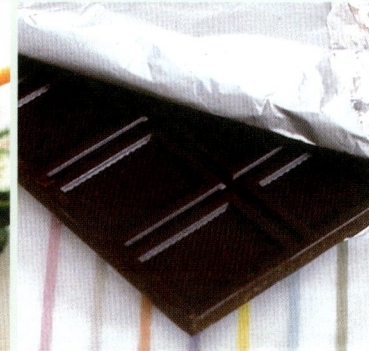

Bioschokolade mit einem hohen Kakaoanteil hilft gegen Heißhungerattacken.

F Kann ich in der Frühphase der Schwangerschaft Sport treiben?

Diese Frage ist schwer zu beantworten, weil es keine für alle Frauen gültige Antwort gibt. Letzten Endes wird Ihr Körper Ihnen sagen, wie viel Sport Sie treiben können und sollten. Häufig führen die Symptome der frühen Schwangerschaft – Übelkeit, Erbrechen und Müdigkeit – dazu, Frauen von zu häufiger sportlicher Betätigung abzuhalten. Selbst Frauen, die es gewohnt waren, regelmäßig Sport zu treiben, reicht es meist, in den ersten drei Monaten ab und an zu walken. Ich halte nichts davon, sich zu permanenter Bewegung zu zwingen, selbst wenn man körperlich erschöpft ist und sich elend fühlt. Sie werden gegen Ende des ersten Trimesters wieder viel mehr Energie haben und dann wieder mit Sport beginnen können.

Wenn Sie in den ersten drei Monaten auf Sport nicht verzichten wollen und sich danach gut fühlen, gibt es keinen Grund, darauf zu verzichten. Aber auf einem niedrigeren und weniger intensiven Level. Ich würde Ihnen trotzdem raten, nicht zu joggen, nicht Trampolin zu springen und nicht zu reiten, denn diese Sportarten sind mit wiederholten Stößen verbunden. Wenn Sie regelmäßig Aerobic machen, sagen Sie dem Trainer, dass Sie ein Kind erwarten, und überfordern Sie sich nicht. Wenn Sie ins Fitnessstudio gehen, lassen Sie die Bauchübungen weg, und verwenden Sie leichtere Gewichte. Benutzen Sie Aerobic-Maschinen wie die zum Rudern und Fahrräder.

Achten Sie auf Folgendes:

■ Überanstrengen Sie sich nicht: Sie sollten nicht stark schwitzen oder außer Atem kommen.
■ Ihr Puls sollte nicht über 140 Schläge pro Minute liegen.
■ Machen Sie besonders anstrengende Übungen nicht länger als 15 Minuten am Stück.
■ Lassen Sie sich für den Cool-down zum Abschluss des Trainings genauso lange Zeit.

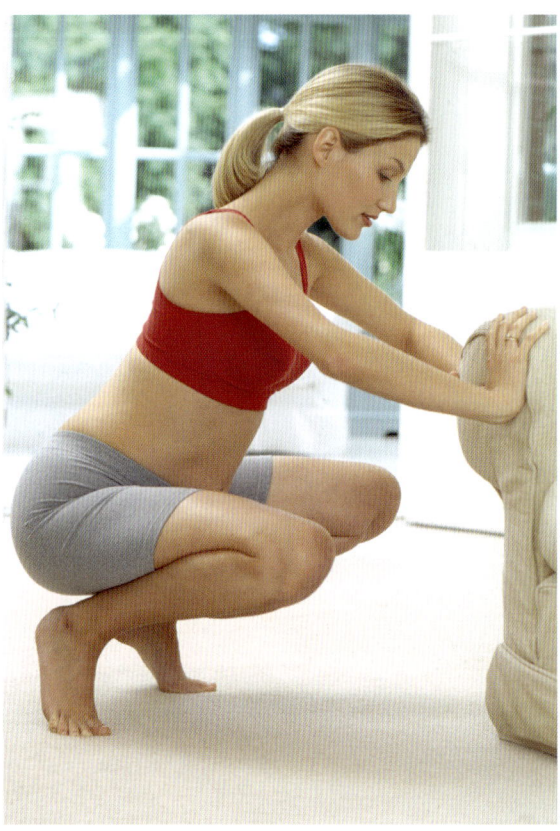

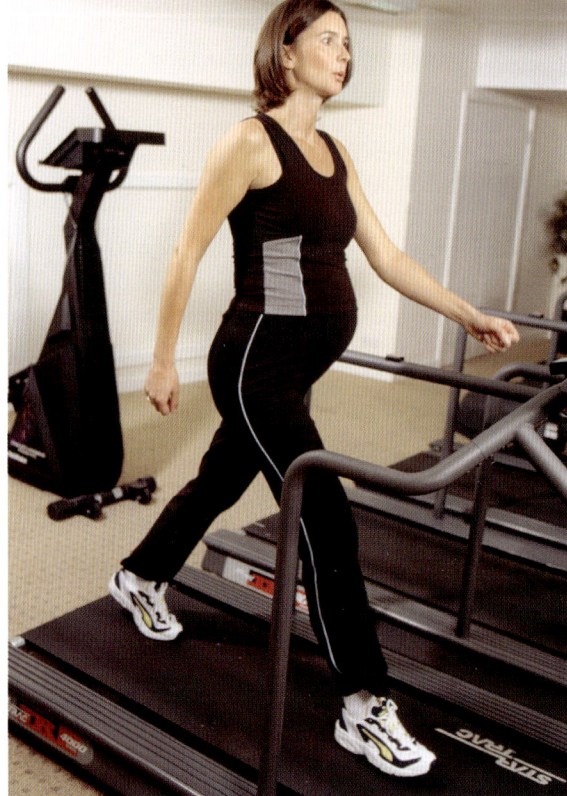

Treiben Sie Sport in den ersten Wochen nur so intensiv, wie Sie sich damit wohlfühlen.

Wenn Sie gewohnt sind, regelmäßig Sport zu treiben, setzen Sie das fort – allerdings auf einem niedrigeren Level.

■ Wenn Sie Schmerzen, Schwindel oder ein plötzliches Schwächegefühl verspüren, hören Sie sofort auf.

■ Wenn Sie nicht regelmäßig trainieren, ist jetzt nicht der Zeitpunkt, etwas anderes zu beginnen als sanften Sport, etwa Walking, Yoga oder Schwangerschaftsgymnastik in speziellen Kursen, in denen der Trainer um die körperlichen Veränderungen in dieser Zeit weiß.

■ Wenn Sie zu den Frauen mit einer Hochrisikoschwangerschaft gehören (nach einer assistierten Empfängnis z. B., speziell einer IVF, nach einer Fehlgeburt, oder wenn Sie über 35 Jahre alt sind), rate ich Ihnen von Sport in den ersten drei Monaten ab.

F Welche Vorteile hat Sport während der Schwangerschaft?

Solange Sie es nicht übertreiben, ist Sport während der ganzen Schwangerschaft gesund. Sie sind energiereicher und bleiben kräftig und geschmeidig. Das hilft Ihnen auch bei den Geburtsvorbereitungen und der Geburt. Wenn Sie gewohnt sind, regelmäßig Sport zu treiben, sind Sie ohnehin elastisch und haben mehr Ausdauer.

Und davon werden Sie profitieren. Sport verbessert die Durchblutung und die Sauerstoffversorgung und unterstützt damit auch das Wachstum Ihres Kindes.

Darüber hinaus hebt Sport die Stimmung, fördert das Wohlgefühl und beugt durch die vermehrte Ausschüttung von Endorphinen auch Depressionen vor.

F Seit ich weiß, dass ich schwanger bin, fühle ich mich bei der Arbeit reizbar und gestresst. Was kann ich tun?

Sie fühlen sich womöglich von den Ereignissen überwältigt, insbesondere, weil Sie gerade in der frühen Schwangerschaft einige Zugeständnisse machen müssen. Planen Sie jeden Tag Zeit für Entspannung und Atemübungen ein, und gehen Sie früher zu Bett. Beides sollte höchste Priorität haben, denn es hilft Ihnen dabei, wieder das Gefühl von Kontrolle zu bekommen. Wenn Sie sich überfordert fühlen, kann sportliche Betätigung helfen, Anspannungen und Stress zu lindern. Verlassen Sie Ihren Arbeitsplatz in der Mittagspause, und machen Sie einen Spaziergang.

Fall**studie**

Carol hat die ersten drei Monate ihrer Schwangerschaft hinter sich. Nachdem sie 14 Monate versucht hat, schwanger zu werden, erwartet sie ein Baby.

Carol Ich war nicht darauf vorbereitet, Angst zu haben, als mein Schwangerschaftstest positiv ausfiel. Ich hatte erwartet, überglücklich zu sein. Aber nachdem die erste Begeisterung langsam abgeebbt war, begann ich mich zu sorgen. Plötzlich spürte ich jedes Pieksen, jedes Zipperlein und jeden Schmerz. Als ein paar Blutstropfen in meiner Unterwäsche waren, wurde ich völlig panisch.

Meine Arbeit ist sehr abwechslungsreich. Ich wollte meinem Chef aber noch nicht sagen, dass ich ein Kind erwarte, weil es noch so früh war. Als ich dann einen Beratungstermin hatte, war ich sehr erleichtert. Dort half man mir, einen Plan auszuarbeiten, um das Gefühl zu bekommen, wieder Kontrolle über mein Leben zu haben. In der Klinik wurde auch ein Ultraschall gemacht, und alles war in Ordnung. Ich fing an, mich ein bisschen zu entspannen. Nach der Unter-

suchung habe ich mit meinem Chef gesprochen, und wir sind übereingekommen, dass ich nicht mehr so viel auf Reisen sein würde. Ich habe auch Atemtechniken gelernt, die mir beim Entspannen helfen, wenn ich mir zu viele Sorgen mache. Inzwischen fühle ich mich immer mehr mit meinem Baby verbunden.

Nun habe ich die ersten zwölf Wochen hinter mich gebracht und angefangen, meiner Familie, meinen Freunden und meinen Arbeitskollegen davon zu erzählen. Langsam beginne ich daran zu glauben, dass ich Mutter werde.

Wenn es zu einer Schwangerschaft kommt, kann das zunächst beängstigend sein. Bleiben Sie entspannt, und genießen Sie Ihre Schwangerschaft.

F Was sind normale Beschwerden in der frühen Schwangerschaft?

Vor allem, wenn es Ihre erste Schwangerschaft ist, ist eines der schwierigsten Dinge in den ersten zwölf Wochen, zu unterscheiden, ob jedes Zwicken oder kurze Schwindelgefühl ein Anlass zur Sorge ist oder nicht.

Tatsache ist, dass die meisten Frauen im ersten Trimester ein Vielzahl von Symptomen (s. u.) durchmachen, von geschwollenen, schmerzenden Brüsten bis zu Müdigkeit und Erbrechen, weil ihr Körper sich auf die Schwangerschaft einstellen muss. Wie immer ist das aber von Frau zu Frau und von Schwangerschaft zu Schwangerschaft verschieden. Und selbst Frauen, die keine Symptome haben, geben an, dass sie sich auf undefinierbare Weise »schwanger fühlen«.

Beschwerden sind meist kein Anlass zur Sorge. Wenn Sie jedoch (andauernde) Blutungen oder starke Bauchkrämpfe haben, sollten Sie unverzüglich zu Ihrem Frauenarzt oder direkt in die Klinik gehen, um herauszufinden, ob alles in Ordnung ist.

F Kann es durch Übelkeit und Erbrechen zu Problemen kommen?

Nur ganz wenige Frauen sind durch Übelkeit und Erbrechen über Wochen (nicht nur Tage) hinweg so ausgezehrt, dass sie nicht einmal Getränke bei sich behalten können, schwach werden und regelrecht austrocknen. Diese Frauen müssen u. U. so lange ins Krankenhaus, bis ihre Flüssigkeits-, Glukose- und Mineralstoffspeicher wieder aufgefüllt sind. Für die meisten Frauen ist die Tat-

F Was sind **Schwangerschaftsbeschwerden?**

Viele Frauen erleben während der Schwangerschaft Beschwerden und Komplikationen. Es ist nichts Ungewöhnliches, gerade in den ersten Wochen unter einigen der folgenden Symptome zu leiden.

Müdigkeit Hören Sie auf Ihren Körper, und ruhen Sie so oft wie möglich.

Empfindliche Brüste Dieses Symptom tritt bei einigen Frauen stärker auf als bei anderen. Schuld daran sind die Hormone, vor allem der hohe Östrogenspiegel.

Übelkeit und Erbrechen Häufige Symptome, deren Fehlen aber auch kein Anlass zur Sorge ist.

Häufiger Harndrang Diese Erscheinung ist darauf zurückzuführen, dass mehr Blut »im Umlauf« ist und deswegen auch die Nieren mehr filtern müssen.

Schwindel und Schwächegefühl Beides kann durch einen niedrigen Blutzuckerspiegel verursacht sein, gerade wenn Sie nicht genug essen, oder dadurch, dass sich Blut in den Beinen sammelt und das Gehirn nicht ausreichend damit versorgt wird. Wenn die Symptome bestehen bleiben, sprechen Sie mit Ihrem Arzt.

Bauchschmerzen Leichte Schmerzen im unteren Bauch sind meist ein Zeichen dafür, dass die Bänder und Muskeln des Beckens sich dehnen, weil die Gebärmutter an Umfang zunimmt. Wenn die Schmerzen von Dauer sind und stärker werden, gehen Sie zum Arzt (vor allem, wenn die Schmerzen in den ersten acht Wochen auftreten). Möglicherweise haben Sie eine ektopische Schwangerschaft (s. Seite 26), dann müssen Sie dringend behandelt werden.

Blutungen Dies ist das meistgefürchtete Symptom in der frühen Schwangerschaft, weil es den Beginn einer Fehlgeburt ankündigen kann. Eine von drei Frauen hat jedoch die eine oder andere leichte Blutung im ersten Trimester; die meisten tragen ihre Schwangerschaft bis zum Schluss aus.

Blutungen können in Form von kleinen braunen Blutströpfchen über hellrote Tröpfchen bis hin zu Blutklümpchen auftreten – und alles kann harmlos sein. Trotzdem sollten Sie die Ursache abklären lassen, vor allem, wenn das Blut hell ist oder in Blutklümpchen auftritt. Im Krankenhaus kann man eine Ultraschalluntersuchung vornehmen. Der Arzt kann sogar schon in der sechsten Woche erkennen, ob ein Problem vorliegt oder sich die Schwangerschaft normal entwickelt.

> ### Mein **Tipp**
> Planen Sie **Entspannung** in Ihren Alltag ein, und bauen Sie **Schlafreserven** auf.

sache, nicht richtig essen und trinken zu können, nur eine unangenehme, aber vorübergehende Begleiterscheinung der Schwangerschaft, die keinerlei Gefahr für die Gesundheit des Babys bedeutet. Was auch immer Sie täglich zu sich nehmen, Ihr Baby nimmt sich das, was es braucht, aus Ihren körperlichen Reserven (s. Seite 163).

In den allermeisten Fällen klingen Übelkeit und Erbrechen am Ende des ersten Trimesters ab. Sowie Sie sich besser fühlen, füllen Sie Ihre Reserven wieder auf, sodass Ihnen und Ihrem Baby alle benötigten Nährstoffe schon für Wochen und Monate im Voraus zur Verfügung stehen.

Ich möchte aber auch darauf hinweisen, dass es kein Anlass zur Sorge ist, wenn Sie sich nicht schlecht fühlen. Einige glückliche Frauen bleiben von Übelkeit und Erbrechen verschont.

F Was sind die besten Strategien gegen morgendliche Übelkeit?

Es gibt kein Zaubermittel gegen die unangenehme Übelkeit am Morgen. Die kann übrigens zu jeder Tageszeit auftreten. Vielleicht helfen Ihnen die folgenden Tipps:

- Essen Sie wenig und dafür oft.
- Vermeiden Sie fette und scharf gewürzte Speisen.
- Essen Sie milde, leicht zu verdauende Lebensmittel. Gut sind trockenes Gebäck, Reiskekse und Haferbrei (möglichst mit Mager- oder teilentrahmter Milch zubereitet).
- Pfefferminztee vertreibt bei Übelkeit den metallischen Geschmack im Mund.
- Ingwer (als Ingwertee, Ingwerkapseln, kandierter Ingwer oder Ingwerkekse) kann die Symptome von Übelkeit und Erbrechen lindern.
- Wenn die Übelkeit morgens größer ist, essen Sie vor dem Aufstehen einen trockenen Keks.
- Akupunktur hat sich als hilfreich zur Linderung von morgendlicher Übelkeit erwiesen. Manche Frauen tragen ein Akupunkturband um das Handgelenk, das leichten Druck auf die Akupunkturpunkte auf der Innenseite des Handgelenks ausübt.

F Ist es normal, so erschöpft zu sein?

Man weiß bis heute nicht genau, warum viele Frauen sich in den ersten Schwangerschaftswochen so müde fühlen. Einige Ärzte glauben, dass die Veränderungen, zu denen es durch eine Schwangerschaft im Körper kommt, und die Stoffwechselveränderungen müde machen. Eine andere Theorie lautet, dass die Geschwindigkeit, mit der sich der Embryo entwickelt, dafür verantwortlich ist. Es besteht aber kein Grund zur Sorge, wenn Sie sich nicht ständig müde fühlen.

Von ihrem Mangel an Energie sind mache Frauen geradezu überwältigt. Wichtig ist, sich klarzumachen, dass das völlig normal ist und dass, egal, welche Ursachen die Erschöpfung hat, Ruhe und viel Schlaf nun am besten sind. Gönnen Sie sich ein Nickerchen – auch mehrere – während des Tages oder einen ausgedehnten Mittagsschlaf, wenn Sie können. Und gehen Sie abends unbedingt früher zu Bett.

Normalerweise verschwinden Antriebslosigkeit und Müdigkeit gegen Ende des ersten Trimesters. Danach fühlen sich viele Schwangere wieder voller Energie.

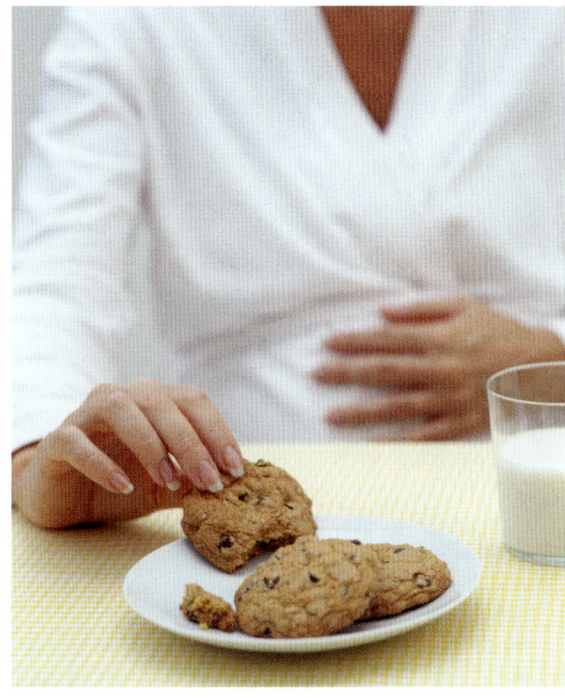

Wenn Sie unter morgendlicher Übelkeit leiden, knabbern Sie einen Keks, um Ihren Blutzuckerspiegel zu »pushen«.

Die ersten 13 Wochen

Das erste Trimester ist **das wichtigste.** Denn hier wird der **Grundstock** für eine **gesunde Schwangerschaft** für Sie und das Baby bereitet.

Gegen Ende der 13. Woche ist aus dem Zellhäufchen, das sich zu Beginn der Schwangerschaft in Ihrer Gebärmutter eingenistet hat, ein voll ausgebildetes menschliches Wesen geworden. Alle wichtigen Organe sind bereits angelegt, und die Schwangerschaft wird von einer voll ausgebildeten Plazenta getragen.

Ihr Baby und Ihr Körper in Woche null bis sechs

Ihr Baby In der Zeit, in der die befruchtete Eizelle begonnen hat, sich zu teilen, den Eierstock hinuntergewandert ist und sich in der Gebärmutterschleimhaut eingenistet hat, ist aus der Eizelle ein Zellhäufchen aus etwa 60 Zellen geworden, Blastozyste genannt. Etwa drei Tage hat dieser Prozess gedauert.

■ Nach weiteren zwei bis drei Tagen hat sich die Blastozyste in der Gebärmutterschleimhaut eingenistet und sich dabei weiter geteilt. Inzwischen besteht sie aus etwa 100 Zellen, bei denen man zwei Schichten unterscheiden kann: Aus den äußeren Zellen, den Trophoblasten, entsteht die Plazenta, aus den inneren der Embryo.

■ In der zweiten Woche nach der Empfängnis differenziert sich die innere Zellmasse in drei Zelltypen. Aus jeder entwickelt sich ein anderes Körpersystem: Aus der äußeren Schicht, dem Ectoderm, werden Haut, Haare und Nägel, Zahnschmelz, Gehirn und Nervensystem. Das Mesoderm, die mittlere Schicht, bildet das Skelett, die Muskeln, Nieren und Herz, Blutgefäße und die Fortpflanzungsorgane. Aus der inneren Schicht, dem Endoderm, entwickeln sich die Atemwegsorgane und der Verdauungstrakt, die Blase und die Harnwege. Bevor Sie überhaupt merken, dass Sie schwanger sind, haben schon zahlreiche Entwicklungen stattgefunden, und der Körper Ihres Babys hat begonnen, sich auszubilden.

■ Gegen Ende der sechsten Woche ist der Embryo etwa 4 mm lang, wiegt weniger als ein Gramm und sieht aus wie eine Kaulquappe. In sich zusammengerollt, sieht man in der Mitte eine kleine Verdickung, aus der sich

das Herz entwickeln wird und die schon wie das Herz zu zucken und zu pulsieren beginnt.

■ Das Neuralrohr beginnt sich herauszubilden: Daraus wird das Rückenmark, das schützend umhüllt wird von einer rudimentären Wirbelsäule, sowie das Gehirn. Nervenzellen formen verschiedene Falten und Mulden, aus denen sich später die unterschiedlichen Gehirnareale entwickeln. Ansätze für Mund und Augen sind bereits sichtbar.

■ Der Embryo schwimmt in einem mit Flüssigkeit gefüllten Sack, dem Amnionsack. Ein ballonähnliches Gebilde, der sogenannte Dottersack, mit dem er durch eine Art Schnur verbunden ist, ernährt den Embryo. Die äußere Hülle des Amnionsacks wird als Chorion bezeichnet. Aus einem Teil davon wird sich die Plazenta entwickeln.

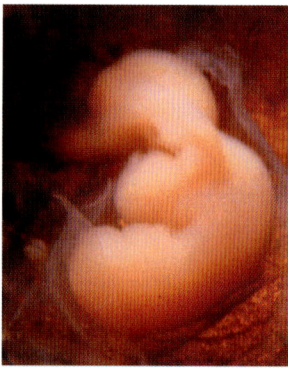

Nach 28 Tagen hat sich ein noch einfaches embryonales Organsystem entwickelt.

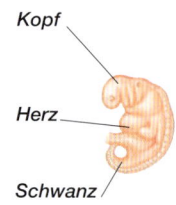

Kopf

Herz

Schwanz

In der sechsten Schwangerschaftswoche schlagen schon alle Herzzellen gemeinsam. Auch das fötale Nervensystem ist angelegt.

Ihr Körper Wenn sich die Blastozyste in der Gebärmutterschleimhaut einnistet, beginnt sie hCG (humanes Chorion-Gonadotropin) zu produzieren, das dem Gelbkörper (das Gewebe, das nach dem Eisprung aus dem Follikel gebildet wird) das Signal gibt, Progesteron auszuschütten. Dadurch wird der Embryo bei der Einnistung unterstützt. Progesteron sorgt auch dafür, dass der Zervixschleim dickflüssig und zu einem Pfropfen wird, der die Gebärmutter »verschließt«. Ein erhöhter Östrogenspiegel trägt dazu bei, die Gebärmutterschleimhaut aufzubauen, damit der Embryo sich darin niederlassen kann. Wenn eines dieser Hormone in den ersten zwölf Wochen abfällt, endet die Schwangerschaft in einer Fehlgeburt.

Gegen Ende der sechsten Woche erhöht sich Ihr Stoffwechsel um zehn bis 25 Prozent, um genügend Sauerstoff zu all Ihren Organen transportieren zu können. Zum Ende der sechsten Woche hat sich die Blutzufuhr zur Gebärmutter nahezu verdoppelt. Ihre Gebärmutter hat begonnen, sich auszudehnen, und auch das Blutvolumen nimmt zu, damit alle neu gebildeten Blutgefäße in der Gebärmutter und eventuell auch in der Plazenta mit Blut gefüllt werden können. Ihre wichtigen Organe werden vermehrt mit Blut versorgt. Da das Blutvolumen sich von etwa fünf Litern auf bis zu sieben oder acht Liter erhöht, muss auch die Zahl der roten Blutkörperchen zunehmen. Deswegen ist es so wichtig, genügend eisenhaltige Lebensmittel zu sich zu nehmen.

Ihr Baby und Ihr Körper in Woche sechs bis zehn

Ihr Baby Ab etwa der achten Woche bezeichnet man den Embryo als Fötus. Ende der zehnten Woche ist der Fötus etwa 3 cm lang und wiegt zwischen drei und fünf Gramm.

▪ Hals und Stirn beginnen sich zu entwickeln, und die Augen fangen an, sich nach vorne zu bewegen. Wo einmal die Milchzähne sein werden, entstehen Zahnknospen.

▪ Aus Extremitätenknospen werden die Arme und Beine, und aus den mit Schwimmhäuten versehenen Händen entwickeln sich Ende der zehnten Woche die einzelnen Finger.

▪ Der kleine Schwanz hat sich fast zurückgebildet.

▪ Auf beiden Seiten der Wirbelsäule entstehen Wirbel, und ein zunehmend komplexes Nervensystem bildet sich heraus. Der Fötus beginnt, kleine, zuckende Bewegungen zu machen.

▪ In der zehnten Woche sind im Ultraschall die vier Herzkammern sichtbar, die mit einer Geschwindigkeit von etwa 180 Schlägen in der Minute Blut durch das fötale Kreislaufsystem pumpen. Zum Vergleich: Der Puls eines Erwachsenen liegt kaum bei der Hälfte!

▪ Magen, Leber, Nieren und andere Anteile des Verdauungssystems sind angelegt.

▪ Die äußere Hülle des Amnionsacks, das Chorion, beginnt, fingerartige Fortsätze, die sogenannten Chorionzotten, zu bilden. Aus diesen Zotten wird sich die Plazenta bilden, die das Baby schützend umgibt. Trotzdem ist der Fötus noch anfällig für Gifte (s. Seite 176).

Ihr Körper Ihr Stoffwechsel ist beschleunigt. Schwangerschaftshormone entspannen Ihre Muskulatur. Auch die Blutgefäße sind erweitert, damit das vermehrte Blutvolumen durch Ihren Körper gepumpt werden kann, ohne dass der Blutdruck gefährlich ansteigt.

Die Haut um die Brustwarzen herum kann aufgrund der erhöhten Blutmenge und der vermehrten Durchblutung dunkler werden. Ihre Brüste beginnen, voller zu werden und empfindlicher gegen Berührung, weil die Milchgänge sich auf das Stillen vorbereiten.

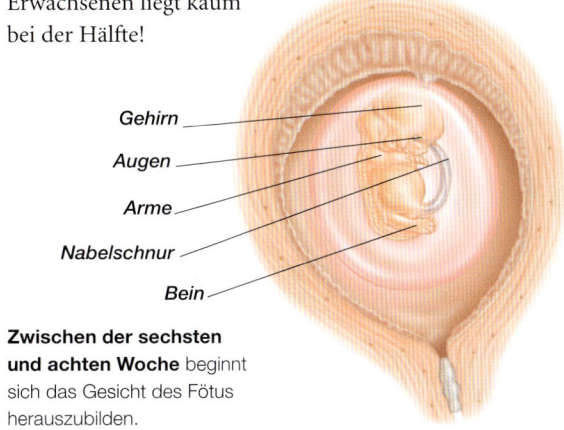

Gehirn
Augen
Arme
Nabelschnur
Bein

Zwischen der sechsten und achten Woche beginnt sich das Gesicht des Fötus herauszubilden.

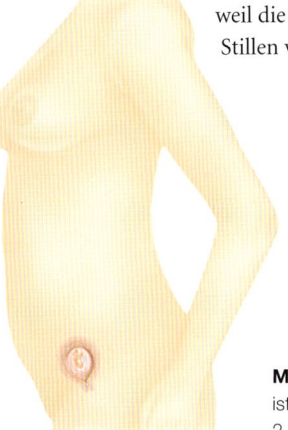

Mit acht Wochen ist der Fötus ungefähr 2,5 cm lang.

Ihr Baby und Ihr Körper in Woche zehn bis 13

Ihr Baby Ende der 13. Woche haben sich alle großen Organe, Muskeln und Knochen des Fötus gebildet.

■ Ellbogen, Handgelenke und die Hände sind gut zu erkennen. Auch die unteren Extremitäten entwickeln sich weiter.

■ In der zwölften Woche beginnen Kalziumdepots in den Extremitäten und Zähnen mit der Knochenbildung (Ossifikation).

■ Der Fötus reagiert reflexhaft auf Reize von außen: Bei einem Stoß in den mütterlichen Bauch würde er versuchen auszuweichen.

■ Die Eierstöcke oder Hoden des Fötus sind voll ausgebildet, obwohl noch keine äußeren Genitalien (Penis oder Klitoris) zu unterscheiden sind.

■ Das Blut des Fötus wird zunehmend von seiner Leber gebildet.

Ihr Körper Ende des ersten Trimesters wird etwa ein Viertel des Herzzeitvolumens, also der Blutmenge, die durch Ihren Körper zirkuliert, direkt zur Gebärmutter geleitet. Vor Ihrer Schwangerschaft waren es nur etwa zwei Prozent. Jetzt fühlen Sie sich unter Umständen manchmal etwas atemlos, weil Ihre Lungen versuchen, mit jedem Atemzug eine höhere Sauerstoffmenge aufzunehmen.

Wenn Sie bislang unter Müdigkeit und Übelkeit gelitten haben, lassen diese Symptome jetzt meist nach. Sie werden wieder normal essen können.

Ihr Bauch ist möglicherweise schon etwas dicker geworden, und vielleicht haben Sie auch ein wenig zugenommen. Ihre Brüste werden zunehmend voller. Da Ihre Gebärmutter größer wird und die Bänder im Becken sich dafür dehnen müssen, kann es gelegentlich zu Ziehen und Stechen kommen.

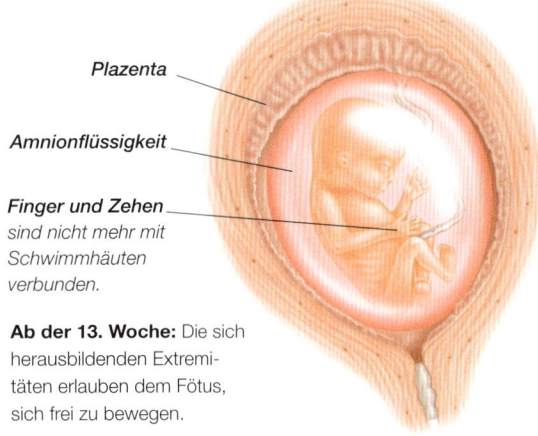

Plazenta

Amnionflüssigkeit

Finger und Zehen sind nicht mehr mit Schwimmhäuten verbunden.

Ab der 13. Woche: Die sich herausbildenden Extremitäten erlauben dem Fötus, sich frei zu bewegen.

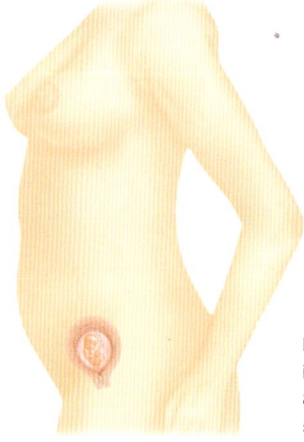

In der 13. Woche ist Ihr Baby ungefähr 8 cm lang und wiegt schon 25 g.

Die Plazenta

Gegen Ende der 13. Woche wird die Schwangerschaft von der voll entwickelten Plazenta getragen. Die Plazenta übernimmt für den Fötus die Funktion von Lungen und Nieren. Verbunden ist die Plazenta mit dem Fötus durch die Nabelschnur, die aus einer großen Vene und zwei kleinen Arterien besteht. Über die Vene gelangen sauerstoffreiches Blut und Nährstoffe von der Mutter zum Baby, in den beiden Arterien werden Abfallprodukte und das sauerstoffarme Blut des Fötus zur Mutter zurücktransportiert. Der fötale und der mütterliche Kreislauf sind durch eine dünne Membran voneinander getrennt: Die Plazenta verhindert, dass schädliche Sub-

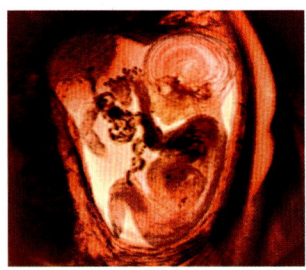

Die ausgereifte Plazenta. Die Plazenta entwickelt sich schnell, um alle Bedürfnisse des Kindes während der Schwangerschaft erfüllen zu können. Am Ende des dritten Trimesters hat sie einen Durchmesser von 20 bis 25 cm und wiegt etwa 700 g.

stanzen von der Mutter zum Fötus gelangen (s. Seite 176). Sogar bei Blutverlust der Mutter oder einer Verletzung der Plazenta ist der fötale Kreislauf geschützt.

Ultraschall in der zwölften Woche

Zwischen der elften und 13. Woche bietet man Ihnen eine Ultraschalluntersuchung an, um Wachstum und Entwicklung des Fötus zu überprüfen. Dabei wird auch der voraussichtliche Geburtstermin bestimmt.

Bei einer Ultraschalluntersuchung werden Töne von sehr hoher Frequenz mit einem Schallumwandler durch den Körper geschickt. Die Echos, die entstehen, wenn die Tonwellen auf feste Strukturen treffen, werden in elektrische Signale umgewandelt und bildfähig gemacht. Vor einer Ultraschalluntersuchung bittet man Sie, möglichst viel zu trinken und möglichst nicht die Blase zu leeren. Die volle Blase beansprucht so viel Raum im Becken, dass die Gebärmutter beim Ultraschall besser zu sehen ist. Dabei werden auf dem Monitor Messungen von Kopf- und Bauchumfang des Fötus und der Länge seiner Oberschenkelknochen vor-

genommen. Das Verhältnis der gewonnenen Daten zueinander gibt Auskunft über das Wachstum des Kindes. Auch der Herzschlag des Babys wird kontrolliert.

Mittels Ultraschall können fast alle fötalen Abnormalitäten festgestellt und Störungen identifiziert werden, die ein Risiko für das Baby sein könnten. Eine Anenzephalie (Hirnschaden) z. B. wird in 98 Prozent aller Fälle entdeckt, eine Spina bifida in 80 Prozent. Ultraschall dient auch zur Feststellung von Chromosomenstörungen, insbesondere des Down-Syndroms (s. u.).

Mehrlingsschwangerschaften werden meist bei der Ultraschalluntersuchung in der zwölften Woche entdeckt, manchmal auch schon in der sechsten Woche, wenn zu diesem Zeitpunkt ein Ultraschall gemacht wird (normalerweise im Rahmen einer IVF).

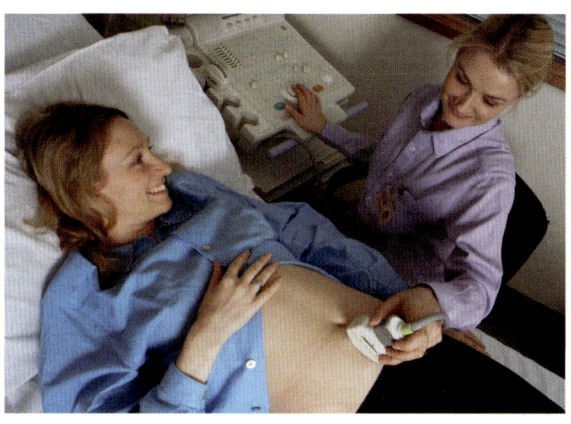

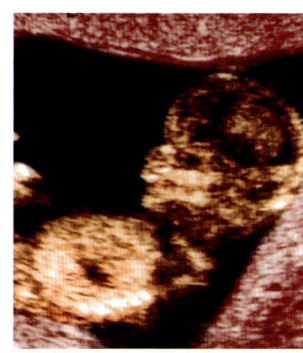

Bei der Ultraschalluntersuchung fängt der Schallumwandler Echos von den fötalen Strukturen auf.

Auf dem Monitor ist ein zwölf Wochen alter Fötus in der Gebärmutter zu sehen. Sein Kopf ist rechts zu erkennen.

Nackentransluzenz in der zwölften Woche

Als Nackentransluzenz wird eine Ultraschalluntersuchung bezeichnet, mit der man unter der Haut gelegene Flüssigkeitsansammlungen im Nackenbereich des Ungeborenen messen kann. Diese Untersuchung gibt Auskunft über das Risiko eines Down-Syndroms. Weniger als 3 mm Flüssigkeit im Nackenbereich weisen auf ein geringes Risiko hin: Wenn zwischen vier und 7 mm Flüssigkeit gemessen werden, können weitere Untersuchungen anberaumt werden. Diese Nackentransluzenz kann ein erster Hinweis auf Down-Syndrom sein. Weitere Untersuchungen, z. B. eine Amniozentese (Fruchtwasseruntersuchung), müssen die Diagnose bestätigen.

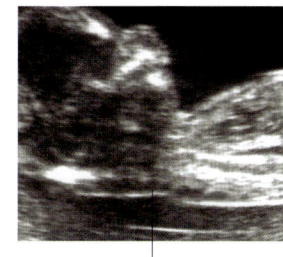

Wenig Flüssigkeit
Die geringe Flüssigkeitsansammlung im Nackenbereich weist auf ein niedriges Risiko hin.

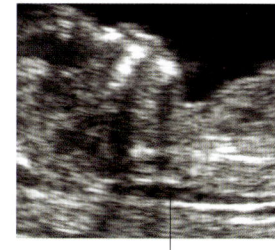

Viel Flüssigkeit
Ausgeprägtere Flüssigkeitsmengen können ein Hinweis auf ein erhöhtes Risiko sein.

F Welche Medikamente sind während der Schwangerschaft sicher?

Viele Medikamente sind in der Schwangerschaft nicht zu empfehlen. Wenn Sie Medikamente eingenommen haben, weil Sie noch nicht wussten, dass ein Baby unterwegs ist, ist es aber unwahrscheinlich, dass diese dem Fötus schaden. Sie sollten vom Arzt abklären lassen, ob ein verschriebenes Medikament während der Schwangerschaft eingenommen werden darf. In der Apotheke erhalten Sie Auskünfte über frei verkäufliche Arzneien. Auch wenn die Medikamente im Allgemeinen sicher sind, beeinträchtigen manche (etwa Mittel gegen Verdauungsbeschwerden) die Aufnahme von Vitaminen und Nährstoffen.

F Sind **Infektionen** ein Risiko?

Viele Frauen befürchten, dass eine Infektion ihre Schwangerschaft beeinträchtigen könnte. Erkältungen, Grippe, Halsentzündungen, eine Magen-Darm-Grippe und normale Magenverstimmungen werden Ihrer Schwangerschaft oder Ihrem Baby nicht gefährlich. Wenn Sie jedoch in Kontakt mit Windpocken, Röteln (s. Seite 14) oder Masern gekommen sind und selbst noch nicht daran erkrankt waren oder dagegen geimpft sind, sollten Sie Ihren Arzt aufsuchen.

Windpocken Dieses hochinfektiöse Virus ist unter Kindern sehr verbreitet. Für Ihre Schwangerschaft oder Ihr Baby ist eine Infektion damit eher keine Gefahr. Wenn Sie innerhalb der ersten acht Schwangerschaftswochen an Windpocken erkranken, ist eine Fehlgeburt oder Schädigung des Embryos sehr unwahrscheinlich. Wenn Sie sich zwischen der achten und der 20. Woche damit infizieren, besteht ein geringes Risiko (ein bis zwei Prozent), dass die Infektion dem Baby schadet.

Masern Das Masernvirus ist eines der ansteckendsten Viren überhaupt. Eine Infektion während der Schwangerschaft kann zu einer Fehlgeburt führen und zu einer Infektion des ungeborenen Kindes. Im schlimmsten Fall kann das Baby daran sterben.

F Sind Heilkräuter in der Schwangerschaft ungefährlich?

Einige Kräuterarzneien können die Entwicklung des Fötus beeinträchtigen. Sie sollten einen erfahrenen Therapeuten fragen, ehe Sie irgendwelche Kräutermittel einnehmen. Und Sie sollten sich auch darüber im Klaren sein, dass Heilkräuter nicht, wie verschreibungspflichtige Medikamente, streng überwacht werden. Weil ein Mittel »natürlich« ist, heißt das nicht, dass es harmlos ist!

F Was könnte dem Baby noch schaden?

Schädliche Substanzen, die die Plazentaschranke überwinden und so dem Fötus schaden können, nennt man teratogen. Der Kontakt mit teratogenen Substanzen während der ersten zwölf Wochen, wenn lebenswichtige Organe sich auszubilden beginnen, kann zu Missbildungen führen. Zu häufigen und bekannten Teratogenen gehören:

■ bestimmte Medikamente, etwa Beruhigungsmittel, Antidepressiva, Antimalariamittel und einige Heilkräuter
■ Drogen wie Marihuana und Kokain
■ Nikotin und Alkohol
■ Chemikalien wie Blei, PCB (z. B. in Weichmachern und Lacken) und Dioxin
■ Strahlen, z. B. Röntgenstrahlen.

F Wie groß ist die Gefahr einer Fehlgeburt in den ersten zwölf Wochen?

Fehlgeburten sind das häufigste Schwangerschaftsproblem, aber die meisten geschehen, bevor eine Schwangerschaft überhaupt bekannt ist.

■ Ungefähr eine von sechs Schwangerschaften (und damit 15 Prozent) endet mit sechs Wochen in einer Fehlgeburt.
■ Nur eine von 16 Schwangerschaften (also sechs Prozent) endet mit acht Wochen, die Gefahr einer Fehlgeburt ist drastisch nach unten gesunken.
■ Nach zwölf Wochen endet nur noch ein Prozent aller Schwangerschaften in einer Fehlgeburt.

F Wie kommt es zu einer Fehlgeburt?

Die meisten Fehlgeburten werden durch Chromosomenschäden verursacht, die den Fötus nicht lebensfähig sein lassen. Das Risiko für solche Schäden steigt mit dem Alter der Eltern. Gelegentlich sind auch hormonelle oder körperliche Ursachen dafür verantwortlich, dass eine Frau eine Fehlgeburt erleidet (etwa Störungen der Gebärmutter oder ein schwacher Gebärmutterhals). Rauchen erhöht die Gefahr einer Fehlgeburt, und auch frühere Fehlgeburten steigern das Risiko. Bei ganz wenigen Frauen ist eine Autoimmunerkrankung die Ursache für wiederholte Fehlgeburten. Auch Infektionen mit Listerien, Röteln und einige sexuell übertragbare Infektionen können eine Schwangerschaft vorzeitig beenden.

Fehlgeburten rühren nicht von sportlicher Betätigung, Überanstrengung, zu scharfem Essen, Sex, Reisen, Bildschirmarbeit oder Verstopfung her. Babys sind in der Gebärmutter so gut geschützt, dass Sie, wenn Sie keine Hochrisikoschwangerschaft haben, so weiterleben können wie bisher. Sie sollten nur versuchen, sich so gesund wie möglich zu ernähren und zu leben.

F Wie gehe ich mit einer Fehlgeburt um?

Wenn Sie eine Fehlgeburt erleiden, ist es sehr unwahrscheinlich, dass Sie etwas dazu beigetragen haben. Ein Baby zu verlieren, egal, zu welchem Zeitpunkt der Schwangerschaft, ist niederschmetternd, und es kann lange dauern, sich physisch und besonders seelisch davon wieder zu erholen. Die Verlusterfahrung führt dazu, dass verschiedene Trauerstadien durchlaufen werden – Schock, Verleugnen, Benommenheit, Verwirrung, Ärger, Schuldgefühle und Depressionen. Zögern Sie nicht, sich medizinisch und psychologisch helfen zu lassen; viele Entbindungsstationen haben Experten, die dafür geschult sind, Sie und Ihren Partner in dieser Situation zu unterstützen.

Ob Sie Ihrer Familie, den Freunden und Kollegen (die vielleicht gar nicht wussten, dass Sie schwanger waren) von Ihrer Fehlgeburt erzählen, ist eine sehr persönliche Entscheidung, die Sie mit professioneller Unterstützung leichter treffen können. Sie können sich beraten lassen, wie lange Sie bis zu einem nächsten Versuch warten sollten. Wichtig ist, dass Sie wieder stark genug dafür sind.

F Wir haben das Ende des ersten Trimesters erreicht. Werden wir wirklich bald Eltern?

Die ersten zwölf Wochen überstanden zu haben wird als ein großer Schritt angesehen, besonders von Frauen, die Probleme damit hatten, schwanger zu werden. Nach dieser Zeit wird die Schwangerschaft nicht mehr von den Hormonen der Frau getragen, sondern von der Plazenta. Das Risiko für eine Fehlgeburt sinkt drastisch. Wenn es trotzdem dazu kommt, dann entweder weil das Baby angeborene Abnormalitäten hat (meist genetisch bedingt), die Schwangere an einer Infektion leidet (z. B. Listerien) oder weil die Frau physisch nicht in der Lage für eine Schwangerschaft war. Glücklicherweise sind solche Fälle selten. Nach den ersten zwölf Wochen können Paare deswegen normalerweise ganz entspannt und vertrauensvoll mit der Schwangerschaft umgehen und auch der Familie und Freunden davon erzählen.

Es gibt gute Gründe, daran zu glauben, dass Sie jetzt anfangen können, Ihre Schwangerschaft zu genießen – mit der Gewissheit, dass aller Wahrscheinlichkeit nach alles gut geht. Nun können Sie damit beginnen, sich auf die Ankunft Ihres Babys vorzubereiten.

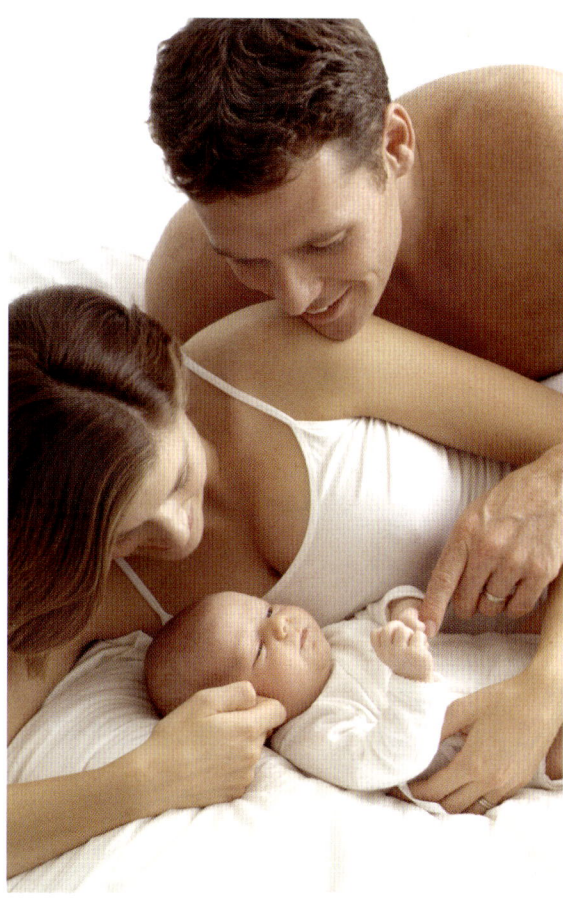

Ihre Zukunft als Eltern rückt nun, da Sie die ersten zwölf Wochen hinter sich haben, einen großen Schritt näher.

Fragebogen: **Die ersten Wochen**

Sie erleben vielleicht schon die Höhen und Tiefen, die typisch sind für die ersten Schwangerschaftswochen. Dieser Fragebogen ist ein kleines bisschen anders: Sie geben allen mit »Ja« beantworteten Fragen einen Punkt und addieren. In der Auswertung erfahren Sie, ob Sie auch wirklich alles tun, um die **ersten Monate gut zu überstehen** und Ihrem Baby den **bestmöglichen Start** zu bereiten.

1 Setzen Sie Entspannungstechniken ein, um Stress und Angstgefühle zu vermindern?
Ja ☐ **Nein** ☐

Es ist ganz normal, verunsichert zu sein, wenn Sie feststellen, dass Sie schwanger sind. Versuchen Sie, so entspannt wie möglich zu bleiben und Ihre Energiereserven stets gut gefüllt zu halten.

2 Gehen Sie früher zu Bett als sonst?
Ja ☐ **Nein** ☐

Viele Frauen sind im ersten Trimester sehr müde. Es ist wichtig, dass Ihr Körper den Schlaf bekommt, den er braucht, damit er den zusätzlichen Anforderungen, die eine Schwangerschaft an ihn stellt, gerecht werden kann.

3 Ruhen Sie sich aus, wenn Ihnen nach einer Pause zumute ist?
Ja ☐ **Nein** ☐

Manchmal ist es nicht so leicht, zu akzeptieren, dass man Ruhepausen braucht. Hören Sie auf Ihren Körper. Ausreichende Energiereserven sind jetzt ganz wichtig.

4 Nehmen Sie täglich zusätzlich 400 mcg Folsäure zu sich?
Ja ☐ **Nein** ☐

Wenn Sie nur eine Nahrungsmittelergänzung zu sich nehmen wollen, entscheiden Sie sich für diese!

5 Nehmen Sie Multivitamin- und Nährstoffpräparate für Schwangere ein? **Ja** ☐ **Nein** ☐

Zusätzliche Vitamine und Nährstoffe können gerade in den ersten zwölf Wochen nützlich sein, wenn Ihnen morgens übel ist (s. Seite 165).

6 Treiben Sie Sport?
Ja ☐ **Nein** ☐

Wenn Sie keine Hochrisikoschwangerschaft haben, ist Sport in der frühen Schwangerschaft gut (s. Seite 168–169).

7 Haben Sie aufgehört, zu rauchen und Alkohol zu trinken?
Ja ☐ **Nein** ☐

Beides schadet dem Baby, weil die Gifte die Plazenta überwinden und die Sauerstoffzufuhr zu Ihrem Baby reduzieren.

8 Verzichten Sie auf Koffein?
Ja ☐ **Nein** ☐

Koffein wird in Verbindung mit einem erhöhten Fehlgeburtsrisiko gebracht.

9 Haben Sie die potenziell schädlichen Nahrungsmittel von Seite 166 von Ihrem Speiseplan gestrichen?
Ja ☐ **Nein** ☐

Diese Lebensmittel sind nicht essenziell notwendig und sollten während der Schwangerschaft gemieden werden.

10 Sprechen Sie mit Ihrem Arzt oder einem Apotheker, bevor Sie irgendwelche Medikamente einnehmen?
Ja ☐   **Nein** ☐

Nehmen Sie Medikamente nur, wenn sie unbedingt nötig sind. Einige Medikamente können dem Baby erheblich schaden (s. Seite 176).

11 Trinken Sie mindestens 1,5 Liter Wasser am Tag? **Ja** ☐   **Nein** ☐

Genügend Flüssigkeit ist in der Schwangerschaft und auch danach wichtig für Ihren Stoffwechsel. Gewöhnen Sie sich daran, viel zu trinken. Wasser oder Kräutertees sind optimal.

12 Haben Sie Ihrem Frauenarzt gesagt, dass Sie schwanger sind?
Ja ☐   **Nein** ☐

Teilen Sie ihm das möglichst früh mit. Mögliche Probleme können gemeinsam besprochen werden, und Ihr Arzt kann Sie von Anfang an unterstützen und beraten.

Auswertung

9–12 Obwohl es keine Garantien gibt: Sie tun alles, um gesund zu bleiben und Wachstum und Entwicklung Ihres Kindes zu fördern. Behalten Sie Ihre guten Gewohnheiten bei, und genießen Sie Ihre Schwangerschaft – Ihr Baby ist früher da, als Sie glauben!

5–8 Sie tun eine ganze Menge für eine gesunde und erfolgreiche Schwangerschaft – es gibt aber noch Verbesserungsmöglichkeiten. Nehmen Sie noch einmal den Fragebogen zur Hand, und suchen Sie die Bereiche heraus, in denen es nicht so gut läuft. Lesen Sie in den entsprechenden Schritten nach, was Sie tun können, um hier bessere Bedingungen zu schaffen.

0–4 Sie sollten Ihre Einstellung zu den ersten zwölf Schwangerschaftswochen überdenken, denn diese Zeit ist für die Entwicklung Ihres Babys und Ihre eigene Gesundheit am allerwichtigsten. Nicht nur jetzt, sondern auch nach der Schwangerschaft. Lesen Sie dieses Kapitel noch einmal, um herauszufinden, was Sie für sich und Ihr Baby tun können.

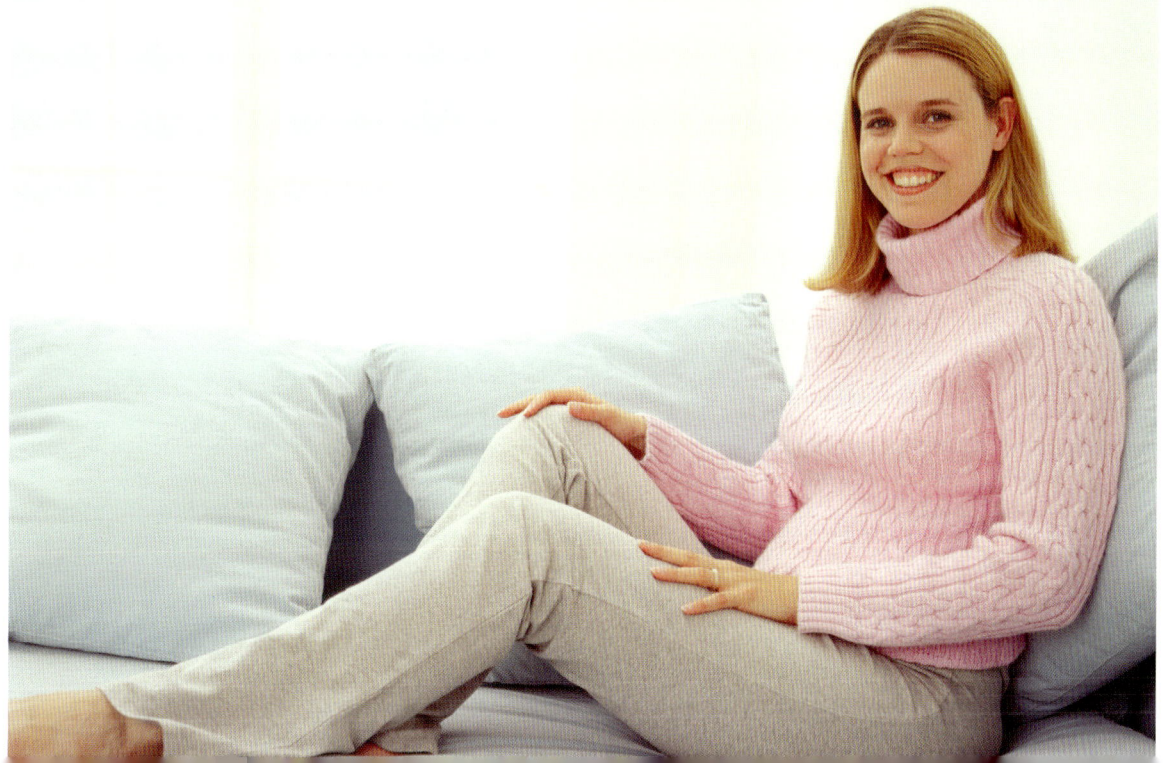

Glossar

Amenorrhö Fehlen der Menstruationsblutung während der fruchtbaren Jahre einer Frau.

Aminosäuren Chemischer Bestandteil von Eiweiß.

Antioxidantien Substanzen, die die schädliche Wirkung sogenannter freier Radikale, die die Körperzellen angreifen können, neutralisieren. Freie Radikale werden in Zusammenhang mit Krebs und Herzerkrankungen gebracht.

Asthenozoospermie Unfähigkeit der Spermien, schnell genug und in gerader Linie zu schwimmen.

Azoospermie Fehlen von Spermien in der Samenflüssigkeit aufgrund von Störungen, Blockaden oder genetischen Ursachen.

Befruchtung Verschmelzung von Eizelle und Spermium, aus der sich der Embryo entwickelt.

Blastozyste Keimbläschen, das sich im Frühstadium einer Schwangerschaft bildet. Die Blastozyste nistet sich in die Gebärmutterschleimhaut ein und entwickelt sich zu einem Embryo.

BMI (Body-Mass-Index) Der BMI bestimmt das Verhältnis von Körperfett zu Körpergröße. Für den BMI wird das Körpergewicht eines Menschen in Kilo durch seine Körpergröße im Quadrat geteilt.

Chromosomen Eine Art gedrehter Faden, der sich im Zellkern jeder Körperzelle befindet. Träger der Erbinformationen DNA, die alle körperlichen Eigenschaften und Funktionen bestimmt.

Clomiphen Medikament zur Behandlung von Unfruchtbarkeit bei Frauen, die keinen Eisprung haben.

Corpus luteum Gewebe, das sich aus dem leeren Follikel nach dem Eisprung entwickelt. Auch Gelbkörper genannt, schüttet es das Hormon Progesteron aus, das die Gebärmutter auf die Schwangerschaft mit vorbereitet.

Dysmenorrhö Medizinischer Fachausdruck für schmerzhafte Perioden.

Eileiter (Tuben) Zwei röhrenartige Gebilde, in denen Eizellen von den Ovarien in die Gebärmutter transportiert werden und in denen die Befruchtung stattfindet.

Eizellenspende Im Rahmen einer assistierten Empfängnis wie der IVF werden Eizellen einer Frau auf eine andere Frau übertragen.

Ektopische Schwangerschaft Entwicklung eines Embryos außerhalb der Gebärmutter, meist in einem der Eileiter.

Embryo Bezeichnung für das ungeborene Kind während seiner ersten acht Lebenswochen in der Gebärmutter.

Endometriose Störung, bei der Gebärmutterschleimhaut in andere Bereiche des Körpers versprengt wird.

Essenzielle Fettsäuren Ungesättigte Fettsäuren mit hohem »Gesundfaktor«, die mit der Nahrung zugeführt werden müssen, weil der Körper sie nicht selbst bilden kann.

Fötus Das Kind, das sich in der Gebärmutter nach der achten Woche bis zum Ende der Schwangerschaft entwickelt.

Follikel Kleines Säckchen im Eierstock, in dem eine Eizelle heranreift.

FSH (Follikelstimulierendes Hormon) Hormon, das von der Hypophyse im Gehirn gebildet wird und die Eizellenreifung im Follikel stimuliert.

Gameten Medizinischer Fachausdruck für die Keimzellen (Spermien und Eizellen).

GIFT (Gameten-Intrafallopian-Transfer) Verfahren der assistierten Empfängnis, bei dem den Ovarien der Frau Eizellen entnommen und im Labor mit Spermien vermischt werden. Spermien und Eizellen werden dann in einen der Eileiter transferiert, sodass es zu einer natürlichen Befruchtung kommen kann.

HSG *siehe* Hysterosalpingografie

Human-Choriones Gonadotropin Hormon, das von der Plazenta produziert wird und die Eierstöcke anregt, andere Hormone (Östrogene, Progesteron) zu bilden, die unverzichtbar für eine Schwangerschaft sind.

Hysterosalpingografie (HSG) Röntgenuntersuchung, bei der flüssiger Farbstoff durch den Gebärmutterhals appliziert wird, um die Fortpflanzungsorgane darstellen zu können.

Hysteroskopie Verfahren zur Untersuchung der Gebärmutter, bei dem ein Endoskop, also ein Spiegelinstrument, durch die Vagina eingeführt wird.

ICSI (Intracytoplasmatische Spermieninjektion) Behandlung bei Unfruchtbarkeit, bei der der Samenflüssigkeit ein einzelnes Spermium entnommen und in eine Eizelle injiziert wird, um sie zu befruchten.

IUI (Intrauterine Insemination) Eine Methode zur assistierten Empfängnis, bei der Sperma über einen Katheter direkt in die Gebärmutter eingeführt wird, um die Wahrscheinlichkeit einer Befruchtung zu erhöhen.

IVF (In-vitro-Fertilisation) Bei diesem Verfahren werden den Eierstöcken reife Eizellen entnommen und unter Laborbedingungen befruchtet. Zwei oder mehr befruchtete Eier werden dann in die Gebärmuter eingebracht.

IVM (In-vitro-Maturation) Unreife Eizellen werden den Ovarien entnommen und außerhalb es Körpers zur Reifung gebracht. Anschließend werden sie dann nach derselben Vorgehensweise wie bei der IVF befruchtet.

Kohlenhydrate Hauptenergiequelle für den menschlichen Organismus, bestehend aus Kohlenstoff, Wasserstoff und Sauerstoff. Kohlenhydrate werden mit der Nahrung aufgenommen und sind in einer großen Bandbreite von Lebensmitteln enthalten, etwa in Getreide, Getreideprodukten, Früchten, Gemüse und Milchprodukten.

Laparoskopie Mit diesem auch Bauchspiegelung genannten Eingriff kann mithilfe von optischen Instrumenten die Bauchhöhle untersucht werden. Das Laparoskop wird dazu durch einen kleinen Einschnitt in der Bauchdecke in den Bauchraum eingeführt.

LH (Luteinisierendes Hormon) Auch als Gelbkörperhormon bezeichnet, stimuliert LH, das in der Hypophyse gebildet wird, den Eisprung.

Menorrhagie Medizinischer Ausdruck für massive Menstruationsblutungen.

Meridian Wege für den Energiefluss durch die wichtigsten Organe des Körpers. Wichtig für die Akupunktur.

Motilität Die Fähigkeit der Spermien, sich zu bewegen und zu schwimmen.

Morula Kugeliger Zellhaufen, der sich aus der befruchteten Eizelle auf ihrem Weg durch den Eileiter zur Gebärmutter entwickelt.

Myome Gutartige Tumore, die sich in der Gebärmutterwand entwickeln.

Nebenhoden Gebogene Gänge in den Hoden, in denen das Sperma vor der Ejakulation aufbewahrt wird.

Östrogene Weibliche Sexualhormone, die verantwortlich für Entwicklung und Funktionsfähigkeit der weiblichen Fortpflanzungsorgane und Attribute sind – z.B. den Brüsten.

OHSS *siehe* Ovarielles Hyperstimulationssyndrom

OI *siehe* Ovulationsinduktion

Oligomenorrhö Medizinischer Fachausdruck für einen unregelmäßigen Menstruationszyklus.

Oligozoospermie Niedrige Spermienzahl, die noch unter 20 Millionen Spermien pro Milliliter liegt.

Ovarielles Hyperstimulationssyndrom (OHSS) Eizellen-Überproduktion nach Fruchtbarkeitsbehandlung.

Ovulation Medizinischer Fachausdruck für den Eisprung in der Mitte des Menstruationszyklus.

Ovulationsinduktion (OI) Medikamentöse Behandlung (meist mit Clomiphen), um die Hormone, die den Eisprung anregen, zu stimulieren.

Pelvic inflammatory disease (PID) Entzündung des kleinen Beckens der Frau, meist durch eine Infektion verursacht.

Polyzystisches Ovarialsyndrom (PCOS) Störung, bei der sich kleine Zysten in den Eierstöcken entwickeln. PCOS kann zu Gewichtszunahme, unerwünschtem Haarwuchs und Unfruchtbarkeit führen.

Progesteron Weibliches Sexualhormon, das für die Fruchtbarkeit der Frau verantwortlich ist. Progesteron wird vom Gelbkörper (Corpus luteum) hergestellt, der nach dem Eisprung aus dem zurückbleibenden Follikel entsteht.

Samenspende Samen eines Samenspenders wird im Rahmen einer assistierten Empfängnis verwendet.

Spermienzahl Die Zahl der Spermien, die in einem Milliliter Samenflüssigkeit enthalten ist.

Testosteron Männliches Sexualhormon, das in den Hoden produziert wird und für die Ausbildung der männlichen Geschlechtsmerkmale zuständig ist.

Transfette Gehärtete Fette, meist pflanzlichen Ursprungs, werden häufig für Süßigkeiten, Kuchen und Gebäck sowie Fertiggerichte verwendet.

Trimester Eines der drei dreimonatigen Intervalle, in die man die Schwangerschaft unterteilt.

Trisomie Ein bestimmtes Chromosomenteil liegt dreifach (nicht wie normal zweifach) in den Körperzellen vor. Zur Trisomie gehören Entwicklungsstörungen wie das Down-Syndrom.

Ultraschall Hochfrequente Schallwellen, die zur Darstellung von Körperstrukturen eingesetzt werden.

Varicozele Krampfader im Hoden.

Quellennachweise

Seite 13

▪ Zadastra, B. M., Seidell, J. C., Van Noord, P. A. H., te velde, E. R., Habbema, J. D. F., Vrieswijk, B., Karbaat, J.: *Fat and female fecundity: prospective study of effect of body fat distribution on conception rates*, British Medical Journal, 1993, Vol. 306, S. 484–487

Seite 16

▪ Leridon, H.: *Can assisted reproduction technology compensate fort he natural decline in fertility with age? A model assessment*, Human Reproduction, 2004, Vol. 19, Nr. 7, S. 1548–1553
▪ Balen, A., Jacobs, H. S.: *Infertility In Practice*, 2003, Churchill Livingstone, S. 18 und Quellen

Seite 17

▪ Dunson, D., Colombo, B., Baird, D. D., 2002, *Human Reproduction*, Vol. 17, Nr. 5, S. 1399–1403

Seite 18

▪ Dooley, M., 2006, *Fit for Fertility*, Hodder & Stoughton, S. 242 und Quellen

Seite 24

▪ Norman, R. J.: *The potential danger of COX-2 inhibitors*, Fertility and Sterility (American Society for Reproductive Medicine), 2004, Vol. 81 (3), S. 493–494

Seite 42

▪ Wilcox, A. J., Dunson, D. & Baird, D. D., *The timing of the »fertile window« in the menstrual cycle: day specific estimates from a prospective study*, British Medical Journal, 2000, Vol. 321, S. 1259–1262
▪ Wilcox, A. J. Weinbert, C. R. & Baird, D. D.: *Timing of sexual intercourse in relation to ovulation*, New England Medical Journal, 1995, Vol. 333, S. 1517–1521

Seite 51

▪ Wilcox, A. J., Weinbert, C. R. & Baird, D. D.: *Timing of sexual intercourse in relation to ovulation*, New England Medical Journal, 1995, Vol. 333, S. 1517–1521

▪ Seite 52

Balen, A., Jacobs, H. S.: *Infertility In Practice*, 2003, Churchill Livingstone, S. 284

Seite 55

Sheynkin, Y. et al.: *Increase in scrotal temperature in laptop computer users*, Human Reproduction, 2004

Fejes, I. et al.: Study presented at European Society of Human Reproduction an Embryologie Conference, 2004

Seite 78

Hassan, M. A. M., Killick, S. R.: *Negative lifestyle is associated with a significant reduction in fecundity*, Fertility and Sterility (American Society for Reproductive Medicine), Februar 2004, Vol. 81, Nr. 2

Seite 80

Smoking and Reproductive Life, BMA, 2007

Lloyd, F. H., Powell, P., Murdoch, A. P.: *Anabolic Steroid abuse by bodybuilders and male subfertility*, British Medical Journal, 1996, Vol. 313, S. 100–101

Seite 81

Smoking and Reproductive Life, BMA, 2007

Patient Factsheet, *Smoking and Infertility* (American Society for Reproductive Medicine), 2003

Foster, W., *Human Reproduction*, Mai 2005

Seite 89

Silveira, E. M. et al.: *Acute exercise stimulates macrophage function*, Cell Biochemistry Function, 2007, Jan.–Feb., 25 (1), 63–73

Exercise and Immunity, Amercian College of Sports Medicine and Sources

Seite 107

Dooley, M.: *Fit for Fertility*, Hodder & Stoughton, 2006, S. 101 und Quellen

ebd. S. 149 und Quellen

Seite 108

Hatch, E. E., Bracken, M. B.: *Association of delayed conception with caffeine consumption*, American Journal of Epidemiology 138 (12), 1993, S. 1082–1092

Seite 109

Lewith, G., Contemporary Medicine Research Unit, University of Southampton, *The Times,* Januar 2007

Professor John Warner, Imperial College, London, *The Times*, Januar 2007

Seite 112

Thys-Jacobs, S., Starkey, P., Bernstein, D., Tian, J., The American Journal of Obstetrics and Gynecology, 1998, Vol. 179/2, S. 444–452 und The Journal of Woman's Health

Seite 122

Zita West's Guide to Getting Pregnant, Thorsons, 2005

Diaphragmatic Breathing, The Cleveland Clinic Health System, 2005

Seite 134

Professor Sarah Berga, 2006, Emory University, Georgia, USA, www.news.bbc.co.uk

Seite 137

Holt, J., 2001, Fertility Clinic, Derriford Hospital, Plymouth

Nützliche Adressen

Zita West Clinic *(in englischer Sprache)*
37 Manchester Street
London WIU 7LJ
020 7224 0017
www.zitawest.com

Berufsverband der Frauenärzte e. V.
Postfach 20 03 63
80003 München
Telefon: 0 89/24 44 66-0
www.bvf.de

Bund Deutscher Hebammen e. V.
Gartenstraße 26
76133 Karlsruhe
Telefon: 07 21/9 81 89-0
www.bdh.de

Bundesverband reproduktionsmedizinischer Zentren Deutschlands e. V.
Torstraße 140
10119 Berlin
Telefon: 0 30/39 49 47 38
www.repromed.de

Deutsche Ärztegesellschaft für Akupunktur e. V.
Würmtalstraße 54
81375 München
Telefon: 0 89/7 10 05-11
www.daegfa.de

Deutsche Gesellschaft für Ernährung e. V. DGE
Godesberger Allee 18
53175 Bonn
Telefon: 02 28/37 76-6 00
www.dge.de

Deutsche Gesellschaft für Ostheopathische Medizin e. V.
Obere Rheingasse 3
56154 Boppard
Telefon: 0 67 42/80 01-0
www.dgom.info

Deutsche Gesellschaft für Psychosomatische Frauenheilkunde und Geburtshilfe
Heidestraße 26
39112 Magdeburg
Telefon: 03 91/62 26 74 9
www.dgpfg.de

Deutsche Gesellschaft für Traditionelle Chinesische Medizin
Karlsruher Straße 12
69126 Heidelberg
Telefon: 0 62 21/37 45 46
www.dgtcm.de

Informationsstelle für Umweltfragen
Ingolstädter Landstraße 1
85764 Neuherberg
Telefon: 0 89/31 87 27 10

pro familia,
Deutsche Gesellschaft für Familienplanung,
Sexualpädagogik und Sexualberatung e. V.
Bundesverband
Stresemannallee 3
60596 Frankfurt am Main
Telefon: 0 69/63 90 02
www.profamilia.de

Selbsthilfegruppe Ungewollt Kinderlose
Maikammer 3
40589 Düsseldorf
Telefon: 02 11/75 48 00

Verband der Osteopathen Deutschland e. V.
Untere Albrechtstraße 15
65185 Wiesbaden
Telefon: 06 11/91 03 66 1
www.osteopathie.de

Verband Deutscher Heilpraktiker e. V.
Ernst-Grote-Straße 13
30916 Isernhagen
Telefon: 05 11/6 16 98-0
www.heilpraktiker-vdh.de

Nützliche Internetadressen

www.bundesaerztekammer.de
www.bzga.de/praenataldiagnostik-unerfüllterkinderwunsch
www.deutsches-ivf-register.de
www.dge.de
www.familienplanung.de/kinderwunsch
www.fertinet.de
www.ivf.at
www.ivf.de
www.ivf.net
www.-medical-guide.net
www.profamilia.de
www.repromed.de
www.repromedizin.de
www.wunschkind.de
www.wunschkinder.net
www.zitawest.com

Register

Dank

Zita West möchte sich bei Jane Knight bedanken für die außerordentliche Hilfe, Inspiration und Unterstützung sowohl bei der Arbeit in der Klinik als auch beim Schreiben dieses Buches. Dank auch an Anita O'Neill, Brian Astley, Melanie Brown und Isobelle Obert. Besonderer Dank gilt Deborah Beckerman für ihre Hilfe dabei, diese Ideen zu Papier zu bringen, und ihrer unerschöpflichen Geduld, Angela Baynman für ihre Energie und Unterstützung, Esther Ripley und Sara Kimmins und dem gesamten kreativen Team von DK.

DK möchte sich bei Deborah Beckerman bedanken für ihre großzügige redaktionelle Hilfe, bei Ann Baggaley fürs Gegenlesen und Bearbeiten, bei Susan Bosanko für die Erstellung des Stichwortverzeichnisses, bei Tara Woolnough und Zia Allaway für die zusätzliche redaktionelle Unterstützung, bei Niccy Kemp, Claire Legemah, Peggy Sadler und Simon Wilder für ihre Hilfe bei der Gestaltung des Buches.

Bildnachweis